ガイダンス

子ども療養支援

医療を受ける子どもの権利を守る

監修
五十嵐隆 国立成育医療研究センター総長
林 富 宮城県立こども病院院長

及川郁子 聖路加国際大学看護学部小児看護学教授
藤村正哲 大阪府立母子保健総合医療センター名誉総長

編集
田中恭子 順天堂大学医学部小児科准教授

中山書店

執筆者一覧

監修（50音順）

五十嵐隆　国立成育医療研究センター　総長
及川郁子　聖路加国際大学看護学部小児看護学　教授
林　富　　宮城県立こども病院　院長
藤村正哲　大阪府立母子保健総合医療センター　名誉総長

編集

田中恭子　順天堂大学医学部小児科　准教授

執筆者（執筆順）

藤村正哲　大阪府立母子保健総合医療センター　名誉総長　（医師）
増子孝徳　のぞみ法律事務所　（弁護士）
平原　興　大倉浩法律事務所　（弁護士）
國本依伸　阪南合同法律事務所　（弁護士）
小澤美和　聖路加国際病院小児科　医長（医師）
清水俊明　順天堂大学医学部小児科　教授　（医師）
早田典子　順天堂大学医学部小児科　（CLS）
土田昌宏　茨城県立こども病院　病院長　（医師）
松井基子　茨城県立こども病院　（CLS）
窪田昭男　和歌山県立医科大学第2外科　学長特命教授　（医師）
後藤真千子　大阪府立母子保健総合医療センター　ホスピタル・プレイ士　（HPS）
宮城雅也　沖縄県立宮古病院　医療部長　（医師）
江原伯陽　エバラこどもクリニック　院長　（医師）
田村正徳　埼玉医科大学総合医療センター小児科　教授　（医師）
安達　梓　生涯医療クリニックさっぽろ・手稲渓仁会病院　（CLS）
藤崎眞知代　明治学院大学心理学部　教授　（臨床発達心理士SV）
鈴木敦子　四日市看護医療大学大学院看護研究科母子支援看護学　教授　（看護師）
井原成男　お茶の水女子大学大学院発達臨床心理学コース　教授　（臨床心理士）
田中恭子　順天堂大学医学部小児科　准教授　（医師）
森安真優　大阪府立母子保健総合医療センター　ホスピタル・プレイ士　（CLS）
塩崎暁子　長野県立こども病院　（CLS）
濱田純子　東京大学医学部附属病院精神神経科　（臨床心理士）

山地理恵	大阪市立総合医療センター	（HPS）
谷川弘治	西南女学院大学保健福祉学部福祉学科　教授	（学校心理士）
桑原和代	静岡県立こども病院	（CLS）
赤坂美幸	セーブ・ザ・チルドレン・ジャパン東日本大震災復興支援事業部　子どもの保護プログラムスペシャリスト	（CLS）
蝦名美智子	札幌医科大学保健医療学部小児看護学　元教授	（看護師）
中村崇江	自治医科大学とちぎ子ども医療センター　主任保育士	（保育士）
松嵜くみ子	跡見学園女子大学文学部臨床心理学科　教授	（臨床心理士）
西牧謙吾	国立障害者リハビリテーションセンター病院　第三診療部長	（医師）
福島慎吾	難病のこども支援全国ネットワーク　常務理事	（社会福祉士）
多田千尋	日本グッド・トイ委員会／東京おもちゃ美術館　理事長	
塚原成幸	日本クリニクラウン協会　理事	
金生由紀子	東京大学大学院医学系研究科こころの発達医学分野　准教授	（医師）
菊地祐子	東京都立小児総合医療センター子ども家族支援部門心理福祉科　医長	（医師）
佐藤恵美	大阪市立総合医療センター患者支援センター　緩和ケア認定看護師	（看護師）
多田羅竜平	大阪市立総合医療センター緩和医療科兼小児総合診療科　副部長	（医師）
細澤麻里子	順天堂大学医学部小児科　非常勤助教	（医師）
五十嵐隆	国立成育医療研究センター　総長	（医師）
林　富	宮城県立こども病院　院長	（医師）
及川郁子	聖路加国際大学看護学部小児看護学　教授	（看護師）

序文

「どうして僕ばかりお腹が痛くなって，嫌な検査ばかりなの？ 学校にも行けないし…。僕はもう生きていたくない。」

病棟で出会った7歳の男の子。小学校に入って間もなく悪化した腹痛と下痢での検査入院でした。その日は注腸造影の検査日。うつむいて顔も上げません。

しばらくしてポツリと出た言葉でした。

1996年，私が医師になった年のことです。

「かねて，日本の小児医療は生命を救うことを主眼に取り組まれ，医療技術も進歩し，一定の成果を上げて来た反面，医療を受ける子どもたちのQOLが軽視されがちであったと指摘されています。他方で，医療従事者をはじめとして小児医療に関心のある専門家は，病院という特殊な環境や医療，処置に影響される子どもの成長や心の育ちへのサポートの必要性に早くから気づき，手探りで子ども達を支援数する動きが始まっていました。」

(リチャード・H・トムソン，ジーン・スタンフォード著，小林登 監修，野村みどり監訳：病院におけるチャイルドライフー子どものこころを支える"遊び"プログラム．中央法規；2000.『序文』より)

1998年に設立された「こどもの病院環境＆プレイセラピーネットワーク」(NPHC)の初代代表を務められた故・野村みどり先生も，その先駆者でした。NPHCには，日本の小児医療環境の改善を目指す多くの方々が集っていました。

2001年，野村先生が主宰された英国小児病院見学ツアーに参加した私は，ホスピタル・プレイ・スペシャリスト(HPS)が行うプレパレーションを初めて目の当たりにして，確信しました。「日本でもこのような援助が必要である」と。

2002年，私は幸運にも英国に留学する機会を得て，HPS養成コースにおいて，子どもの心を支える方法論を学びました。日本でもこのような専門家が育ち，子どもの視点に立って，子どもの心の育ちを視野に入れた小児医療を浸透させていくには，どうしたらよいのかを考えていました。

2005年，栃木県弁護士会が「子どもの病院環境アンケート」を実施しました。私がはっとさせられたのは，療養環境を考える上で，子どもが医療において主体的存在であることと，「子どもの権利」という認識の浸透が欠かせないということでした。

一方，北米で研修を受け，認定されたチャイルド・ライフ・スペシャリスト(CLS)らが帰国して日本の病棟で活動を始め，日本チャイルド・ライフ研究会(現・日本チャイルド・ライフ学会)が設立されるなど，"チャイルド・ライフ"という概念を広め，その視点や姿勢に対する共感が，徐々に広がりをみせていくという流れもありました。

こうした中，CLSとHPSの有志が，日本で療養する子どもたちのために，協力し合って新しい職種の確立を目指そうと初めて会合を開いたのが2008年8月でした。そして2011年12月，子ども療養支援協会が設立されたのです。

　近時，小児期発症疾患を有する患者の移行期医療のあり方が論議されています。移行期を円滑に進めるためのポイントの一つに，子ども自身が疾患やそれに伴う療養にまつわる様々なことを自分のこととして受け止め，自分のこととして考え，自分でコントロールする力を育むことが大切であると考えられています。
　大人は，子どもの力をどれだけ信じているでしょうか。病気になった子どもを不憫に思うあまり，十分な説明もせず，子どもの周りに"鳥かご"を作ってはいないでしょうか。
　子どもは私たちが想像する以上に物事を考えています。問題を解決する力を備えています。その力はとてもしなやかです。しかし，しなやかであるがゆえに，その力は前向きにも，後ろ向きにも方向性を変化させていきます。
　私たちにできることは何でしょうか。
　子どものしなやかな力を私たちが自覚し，子ども自身がその力を前向きに育んでいける姿勢を，それぞれの立場で支えていくことこそが，大切なのかもしれません。
　「ガイダンス　子ども療養支援」と題する本書には，小児医療従事者のガイドとなるにとどまらず，子どもにかかわる多くの大人が知るべきエッセンスが含まれています。どうか楽しみながら読んでいただき，そして，それぞれの立場を通じて，療養生活を送る子どもたちに還元されていくことを心から強く願っています。

　本書の出版にあたり，この分野の指導的立場にある五十嵐隆先生，及川郁子先生，林富先生，藤村正哲先生に監修をしていただきました。編者として，これ以上の光栄はなく，改めて感謝申し上げる次第です。
　最後になりましたが，それぞれ多忙の中，執筆を引き受けてくださった著者の方々，本書の意義を分かち合い，今できることは何であるのかを考え，その一つとして現場での貴重な活動をご紹介くださったCLS，HPSの方々，そして，本書の企画・出版にあたって大変なご尽力をいただいた中山書店の木村純子氏に心から深謝申し上げます。

しなやかな力に気づきを与えてくれた7歳の男の子，そして出会ってきた多くの子どもたちを心に描きつつ
東武スカイツリーライン沿線にて

2014年5月
田中　恭子

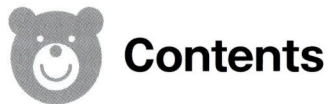
Contents

序文　田中恭子 …… iv

Chapter I
子どもの療養支援にかかる専門職とその役割
　　──子どものレジリエンスを高めるために　藤村正哲 …… 002

Chapter II
医療と子ども
1. 医療における子どもの人権　増子孝徳 …… 014
2. 患者の権利と子ども　平原　興 …… 022
3. 米国における子どもの療養支援　國本依伸 …… 028

Chapter III
わが国の医療現場の子どもの実態と課題
1. 小児病棟の実状と支援の実際
　　1）総合病院：聖路加国際病院での取り組み　小澤美和 …… 038
　　2）大学病院　清水俊明 …… 044
　　3）大学病院における子どもの療養支援　早田典子 …… 047
　　4）こども病院　土田昌宏 …… 051
　　5）こども病院でのCLSの活動の実際と課題　松井基子 …… 055
2. 長期療養患児にとっての青少年ルームの意味　窪田昭男, 後藤真千子 …… 059
3. NICU病棟の実状と支援の実際　宮城雅也 …… 063
4. 小児科クリニックの実状と支援の実際　江原伯陽 …… 66
5. 在宅医療の実状と支援の実際
　　1）小児の在宅医療の実状　田村正徳 …… 072
　　2）在宅医療を行っている子どもへの支援：CLSのかかわり　安達　梓 …… 076

Chapter IV
子どもの発達の理解と支援
1. 子どもの発達　藤崎眞知代 …… 082
2. 子どもと遊び, 医療のなかの遊び　鈴木敦子 …… 092
3. 子どもと家族の心理　井原成男 …… 098

Chapter V
子どもの療養支援の理論と方法
1. 子どもの心理・社会的支援の実際　後藤真千子 …… 108
2. 子どものアセスメント　田中恭子 …… 116
3. プレパレーション・ディストラクションの目的と方法　森安真優 …… 127
4. プレパレーション・ディストラクションの本質とその実践　塩崎暁子 …… 137
　コラム 説明・オリエンテーション・プレパレーション　塩崎暁子 …… 138
5. ストレスコーピング　濱田純子 …… 147
6. 治癒的遊び　山地理恵, 谷川弘治 …… 153
7. 小児集中治療におけるCLSの活動　桑原和代 …… 164
8. グリーフケア　早田典子 …… 172
9. 思春期患者への支援　赤坂美幸 …… 179
10. 介入効果の検証　田中恭子 …… 186

Chapter VI
子ども療養支援士・CLS・HPSと他職種との連携

1. 看護師の立場から　蝦名美智子 …… 196
- **コラム** 病棟文化に変化を起こそう　蝦名美智子 …… 204
2. 医療保育士の立場から　中村崇江 …… 208
3. 臨床心理士の立場から　松嵜くみ子 …… 213
4. 特別支援教育との連携の進め方　西牧謙吾 …… 220
5. ボランティアでの活動
    1) 難病のこども支援全国ネットワーク　福島慎吾 …… 225
    2) おもちゃコンサルタント　多田千尋 …… 232
    3) クリニクラウン　塚原成幸 …… 237

Chapter VII
チーム医療の実践

1. 小児医療におけるリエゾン活動の概要と課題　金生由紀子 …… 246
- **コラム** 小児科領域のリエゾンコンサルテーション　菊地祐子 …… 251
2. 子どもサポートチームでの取り組み　佐藤恵美, 多田羅竜平 …… 252
    ——大阪市立総合医療センターにおけるチームアプローチ
3. 子ども療養支援チームでの取り組み　細澤麻里子, 田中恭子 …… 259
    ——順天堂医院における活動と今後の課題

Chapter VIII
これからの小児医療環境

1. わが国に求められる小児医療環境　五十嵐隆 …… 266
2. 望ましい小児医療環境実現への試み
    ——宮城県立こども病院設立のコンセプトの紹介　林　富 …… 271
3. 子ども中心の医療・療養環境の整備に向けて　及川郁子 …… 277

付録　山地理恵, 谷川弘治 …… 282
あとがき　藤村正哲 …… 284
索引 …… 285

Chapter I

子どもの療養支援にかかる専門職とその役割

Chapter I
子どもの療養支援にかかる専門職とその役割
―― 子どものレジリエンスを高めるために

A. これからの日本の小児医療に不可欠の職種

　日本小児総合医療施設協議会に参加している29施設には，2013年現在チャイルド・ライフ・スペシャリスト（Child Life Specialist：CLS）9名，ホスピタル・プレイ・スペシャリスト（Hospital Play Specialist：HPS）9名，子ども療養支援士（Child Care Staff：CCS）1名が雇用されている。これらの専門職は，病気のために療養生活を送る子どもの最も近くにいて，子どもの心理的・社会的支援を行うことに特化した専門家である。こうした人たちは小児病棟に欠くことのできない大切な職種でありながら，日本の小児医療では，最近までその養成は取り組まれてこなかった。子ども療養支援士（CCS）の養成が2011年から始まったばかりである。

　すでに20年前に，米国小児科学会は小児病棟に入院している子ども20人に1人のchild life workerが必要であると述べている[1]。米国では小児科のある病院の99％でCLSを雇用し[2]，英国では小児病床10～15人に1人の割合でHPSが働いている[3]。また1970年代以降，このような専門家が小児医療へ参加した場合の効果についてさまざまなエビデンスが報告されており，子ども自身の情緒が安定し，医療体験に起因するトラウマの減少，受療後の社会適応能力が増加することなどが明らかにされている[4]。

　1989年に国連で「子どもの権利条約」が制定されて以降，医療における子どもの権利についての提言が各国でなされ，医療のなかで子どもの権利を擁護する専門職としてHPSやCLSが擁立されていった。英国のHPSは1992年に国家資格となり，CLSは2001年に米国小児科学会から雇用の推奨がなされた。また，病院におけるこどもの福利協会（1984年，英国）が宣言した「病院のこども憲章」は，世界で最も先駆的な，医療における子どもの権利宣言とみなされ，英国では関係領域によって広く承認されている（表1）。

　わが国では，2012年に作成された小児がん拠点病院の要件について，「専門的な知識及び技能を有するコメディカルの配置として，チャイルドライフスペシャリスト，……等の療養を支援する担当者を配置していることが望ましい」としている[5]。

　日本小児科学会では，これからの小児医療の構築について，質の高い小児医療が継続的に提供できる体制を目指して，「中核病院小児科・地域小児科センター登

MEMO
子どもの福利協会
National Association for the Welfare of Children in Hospital（現在は，Action for Sick Children http://actionforsickchildren.org.uk/）

子どもの療養支援にかかる専門職とその役割

表1 病院のこども憲章 (Charter for Children in Hospital)

1. 入院は必要最小限に
2. 病棟で両親と一緒にいることのできる権利
3. 適切な情報提供（説明）
4. 決定に加わる権利（同意）
5. プライバシーの尊重
6. こどものニーズについて教育・訓練を受けたスタッフによる医療提供
7. 自分の服を着て私有物をもつ許可
8. 同年齢のこどもと一緒
9. 安全性規格に適合した備品や設備環境
10. 遊び・レクリエーション・教育の機会

(National Association for the Welfare of Children in Hospital.1984)

録事業」を検討している。その事業で、望ましい小児科のあり方のなかでは、「チャイルド・ライフ・スペシャリストやホスピタル・プレイ・スペシャリストを配置していることが望ましい」と記載されている[6]。このような背景から、わが国独自の専門職の養成に向けて機が熟し、子ども療養支援協会により「子ども療養支援士」の養成が始まった。

これからの日本の小児医療に不可欠の職種として、子ども療養支援士の養成を進め、すべての小児病棟にこの職種を整備していくことによって子どもの権利擁護を促進し、わが国の小児医療の未来を望ましい方向に進める大きな力となることが期待されている。

B. 子ども療養支援士（CCS）の働き

1）CCSという存在

子ども療養支援士（CCS）は、病気のために療養生活を送る子どもの最も近くにいる味方であり、子どもの心理的・社会的支援を行うことに特化した専門家である。その役割は、医療の場において子どもに及ぼすストレスを緩和することであり、病棟で行われるすべての決まりを、子どもにやさしい世界に変えていくためのリーダーシップをとることである。一人ひとりの子どものケアにおいて、CCSは遊び（プレイ）やプレパレーションなどを実施して、子どもを護ることによって発達を支援する。

Chapter Ⅰ　子どもの療養支援にかかる専門職とその役割

2) CCS の有用性

　欧米では数十年前から，CLS，HPS が発展してきて，彼らの行う医療における子ども支援活動が報告されてきた。そこで，わが国にこのような職種の活動を導入するための課題を検討することを目的とし，日本の病院スタッフに対するこれら専門職の認知度およびその需要に関して，厚生労働科学研究班と子ども療養支援協会は共同でアンケート調査を行った。表 2 は小児病棟で CLS や HPS が働いている病院での医療職員の声を列挙したものである。彼らが，この新しい職種に新鮮な気持ちで反応していることを知ることができる。

　一定の知識をもち，子どもの心の声を聴き，受容しながら行う子どもへのケアは，知識と技術を備えた専門家の役割である。また，継続的な情緒的支援が大切で，時間をかけて適切なタイミングで支援を行うには，それ以外の役割をもたない専門家の存在が子どもには不可欠なのである。CCS の育成は日本において，そうした新しい世界を実現するために始まっている。

> **表 2**　小児病棟で CLS や HPS が働いている病院での医療職員の声
> 　　　　（4 病院の医師 15 名，看護師 6 名）
>
> ① 検査や処置の際に子どもの気持ちの安定が図れた
> ② 子どもでも，説明することでがんばってできることがわかり，自分が子どもに処置するときの姿勢について考えさせられた
> ③ 子どもが不安になるような場面の対処を任せられ，医師・看護師が医療行為に集中できる
> ④ 子どもの意思・やる気を尊重することを学ばせてもらった
> ⑤ 鎮静なしで放射線照射ができるようになった
> ⑥ K 大学では看護師がプレパレーションに取り組みはじめているが，こちらで見て，やはりプロは違うなと感じた
> ⑦ 医療者にはできない心のケア，なにげない遊びを通して患者の心が開けていくのを感じた
> ⑧ 患者や家族の気持ちを教えていただいた
> ⑨ 不必要に怖がる子どもが少なくなった
> ⑩ 入院している子どもの笑顔が増えた
> ⑪ 押さえつけずに処置できた

子どもの療養環境実態調査アンケート（2012〈平成 24〉年 10 月，特定機能病院，大学付属病院，小児医療施設，小児科を有する市中病院：310 施設）

（研究分担者・田中恭子：平成 24 年度厚生労働科学研究費補助金〈成育疾患克服等次世代育成基盤研究事業〉重症の慢性疾患児の在宅と病棟での療養・療育環境の充実に関する研究．2012．）

C. 病棟で子どもは孤独であってはいけない

1) 子どもが中心の医療の提供

　医療の現場では診療という行為が前提としてあり，患者である子どもはその行為の対象という位置づけがされがちである。そこでは医師や看護師が医療行為の主体であり，子どもはその対象であるという見方になってしまいがちであり，実際にそう思っている医療関係者は多い。実は病気を治す中心には子どもがいて，医師や看護師は治すために子どもを支援する立場であると考えるのが，「患者中心の医療」という概念である。そのことは特に小児医療の近年の動向のなかで"Family Centered Care"として述べられるようになってきた[7]。

　病棟で子どもが不安なときに，傍らで頼れる味方になってくれる人がまず必要である。その人がわけを話してくれるから，見知らぬ病棟でもがまんができる。痛い処置のあいだ，しっかりすがっていっしょに痛みを感じてくれる。子どもにとって"納得"できることがなによりも大事である。医師や看護師は行為者であり，"説明"するときにはすでに警戒心という防壁の向こう側に子どもは避難している。「親の心，子知らず」というが，ここでも善意だけでは納得には不十分なのである。CCSの存在は，病棟の誰かが替われるような職種ではないことがわかる。

2) 青少年に対する支援

　支援を求めているのは，小さな子どもだけではない。青少年にとって，病院にいても家庭にいるような自由な空間，安心してリラックスできる"居場所"になり得る空間が必要である。青少年ルームの効果として，①入院生活にメリハリができる，②気分転換やストレス発散，③感情表出につながる，④同年代の仲間とも出会う機会ができる，などがあげられている。

3) 防波堤としての子どもCCS

　CCSは子どもの立場から，病棟で毎日進行しているすべてにフィルターをかける。どのような行為が子どもに有害かをあらかじめ評価して，有害である場合はそれを避けることができるならば排除する。その行為が必要な場合は，①その行為の有害部分を修飾する，②その行為を受ける子どもにプレパレーションを施す，③その行為に対応したディストラクションを施す，④行為後のケアを施す，といったことを行う。

Chapter Ⅰ　子どもの療養支援にかかる専門職とその役割

D. すべての小児病棟にCCSを！

　小児病棟には多くの子どもが入院して治療を受けている。全国の小児病院15施設をはじめとして，大学病院小児部門や小児科，自治体などの公的病院の小児科など，主な急性期医療入院のための小児病棟だけでも約520施設が，小児科専門医研修施設として存在している。そこにある主要小児病床数は約2万であり，毎日その規模の数の子どもたちが入院医療を受けているわけである。現在，CCS，CLS，HPSの働いている小児病棟は40か所未満と推計されるので，わが国では1割未満の小児病棟にしかこれらの専門職が存在していないというのが現状である。

　北米では約600の医療機関で約5,000人がCLSとして働いている。米国小児科学会の委員会勧告では，小児病棟で子ども15～20人に1人のCLSの配置が適切な数と考えられている[8]。したがって，大手の小児病院では数十人が働いていることが多い。英国でもNational Health Service病院の一つの小児病棟で，子ども15～20人に1人が適切なHPSの要員数と定められている。それらの専門職には教育制度と認定制度が整備されている。

　わが国には十数年前から，外国で専門教育とトレーニングを受けてきたCLSまたはHPSが国内の病院などで働いているが，その数は総勢20数名である。2012年から子ども療養支援協会が実施する養成コース（12か月）を修了しCCSの資格認定を受けた者が，毎年数名ほど主に小児専門医療施設を中心に働いている。しかし，療養している子どもたちすべてを支援するには到底足りていないのが現状である。すべての小児病棟にCCSを配置するに足る数を養成することが，日本の小児医療の質の保証にとって大切な課題となってきた。

E. CCSの育成

　何よりも専門家の養成が焦眉の課題である。子ども療養支援協会の大切な使命の一つが有能なCCSの育成であり，圧倒的に不足している人材をできるだけ速やかに，待ち望んでいる小児病棟の子どもたちに届けなければならない。わが国の小児病棟を約520とすると，それぞれの病院に1人配置するだけでそれだけの数の育成が求められている。さらに，それに続き複数の配置が必要である。

　CCSの研修として，明確に定めた履修課程が重要である。日本の文化・社会に沿った考え方と方法に従い，教育・養成制度を整え，より専門性の高い人材の育成に取り組む必要がある。子ども療養支援協会ではCCS養成コースの運営を協

> **MEMO**
> **National Health Service**
> 英国の医療費原則無料の国営医療サービス事業

会の主要事業と位置づけており，教育委員会を設けて，講義：170時間，実習：CLS/HPS/CCSの働く病院で最低700時間以上という条件で研修内容を整備し，子ども療養支援士資格認定委員会で修了状況を審査して合格証を交付している。さらにキャリアアップ研修を含む研修課程を維持・向上させることが極めて重要であり，2013年に第1回日本子ども療養支援研究会を開催するなど，研究と研修の機会を広げるように努めつつある。

新たにCCSとなった人は，現在，第一線の小児医療施設で仕事を始めているので，数年後には次の世代の育成に参画できるようになる。そのようにして実習施設を拡大することにより，ねずみ算式にCCS養成コースの収容能力が強化されるようになり，できるだけ近い将来に，全国の主な小児医療施設でCCSの働く姿を見ることができるようになることが，協会の当面の目標である。

F. 資格制度の確立と専門職の連帯

1）CCSの雇用拡大のために

CCSの実際の雇用を広げていくためには，まず認知度を高めることが不可欠である。この職種が，子どもの医療の世界でどのような役割を果たすのかを明らかにしていかなければならない。さらにCCSのサービスを診療報酬に位置づける必要がある。そのためにも，その専門性を学術的に明確に示し，医学的エビデンスの構築や対費用効果を明確にすることが必要である。さらに，この資格は子どもの権利保障に必須であることを示す必要がある。

2）CCSの役割

CCSは，診療を受けている子どもの立場に立っている。診療のストレスを軽減し，診療を円滑に進められるよう，子どもを支援することを通じて医療者に協力する。それらの活動はより安全で快適な医療を実現していくという点で，小児医療担当者と共通する目標をもっている。

わが国でもCLSとHPSの先駆的な活躍があって，このような職種の認知および需要が増加しているが，一方ではほかの職種との連携・協働が不可欠である。CCS独自の特徴を**表3**に記した。

これに対し，病棟保育士の役割は，①基本的日常生活習慣の援助，②子どもの体調や発達に合わせた遊びの提供，③季節感を考慮した保育環境の整備，④

Chapter I 子どもの療養支援にかかる専門職とその役割

表3 子ども療養支援士の特徴

① 遊びとプレパレーションなど，子どものニーズに対応する心理的ケア
② 必要なときには，異なった場面で子どもといつもいっしょにいることが可能であり，継続的なかかわりができる
③ 他職種のなかにあって，子どもを中心に部署をまたいだかかわりができる
④ 不安な患児と多職種との架け橋になる
⑤ 子どもの立場に立ちきることができる

入院中の子どもを対象にしたイベントの開催，⑤年齢・発達に応じた子育て相談，などCCSと緩やかな重なりをもちながらも専念する役割が異なっている。

G. 子どもの療養支援の方法

1）遊び

a. 遊びの有効性

「遊び」は子どもの生活の中心に位置するもので，子どもの療養支援の中核である。療養生活にいつも遊びを準備することによって，子どもの入院生活は少しでも快適な方向に向けられる。医療行為から不可避的に発生するストレスは，子どもに不安をもたらすが，遊びはそれに抵抗力を与え，回復力を呼び起こす。CCSの経験と専門能力による支援が子どもの心に力を与え，医療のストレスをそぎ落とす。

b. CCSによる遊びの提供

日常的に遊びの提供を行う。それらは発達を促進する体系化された遊び，気をそらせる効果を生み出す遊び・気晴らし，退屈でつらい日常生活から子どもたちを解放し，正常性を導入する遊びなどである。

幼児，園児それぞれにふさわしい遊びがあり，CCSの準備している豊富な遊びプログラムこそ，子どもの置かれた状況に応じて期待に応えられるものである。学童には別のプログラムがある。青少年になるとそのニーズは独自のもので，思春期の一時期を闘病生活で過ごす青少年の心の友となる療養支援士が求められる。年齢にふさわしい遊び，創造的で文化的な遊びの準備が必要とされる。音楽・図画・工作・絵本・読書・鑑賞など，発達期の子どもたちに用意すべきプログラムは数限りなく多面的で深い。

遊びは気分転換，ストレス発散，感情表出に効果があり，表4に示したような

表4　遊びの場面の例

① 検査前模型や写真ブック・人形を使ったプレパレーション
② 処置前のシミュレーション
③ 検査処置時の鎮静までのサポート
④ 術後など，病室で行われる処置（ケア，抜糸など）のときの気分転換の遊びや精神的サポート
⑤ メディカルプレイと呼ばれる特別な介入

表5　プレパレーションの例

① 入院前プレパレーション
② 処置前プレパレーション（採血，点滴，骨髄穿刺・腰椎穿刺，CT・MRI）
③ 手術前プレパレーション
④ 検査前プレパレーション

> **MEMO**
> **メディカルプレイ**
> 人形などのおもちゃや実際の医療器具などを用い，子どもが医師や看護師の役になることによって，実際の医療処置に対する理解を深める遊び

多面的な場面で登場する。それらを通じた医療体験を子どもみずからが乗り越えていくために支援を行う。

　CCSは，毎日の活動を通じて，両親，そして医療現場の医師・看護師をはじめとした同僚に遊びの意義を示し，みずからの専門的貢献に理解を求めつつ，子ども療養支援が小児病棟で子どものために不可欠の活動であることの理解を深めてもらうよう努力しなければならない。

2）プレパレーション

a. プレパレーションの有効性

　入院，処置，手術，検査などの診療に曝露される前に，子どもにそれを迎える準備態勢を整えるプレパレーション（preparation）は，医療が子どもに与えるストレスを軽減するために「遊び」と並ぶ大切な療養支援活動である。それは心の準備であって，ストレスを予期的に理解し，対応を準備するための支援である。それを実施することによって，子どもの不安と痛み・心的外傷を軽減し，検査時間を短縮し，治療からの回復を早め，診療の効率化と医療費軽減にも有効であることがわかっている。

　小児医療を提供している施設では，表5に示したような場面に必要なプレパレーションの標準手順書が作成されることが望ましい。手順書に準拠したプレパレーションがCCSによって実施されることが今後の方向であろう。

Chapter I 子どもの療養支援にかかる専門職とその役割

b. ディストラクションとは

　ディストラクション（distraction）によって，子どもの心のなかの不安や恐怖を和らげることができる。処置／検査中に，子どもが自分の意識・注意・気持ちをどこに向けるかを決め，処置などに集中しないように気を紛らわせる。その方法をサポートするための手段として，プレパレーションとともに重要である。

　採血や穿刺に代表される「痛みを伴う処置」は子どもにとって直接的で強いストレスを起こす代表的なもので，恐怖心は強く，乳幼児の脳形成と将来の発達に影響を与えるほどの重大な刺激である。鎮静薬，鎮痛薬，麻酔薬の使用を含めた医療処置は，必要な場合に医師・看護師から提供されるが，痛み軽減の心理的手段の訓練を受けたCCSは，プレパレーションとディストラクションを駆使して処置の現場で子どもを守る。痛みを伴う処置現場でのCCSの顕著な貢献に対して，その体験のない医療者は信じ難いほどの効果を経験している。今までは痛みと恐怖で喚いていた幼い子どもが，CCSの支援を受けてじっと耐えながら処置を受けている姿に，若い医師をして「目からうろこ」と表現されることがある。それは医療者が子どもの力を学んでいく貴重な機会でもある。親にとっては，治療に耐えている健気な子どもの気持ちを現場でいっしょに支えてくれるCCSの存在は，人間的な信頼の絆となっている。

3）家族支援

　入院する子どもの家族ときょうだいへのサポートが必要である。医療を受ける子ども自身には家族からの支えが不可欠であり，医療スタッフと家族，そして入院している子どもが3本の柱である。CCSはそれら三者のどちらからも等距離の客観的な視野を維持しつつ，主体である子どもの最大の利益を目指していく立場にある。

　家族が入院生活にある子どもの環境を理解し，子どもの支えになるために家族に求められている役割が何かを説明するためには，医療者とも等距離にあるCCSは最適の位置にある。子どもとその家族の心配・不安・恐怖に気づき，ニーズを読み取り，見極める。診療を受けているあいだ，CCSは家族をその場でサポートする。家族は不慣れな環境のなかでも具体的に子どもの支援に参加でき，家族としての役割を果たすことで，子どもとともに体験を共有し，不安感と不全感も解消できる。

　きょうだいが入院している子どもに面会することは，子どもの孤立感を和らげ，自己の力を蘇らせることに役立つ。同胞自身は医療への理解を進め，家族やCCSと協力して子どもの入院生活を豊かにするために参加できる。

　医療は時には圧倒的なストレスとなり，子どもや家族は押しつぶされそうに感じ

子どもの療養支援にかかる専門職とその役割

ていることがあるかも知れない。CCSが，子どもと家族のそうした困難な時期を見出し，子どもや家族の状況を伝え，医療のストレスを調整するために医療者と話し合いを進めるのは，大切な役割である。子どもと家族の危機的状態への支援とグリーフケアもその一環にある。

MEMO
グリーフケア
身近な人を亡くしたりしたときの悲嘆に対するケア

H. 子どもの療養支援の世界

1）今後の子どもの療養支援のあり方

　医療の状況は変化しつつあり，子どもの療養支援の世界も新しい変化に対応しつつ，子どものニーズに適切に対応しなければならない。小児科の入院患者で最も多いのは乳児から4歳までの幼児であるが，近年，入院する場合はより重症で長期間にわたることが増えている。疾病の内容に適切に対応する子どもの療養支援活動のあり方を，常に模索しつつ改善していくことが必要である。療養中の子どもの心理的教育的要求は以前より大きく，また複雑化している。そのような状況のもとでも「正常な生活」を確保するための支援が求められている。

　慢性疾患の子どもの割合が増加し，思春期から成人への移行が大きな課題である。外来に移行した患者のなかには，電話訪問などによって本人や家族の相談にのることが有効な支援となりうる。

2）CCSにとって大切なこと

　CCSは，病気や障がいがあっても，子どもらしくのびのびと生活できるように遊びや精神的サポートを通してかかわり，子どもの健康な部分を支えていくことに特化した専門家である。CCSに大切なこととして，①個々の子どものニーズにあった援助，②継続的な関与，③他職種との協働，④病気や障がいがあっても，子どもの健康な面を支えるための最大限の努力，があげられる。

3）CCSによる支援とその後の経過

　支援を受けてきた子どものその後の経過と予後（アウトカム）は重要である。入院中の心理的困難の軽減，入院中の困難な事象の軽減，医療的処置の正しい理解，退院後の生活への良好な適応，より速やかな健康の回復などを目指して，CCSが旗幟鮮明な使命と展望をもって，医師・看護師をはじめとしたコメディカルを含む

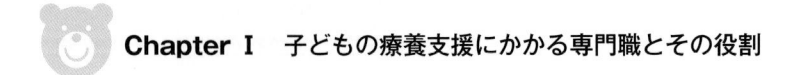

Chapter I 子どもの療養支援にかかる専門職とその役割

医療チームの一員として，これからの小児医療に貢献することを願っている。

（藤村正哲）

文献

1) Committee on Hospital Care：AMERICAN ACADEMY OF PEDIATRICS. Staffing Patterns for Patient Care and Support Personnel in a General Pediatric Unit. Pediatrics 1994；93：850-857.
2) Child life council and committee on hospital care：Policy statement, American Academy of Pediatrics. Child life services. Pediatrics 2006；118：1757-1763.
3) Child Life. Getting the right start：National Service Framework for Children Standard for Hospital Services. Department of Health (UK). 2003.
4) Wolfer J, Gaynard L, Goldberger J, et al.：An experimental evaluation of a model child life program. Child Health Care 1988；16：244-254.
5) 小児がん医療・支援のあり方に関する検討会．健康局がん対策・健康増進課：小児がん医療・支援の提供体制のあり方について（報告書）．2012 年 9 月．http://www.mhlw.go.jp/stf/shingi/2r9852000002iraf.html
6) 中核病院小児科・地域小児科センター登録事業．
http://jpsmodel.umin.jp/data/index.html
7) O'Malley PJ, Brown K, Krug SE, et al.：Patient- and family-centered care of children in the emergency department. Pediatrics 2008；122 (2)：e511-e521.
8) American Academy of Pediatrics Child Life Council and Committee on Hospital Care, Wilson JM：Child life services. Pediatrics 2006；118 (4)：1757-1763.

Chapter Ⅱ
医療と子ども

Chapter II 医療と子ども

1. 医療における子どもの人権

A. 医療を受ける子どもの権利

1) 子どもの権利

a. 権利の主体性

　かつて，子どもは権利の主体ではなく，慈恵的な保護の客体にとどまっていた。これに対して，「子どもの権利」という概念は，子どもを一個の独立した人格のある人間として認めること，すなわち権利の主体とみることを出発点とする。

　「権利」にはさまざまな種類のものがあり，その保障の程度も一様ではない。そのなかで「子どもの権利」は「人権」（基本的人権）である。「人権」は人間が人間たるゆえに成立し，保障されるべき権利である。

　したがって，子どもは「子どもの権利」の享有を妨げられることがないのはもちろん，子どもにふさわしい方法で権利を享有できるよう配慮されなければならない。

b.「子どもの権利」の概要

　日本国憲法は，立憲主義をとる近代憲法として，基本的人権の尊重を基本原理としている。したがって，子どもは，日本国憲法によって個人として尊重され，各種の個別的人権を保障されている。

　また，「子どもの権利条約」（児童の権利に関する条約）は，1989年に国連総会において採択・制定され，日本は1994年に批准し，翌1995年に発効した。「子どもの権利条約」の概要は**表1**のとおりである。

2) 患者の権利

　わが国には，患者の権利について定めた法律はないが，患者が自己の病状，医療行為の目的，方法，危険性，代替的治療法などについて正しい説明を受け，理解したうえで自主的に選択・同意・拒否できるというインフォームド・コンセントの原則を中心に，患者の権利という概念自体はほぼ承認されており，それらは基本的人権であると理解されている。詳細は次項に譲るが，医療を受ける子どもも患者であるから，子ども自身に患者の権利が保障されなければならないことだけ指摘しておく。

表1　子どもの権利条約の概要

①子どもが権利・自由の主体であることを認めていること
- すべての子どもは生命への固有の権利を有し，子どもの生存および発達を可能なかぎり最大限に確保される（第6条）
- アイデンティティの保全が保障される（第8条）
- その子どもに影響を与えるすべての事柄について自由に自己の見解を表明することができ，その見解が正当に重視される権利（意見表明権）が保障される（第12条）
- 表現の自由・知る権利が保障される（第13条）
- 思想・良心および宗教の自由が保障される（第14条）
- 集会・結社の自由が保障される（第15条）
- プライバシーの権利が保障される（第16条）

②家族とともに生活を送り，親によって養育されることが，子どもの成長・発達のために重要であることを認めていること
- 家族は社会の基礎的集団であり，子どもの成長および福祉のための自然的環境である（前文）
- できるかぎり親によって養育される権利を認める（第7条第1項）
- 親に対して，子どもの養育および発達に対する第一次責任を認める（第18条第1項）
- 子どもが親の意思に反して親から分離されないことを原則とする（第9条第1項）

③子どもの健全な成長・発達を促すために教育への権利と遊びの権利を認めていること
- 年齢にふさわしい遊びおよびレクリエーション的活動に自由に参加する権利が保障され（第32条第1項），国などがそのための適当かつ平等な機会を提供することが求められている（同条第2項）

3）「医療を受ける子どもの権利」とは

　医療を受ける子どもは，医療を受けている（病気である）がゆえに，親や家族との接触が制約されたり，遊びや教育への参加が不十分であるなど，成長発達権の保障を中心とする子どもの権利がないがしろにされがちである。他方，子どもである（未成熟である）がゆえにみずから説明を受けられなかったり，決定に関与できないなど，自己決定権を中心とする患者の権利保障も不十分なものとなりがちである。これを子どもの権利としての意見表明権の観点からみても，対象が病気という子ども自身への影響が比較的大きい事柄であるがゆえに，かえって子どもが見解を表明する機会が確保されず，表明された見解も重視されない結果となりがちである。
　このように，医療を受ける子どもは「子どもの権利」と「患者の権利」の狭間に落ち込んでしまい，かえってその権利保障が不十分となりがちであるという特徴が

ある。そこで,「医療を受ける子どもの権利」という視点を取り入れ,その実情に応じて,子どもであり,かつ患者であるであるという二重に保障を要すべき立場にふさわしい権利論を構築する必要性がある。

　小児医療に従事する医療者の間では,従来から医療を受ける子どもの療養環境を改善する取り組みが続けられてきたところである。「医療を受ける子どもの権利」は「子どもの権利」と「患者の権利」に由来するところからも明らかなとおり人権であるから,最大限の尊重が求められる。すなわち,「医療を受ける子どもの権利」という視点は,医療を受ける子どもの療養環境を改善しようとする取り組みに,もう一つの理論的根拠を提供するものである。

4)「医療を受ける子どもの権利」の具体的内容

　医療を受ける子どもの実情とさまざまな課題のなかで,特に「医療を受ける子どもの権利」にかかわるものとして,主に以下のような課題があげられてきた。
①主に入院中の子どもに対する親または親がわりの者による面会・付き添い
②面会・付き添いをしやすくするための措置・サポート体制
③病院における保育
④処置などを受ける子どもに対する親などの付き添い（同伴）
⑤遊びやレクリエーションへの参加
⑥教育への参加
⑦主に入院中の子どもときょうだいや友人との面会
⑧医療への子ども自身の主体的参加

　本項では,これらの課題に通底するものとして,医療を受ける子どもの尊厳についてと,上記の①④⑤⑦⑧について,概説することとする。

B. 医療を受ける子どもの尊厳

　たとえば,安全に処置を行うために子どもを押さえ付ける医療者に悪意がないことは疑いがない。しかし,押さえ付けられている子どもは,その瞬間,医療の客体以外の何物でもなく,このような場面において,子どもの人格が尊重され,子どもが個人としての尊厳を保障されていると評価することはできない。また,苦痛の除去も尊厳性の問題である。可能なかぎり,適切な苦痛除去・緩和のための処置がなされなければならないのはもちろんである。加えて精神的・心理的苦痛の除去・緩和も重要である。

親の面会・付き添いや同伴，子ども自身に対する説明および子ども自身の決定への関与も，いずれも医療を受ける子どもの尊厳を守るという文脈で捉えられなければならない。

C. 親に付き添われる権利

主に入院している子どもにとって，親などの面会・付き添いが重要であることはいうまでもない。

「子どもの権利条約」は，子どもに関するすべての措置をとるにあたって「子どもの最善の利益」が考慮されることを基本として（第3条第1項），すべての子どもが生命に対する固有の権利を有することを認めて，その生存および発達を確保すべきことを規定する（第6条第1，2項）。また，子どもができるかぎりその父母によって養育される権利を有すること（第7条第1項），子どもがその父母の意思に反してその父母から分離されないこと（第9条第1項）を保障する一方で，父母は子どもの養育および発達についての第一義的責任者であるとし，「子どもの最善の利益」がその最大の関心事項となることを要求している（第18条第1項）。

入院している子どもにとって，親による面会，付き添いは，親による養育の実質を確保するものにほかならない。つまり，親による面会，付き添いは，子どもの権利を保障し，親がその責務を果たすために，必要不可欠である。

こうしたことから，医療を受ける子どもの権利として，親に付き添われる権利が保障されると解される。

D. 処置を受ける子どもの権利

1）親の付き添い（同伴）

親に付き添われる権利は，子どもが入院している場合に限らない。子どもが検査や処置を受ける際，そばに寄り添う（同伴する）ことを含む概念である。しかし，実際には，子どもにとってより負担の大きい（医療者にとってもプレッシャーの大きい）処置などであればあるほど，親は退出を求められ，あるいは入室を許されず，子どもは一人で処置などを受けることが少なくないとされる。

「親がいっしょだと泣いて処置が危険・困難になる」「親が見ていると処置がやりにくい」などの理由で医療者には親の同伴に根強い抵抗感があるようであるが，他

方で「親といっしょのほうが，子どもが落ち着いて処置を受けられる」として，親の同伴を求める意見も少なくない。

親の付き添い（同伴）は，医療を受ける子どもの権利として最大限尊重されなければならないが，そうすると医療者が意識を改める必要に迫られるため，同伴の効果や実現可能性に関する知見を同時に啓発していくことが重要となる。

2）子どもに対する支援

プレパレーションをはじめとする支援については後述（「Chapter V　子どもの療養支援と理論と方法」参照）するが，医療を受ける子どもの人格を尊重し，尊厳を守るという観点から，それらの支援を受けることも医療を受ける子どもの権利として保障されるべきである。

E. 遊びに参加する権利

医療を受けているか否かを問わず，子どもにとって遊びやレクリエーションは，単なる趣味や余暇の対象ではない。その重要性については後述（「Chapter IV　子どもの発達の理解と支援」参照）するが，「子どもの権利条約」（第31条）も，子どもにその年齢に適した遊びおよびレクリエーションの活動を行うことを認めている。

ともすると，医療を受ける子どもの遊びやレクリエーション活動については，「制限されて当然」といった認識が強かったのではなかろうか。それゆえ，医療を受ける子どもの権利として，遊びに参加する権利の保障を求める意義がある。

小児医療の現場においては，プレイルームの充実に加え，専門家の養成・配置といった課題が，医療を受ける子どもの遊びに参加する権利を保障するための具体的方策として位置づけられる。

F. きょうだいや友人と交流する権利

子どもが成長・発達する過程において，きょうだいや友人との交流は重要である。「子どもの権利条約」も子どもの成長発達権（6条2項），遊びの権利（第31条）を保障している。また，患者は可能なかぎり，通常の社会生活に参加し，あるいは通常の私生活を営むことを保障されるべきである。したがって，主に入院してい

る子どもがきょうだいや友人と交流することは，医療を受ける子どもの権利として保障されると解したい。

しかしながら，きょうだいや友達などが病棟に入って，入院している子どもと交流することは，ほとんど許されないのが実情であろう。感染の危険性が重大な関心事であることは当然であるが，入院している子どもがきょうだいや友人と交流することが権利であり，その重要性もまた大きいとすれば，権利擁護者としての医療者に求められているのは，感染リスクを厳密に評価し，きょうだいや友人との面会などを実現するための方策を見出し，その条件を提示することである。

G. 医療に主体的に参加する権利

1) インフォームド・コンセントの原則

インフォームド・コンセントの原則は，患者が自己の病状，医療行為の目的，方法，危険性，予後および選択し得る代替的治療法などについて正しい説明を受け，理解したうえで，自主的に選択・同意・拒否できるということである。したがって，患者には，病状などについて説明を受け，それを理解する能力と医療行為を選択・同意・拒否する判断能力が必要である。

しかし，子どもにこのような能力が欠けているとみなしてはならない。なぜなら，子どもの年齢や成熟度は様々であり，説明を理解する能力と判断能力の有無・程度は子どもによってまちまちであるからである。

また，子どもの意見表明権（子どもの権利条約第12条）の趣旨からも，子どもは，その年齢および成熟度にしたがって，説明を受け，その説明に基づき当該医療行為について意見を表明する機会を保障され，表明された意見は尊重されるべきである。

そして，子ども自身に説明を理解する能力と判断能力がある程度備わっているときは，子ども自身のコンセントが認められる。

2) 説明を受ける権利

子どもの年齢や病状，医療内容などによっては，子どもに正確に理解させることは難しい。特に，医療の内容については，その侵襲性の程度やリスクを考慮したうえで子ども自身に意思決定させることが困難な場合も少なくない。

もっとも，そうであるからといって，子どもに対してなんら説明もしなくてよいわ

けではない。子どもには，自己が受ける医療についての意見表明権がある。医療の内容について自身で決定することができなくても，医療の内容について自身の意見を形成し，表明することで，医療の内容の決定に関与することは十分できる場合も多く，その場合には積極的に決定に関与させることが主体的な医療への参加を保障することにつながる。そうだとすれば，病状や医療の内容について説明を受ける権利は，必ずしも医療の内容について自己決定を行うこと，すなわち自己決定能力を有することを前提にする必要はない。年齢に応じてわかりやすい説明を受けること自体が医療を受ける子どもの権利と考えるべきである。

3) 子どもの理解を助けるために

子どもに自己決定権ないし意見表明権とその前提としての説明を受ける権利があるといっても，子ども自身が説明を理解することができなければ画餅となる。子どもの自己決定権・意見表明権を実質的に保障するためには，子どもの理解を助ける取り組み，ないし子どもの理解を助ける専門家の存在が必要である。

4) 子ども自身のインフォームド・コンセント

子どもに対してインフォームド・コンセントの原則を実践すること，すなわち単独で説明を受けて医療内容に同意することは，具体的には何歳の子どもから認められると考えるべきであろうか。

この点は，親権との関係で一見困難な問題をはらんでいる。しかも，一概に「子ども」といっても，新生児から間もなく成人に達する者まで幅があるし，同じ年齢の子どもでも判断能力や成熟度には差がある。さらには，同意を与える医療内容自体も，比較的認知度の高いものから一般的にはほとんど知られていない難解なものまで様々であり，一律に年齢のみで医療に関する意思決定能力を線引きすることは難しいかもしれない。もっとも，諸外国の立法例などから，15～16歳あたりに一つの線引きができる。

ただし，そうした一定年齢に満たない者は，医療内容につき自己決定をなしえないことになるが，このことは一定年齢未満の子どもが医療内容の意思決定の過程から排除されることを意味しているわけではない。前述のように，子どもは年齢や能力に応じて自己の病状や医療内容について説明を受ける権利を有しており，この権利は自己決定能力の存在を前提とするものではなく，説明を受けることそれ自体が医療を受ける子どもにとっての権利である。そして，一定年齢に満たない子どもでも，意見表明権を有することから，親の決定に対し意見表明し，同意を

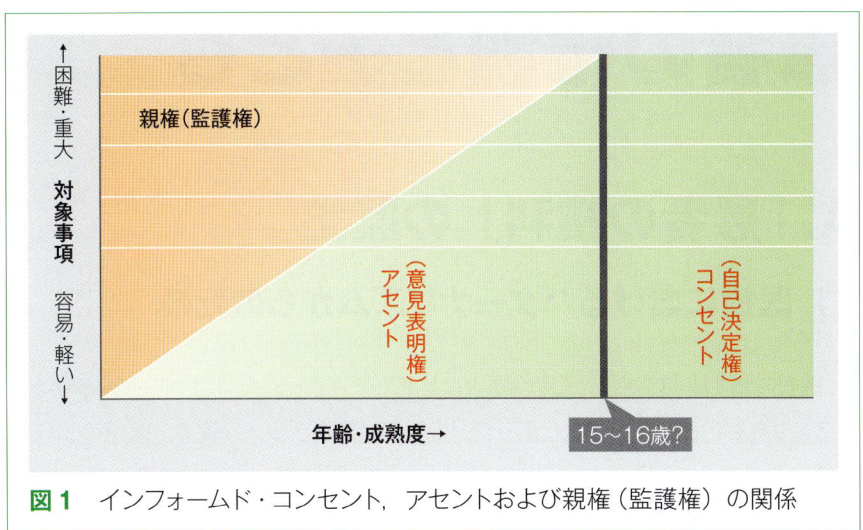

図1 インフォームド・コンセント，アセントおよび親権（監護権）の関係

与えること（インフォームド・アセント）ができると考える（図1）。

なお，親権との関係はページ数の都合で割愛する。

H.「医療を受ける子どもの権利」の尊重と擁護――医療者の役割

「医療を受ける子どもの権利」は人権であるから，最大限に尊重されなければならない。しかし，「人権の尊重」とは，これを侵害する可能性のある者の行動に対する制約原理であり，医療を受ける子どもの権利を損なうような行為を医療者みずからはしないこと，医療を受ける子どもの意見や判断を大切にすることなどを意味する。

さらに一歩進んで，医療者に求められるのは「人権の擁護」すなわち医療を受ける子どもの権利の擁護者としての役割である。それは，医療を受ける子どもの権利を制約し，侵害しようとするものに対しては子どもと一体となって制約または侵害を除去し，権利を保障することに努め，医療を受ける権利を保護し，実効あるものとするための働きかけを行う能動的な活動である。人権としての医療を受ける子どもの権利について，医療者への要請として論じている面があるのも，かかる意図によるものである。

（増子孝徳）

参考文献

1) 栃木県弁護士会「医療における子どもの人権を考えるシンポジウム」実行委員会編：医療における子どもの人権．明石書店；2007．
2) 日本弁護士連合会人権擁護委員会：提言 患者の権利法 大綱案．明石書店；2013．

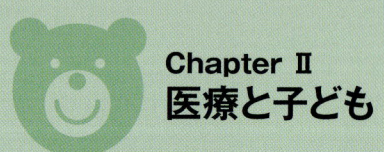

Chapter Ⅱ
医療と子ども

2. 患者の権利と子ども

A.「患者の権利」の歴史

1）医療におけるパターナリズムからの転換

　「患者の権利」は，長い医療の歴史に比較して，ごく近年になって意識されるようになったものといえる。古代ギリシャの医師ヒポクラテスが遺し，医療の伝統的倫理とされてきた「ヒポクラテスの誓い」には，医師が，「能力と判断のかぎり患者に利益すると思う養生法をとり，悪くて有害と知る方法を決してとらない」との一文がある。これが示すように，専門的知識を要する医療に関する判断は，専門家である医師がその責任においてなすことが最良であり，それが専門的知識のない，かつ病に冒された患者を守るとするパターナリズムが，医療の伝統的なあり方であった。しかし，こうした考え方は，ややもすると医師の独善的な判断によって，患者の意思や尊厳を侵す危険をはらんでいた。

　こうした医療のあり方に対し，1960年代から，当時人体実験のスキャンダルが相次いだ米国において，医療における患者の主体性確立を目指して提唱されたのが，「患者の権利」であった。ナチスの行った非人道的な人体実験への反省から，医学実験のルールを示したニュルンベルク綱領より生まれたインフォームド・コンセントの概念は，「患者の権利」を求める運動の中で，パターナリズムを転換し，患者の医療における主体性を確立する要として主張され，その適用の範囲を医学実験から一般医療へと拡大しながら，徐々に確立されていった。

2）「患者の権利」の広がり

　こうした中で，1972年，ボストンのベス・イスラエル病院が，医療機関として世界で初めて「患者としてのあなたの権利」を示し，さらに同年，米国病院協会が，「患者の権利章典」を発表し，「人格を尊重したケアを受ける権利，インフォームド・コンセントを与えるのに必要な情報を医師から得る権利，治療を拒否する権利，プライバシー保護の権利」などの基本的な権利が宣言された。

　さらに「患者の権利」は国際的にも広がり，1981年，世界医師会総会において「患者の権利に関するリスボン宣言」が採択された。同宣言は，患者が医師を自由に選ぶ権利，十分な説明を受けた後に治療を受け入れる，または拒否する権利など，

MEMO
パターナリズム
強い立場にある者が，弱い立場にある者の利益になるようにと，本人に代わって意思決定すること。家父長主義，父権主義ともいう。

MEMO
ニュルンベルク綱領
ニュルンベルク裁判（1947年）の結果として提示された，研究目的の医療行為を行うにあたって厳守すべき10項目の基本原則。

MEMO
インフォームド・コンセント
治療に関する利益や不利益，治療を選択しなかった場合のほかの方法など，十分な説明を受け，理解したうえで行われる同意。

表1 患者の権利に関するリスボン宣言の11項目

1. 良質の医療を受ける権利
2. 選択の自由の権利
3. 自己決定の権利
4. 意識のない患者
5. 法的無能力の患者
6. 患者の意思に反する処置
7. 情報に対する権利
8. 守秘義務に対する権利
9. 健康教育を受ける権利
10. 尊厳に対する権利
11. 宗教的支援に対する権利

6項目からなり，その後1995年には，良質の医療を受ける権利，選択の自由の権利，自己決定の権利，情報に対する権利，尊厳に対する権利など11項目へと改訂された（表1）。また，1992年のフィンランドをはじめ，1990年代以降，ヨーロッパを中心に「患者の権利」に関する立法がなされ，現在，多くの国で法律によって患者の権利が確立されている。

B. わが国における「患者の権利」の歩み

1）患者の権利確立に向けての動き

わが国でも，1980年代に，「患者の権利」確立に向けた運動が活発になった。1984年10月に，弁護士や医療従事者，市民が参加した「患者の権利宣言全国起草委員会」が発表した「患者の権利宣言案」はその嚆矢といえる。同宣言案は，患者の権利を具体的に明らかにすることが患者の人間性を回復し，主体性を確立するために重要であるとして，個人の尊重，平等な医療を受ける権利，最善の医療を受ける権利，知る権利，自己決定権，プライバシーの権利を患者の基本的な権利とする内容であった。

こうした運動を受け，インフォームド・コンセントについては，1997年の医療法改正によって，医療従事者が「医療を提供するにあたり，適切な説明を行い，医療を受ける者の理解を得るよう努めなければならない」とされた（医療法第1

MEMO
患者の権利宣言案の項目
1. 個人の尊厳
2. 平等な医療を受ける権利
3. 最善の医療を受ける権利
4. 知る権利
5. 自己決定権
6. プライバシーの権利

Chapter II 医療と子ども

条の4第2項)。この規定自体は努力義務となっているが,その後の裁判例によって,インフォームド・コンセントが医療において不可欠であることが法的に確認されていった。

また,カルテ開示も,1999年以降,医師会,国立大学附属病院長会議,厚生労働省などから,診療情報提供に関する指針が示され,さらに2005年4月の「個人情報の保護に関する法律」の完全施行により,法的義務が確立された。

2) 患者の権利を保障するための法制度の整備

しかし,これらの権利の確立の一方で,次第に医療者の不足や地域間格差,経済的困窮などから,医療を受けられない状況が社会問題として認識されるようになり,医療を受ける権利を含め,患者の権利を保障した医療制度の整備を求める声が強まってきた。

そうした中,ハンセン病問題を検証し再発を防止するために設置された「ハンセン病問題に関する検証会議」において,「再発防止の提言」の第1に「患者・被験者の諸権利の法制化」が掲げられ,これを受けた「ハンセン病問題に関する検証会議の提言に基づく再発防止検討会」により,2009年4月,患者の権利擁護を中心とした医療の基本法を求める報告書が厚生労働省に提出された。この報告書は,医療者側と患者側の双方が加わって,基本的な医療の諸原理や患者の権利をとりまとめたものであり,大きな意義をもつものであった。その後,2011年から2012年にかけて,「患者の権利法を作る会」や日本医師会から,患者の権利を含んだ,医療基本法の制定へ向けた提言が相次いでなされ,患者の権利を保障しうる医療制度の整備を,医療基本法という形で国に求める動きが強まっていった。

他方,かねてより患者の権利の法制化を主張してきた日本弁護士連合会は,2012年9月,「患者の権利に関する法律大綱案の提言」を発表した。同提言は,諸外国の患者の権利法同様に患者の権利を主とした法律大綱案とされているが,患者の権利を守る医療制度の整備のための国等の責務を意識した内容となっている。

このように,わが国における「患者の権利」は,医師患者関係の転換から,患者中心の医療のための体制整備を国に求めるものへ,その意義を強めながら,法制化に向けた取り組みが続けられている。

C.「患者の権利」の具体的な内容

こうした経緯を経て主張され,確立されてきた患者の権利とはどのようなもので

MEMO
ハンセン病問題
ハンセン病患者・回復者に対しては,「らい予防法」が廃止される1996年まで,国・地方自治体などによる強制隔離政策が行われ,その人権を著しく侵害してきた。ハンセン病に対する偏見・差別は今なお残っており,ハンセン病回復者等の社会復帰も進んでいない。

あるか，各国法制や様々な提言などを踏まえて整理すれば，以下のものがあげられよう。

1) 人間の尊厳の遵守

　第一に，患者の権利は，パターナリズムのもつ危険性や，歴史的にも繰り返されてきた様々な疾患，障がいに対する差別によって侵されてきた，患者の人間の尊厳を守るものとして提唱されてきたものである。人間の尊厳の不可侵は，あらゆる場面においていえるが，こうした背景から，特に医療の場においても守られるべきことが，患者の権利として改めて確認される必要があった。具体的には，人間の尊厳の不可侵性，差別や虐待，拘束の禁止や，プライバシーの保護の規定が多くの立法例でも共通する条項となっている。また，患者であるという一事からの過度の制約を禁止し，社会生活を営むことを保障することも，人間の尊厳の不可侵から導くことができるだろう。

2) 患者の自己決定権，選択の自由の保障

　第二に，患者の尊厳を守るためにも，パターナリズムから患者を主体とした医療への転換が必要であり，このためにインフォームド・コンセント（患者の自己決定権）と，この前提となる情報に対する権利が重要である。そして，こうした自己決定を実質化するためには，自己決定のための援助を受けることや，自己決定権行使が困難な場合の補完，患者の選択の自由の保障が必要となる。さらに，医療制度自体への患者の関与も不可欠であり，医療への参加権，医療に関する学習権なども提唱されている。

3) 医療の質，受診機会の保障

　第三に，これらの患者の権利保障の前提として，受けるべき医療の質が保たれ，また，医療を受けること自体が保障されなければならないことが，特に近年強く意識されている。日本弁護士連合会の提言を例にとれば，「最善」かつ「安全」な医療を「平等」に受ける権利の保障が求められている。

4) 患者の権利を保障する制度の設立

　第四に，これらの患者の権利を保障する制度が求められる。苦情申立権の保障

や，患者の権利行使を助ける機関の設置などの例がみられる。

　これらの各権利の多くは，日本においては，いまだ直接法制化されたものではない。しかし，これらはいずれも憲法上保障される基本的人権，具体的には憲法13条（個人の尊重，自己決定権），憲法25条（生存権）等に根ざすものである。したがって，これらの権利は，現時点においても，医療の場において保障されるべきものといえよう。

D.「患者の権利」と子ども

　もちろん患者の権利は，すべての人に保障されるべきものであり，子どもにも保障されなければならない。それだけではなく，子どもの「患者の権利」を考える場合，子どもの特性に照らした理解と，さらなる保護を要するものといえる。

　具体的には，自己決定権について，判断力が未成熟な場合には，他者が代わってこれを行う制度なども考えられる必要があり，他方で，自己決定権の本質が医療における患者の主体性の確立であることを考えれば，自己決定権自体の行使が困難と考えられる年齢の場合であっても，子どもの患者の主体性自体が否定されてはならず，成長発達に合わせて理解可能な範囲，あるいは，方法をもって説明を受け，その意思を尊重する仕組みなどが求められる。また，社会生活を営む権利を考えた場合，子どもが成長過程にあることから，その成長発達の権利の保障という視点も重要になる。この観点からは，子どもの患者のみならず，家族の付き添いを可能とする施設整備を含めて小児医療の提供体制を整える必要が指摘できよう。

　これらの権利保障の点で，近年，国内の小児医療の現場での活動が見受けられる，チャイルド・ライフ・スペシャリスト（CLS），ホスピタル・プレイ・スペシャリスト（HPS），子ども療養支援士（CCS）といった専門職の存在は大きな可能性をもっていると考えられる。子どもの成長発達に関する専門的理解を背景とした，治癒的遊びの提供，プレパレーションといった支援は，子どもの医療における主体性の獲得につながるものであり，成長発達機会の提供にもなるだろう。また，子どもの患者のみならず，家族支援や交流機会の確保なども，子どもの視点に立ちながら，医療を直接行う医師等と調整し，安全性にも配慮した形で実践することで，こうした専門職の活動は大きな役割を果たすと思われる。

　もっとも，これらの専門職の個人的な活動のみで子どもの患者の権利保障を十全のものとすることは困難であり，これらの専門職の充実も含めた，医療体制の整備自体が必要であろう。患者の権利の法制化は，「患者の権利」を保障しうる

医療制度，人的・物的体制の整備を求める社会の意思を明確にする意味をもつものであり，子どもの療養環境改善のためにも，根幹となる患者の権利の法制化は重要なものというべきである。

(平原　興)

参考文献
1) ジョージ・J・アナス：患者の権利　患者本位で安全な医療の実現のために．明石書店；2007.
2) 小川鼎三：医学の歴史．中公新書．中央公論社；1964.
3) 岩田太編：患者の権利と医療の安全　医療と法のあり方を問い直す．ミネルヴァ書房；2011.
4) 池永満：新患者の権利法　医療に心と人権を．九州大学出版会；2013.
5) 日本弁護士連合会人権擁護委員会編：提言　患者の権利法大綱案　いのちと人間の尊厳を守る医療のために　明石書店；2013.

Chapter Ⅱ
医療と子ども

3. 米国における子どもの療養支援

はじめに

　本項では，米国において子どもの療養支援が発達してきた歴史的な経緯と，著者がカリフォルニア州で実施した医療機関の訪問調査の結果から，米国における子どもの療養支援の現状を概括的に紹介する。

A. 米国における子どもの療養支援の歴史的経緯

1）ACCHの設立

　1940年代ごろから，英米両国の心理学者たちによって，入院に伴う親子分離が子ども患者の精神発達に重大な障害を与えるとの報告が発表され[1,2]，『The Lancet』や『British Medical Journal』など医学雑誌上でその適否が盛んに議論されていた[3]。しかし，1960年代前半までは米国のほとんどの小児病棟が，入院している子ども患者と親との面会を週に1度，1～2時間程度に制限していた[4]。

　このような旧来の医療慣例の克服に最も強力なインパクトを与えたのは，「The Association for the Care of Children in Hospitals（ACCH）」の設立であった。1965年に，医療機関で子どもの遊びや学習にかかわっていた専門家40数名が米国ボストンに集まったことを端緒として，入院中の子どもの健全発達に寄与し，その実践を研究することを目的とするACCHが1967年にフィラデルフィアで設立された[5]。その後ACCHは急成長を遂げ，1975年時点で会員数1,200人，年次総会に参加者1,500名を集めるに至っている[5]。

　ACCHの影響力拡大に伴って，小児医療機関における親子分離は減少し，1975年時点で，病室での保護者宿泊を認める医療機関の件数は，子ども病院では1968年時点の5.5倍，総合病院では10倍に達した[6]。

2）チャイルド・ライフ・プログラムの普及

　ACCH設立の端緒となった1965年の会合の中に，今日の「チャイルド・ライフ・

プログラム」の創始者の1人と目されているエマ・プランクの姿もあった[5]。マリア・モンテッソーリおよびアンナ・フロイドに師事したプランクは，1938年に米国に移住し，カリフォルニア州ミルズカレッジにて児童発達心理学の修士号を取得した。

1955年，プランクはクリーブランド市民病院小児科内に「チャイルド・ライフ＆エデュケーション部門」を設立し，長期入院患児の教育的・社会的・心理的支援に取り組み始めた[7]。プランクはそこでの実践活動を逸話形式でまとめ，1962年にその初版を書籍として出版した。これが現在も入院患児に対する情緒的心理的支援の古典的バイブルとされている『Working with Children in Hospitals』[8]である。

以後，ACCHの拡大と歩調を合わせてチャイルド・ライフ・プログラムも全米に拡大し[9]，1980年代前半には米国のほとんどの子ども病院でチャイルド・ライフ・プログラムが実施されるに至っている[10]。

3) CLSの活発な活動

現在のチャイルド・ライフ・プログラムは，「チャイルド・ライフ・スペシャリスト(Child Life Specialist：CLS)」の存在なしには考えられない。北米のCLSたちは1982年にACCHから独立して「チャイルド・ライフ・カウンシル」を設立した。2012年4月18日現在，「チャイルド・ライフ・カウンシル」に会員登録しているCLSは全米で2,656人であり，全米で401のチャイルド・ライフ・プログラムが確認されている[11]（図1，2）。

米国小児科学会は，1985年以降，一般小児病棟における入院患者15人に1人の割合でCLSを配置すべしとの基準を設定している[12]。

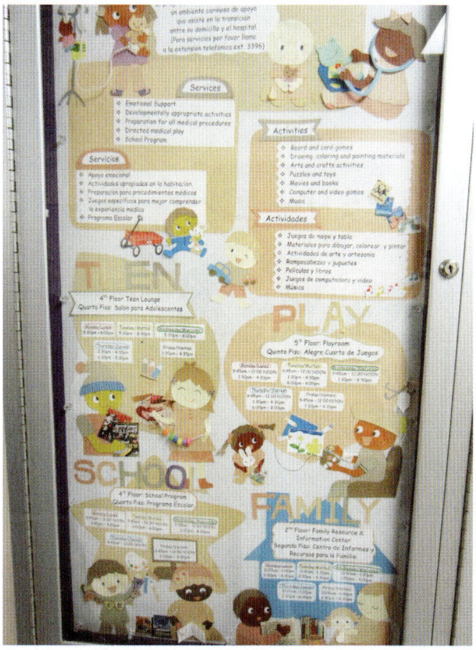

図1 チャイルド・ライフ・プログラムが提供できる具体的な内容を説明する病棟内の掲示 (Children's Hospital & Research Center Oakland)

MEMO
チャイルド・ライフ・カウンシル

チャイルド・ライフ・カウンシル(Child Life Council)は，医療行為を受けるなどストレスのかかる場面に直面した子どもたちを支援する活動に従事する専門職，研究者，学生などによって構成される非営利組織であり，認定チャイルド・ライフ・スペシャリスト(Certified Child Life Specialist)の認定を行っている。
https://www.childlife.org/About/

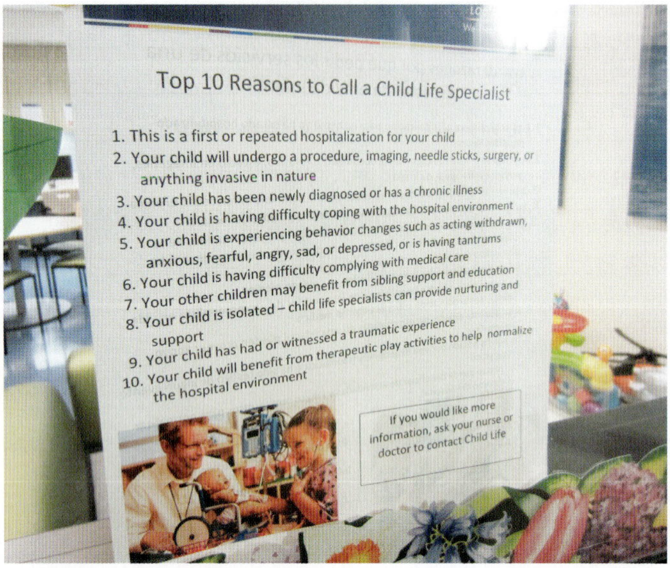

Chapter II　医療と子ども

図2　どんな場合にCLSに相談できるかを具体的に列挙しているポスター（Children's Hospital Los Angels）
病院内に複数あるプレイルームのうちの一つに掲示してあった。写真に写っている男性は著者のインタビューに応じ，院内を案内してくれたCLSのDoug Leffin氏。

MEMO
ファミリーセンタードケア
ファミリーセンタードケア（Family Centered Care）とは，ケア方針の策定，実施，評価を患者および家族と多職種の医療スタッフが協働して行う手法である。ACCHの研究論文が定式化したファミリーセンタードケア（Family Centered Care）の要素は，①患児の人生にとって，医療機関およびスタッフは変動的であるが，家族は普遍的であると認識すること，②あらゆる場面で親と医療スタッフの協働を促進すること，③患児のケアに関するありのままの情報を親と適切かつ支援的な方法で共有すること，④患者家族の情緒的あるいは経済的なニーズに応えうる総合的な指針ないしプログラムを実施すること，⑤家族の個性や強靱さは様々であり，それぞれの有り様を尊重すること，⑥乳幼児，子ども，思春期の発達段階に応じた各患児および家族のニーズを理解し，かつそれを医療提供体制に組み込むこと，⑦家族同士の支援を促進すること，⑧家族のニーズに適合しうるよう医療提供体制のフレキシビリティーを確保すること，の8点であった。

4）ファミリーセンタードケアの定着

　ACCHは1987年，合衆国保健福祉省の支援を受け，研究論文「Family-Centered Care for Children with Special Health Care Needs」を発表した[13]。この論文では，ファミリーセンタードケアの考え方が定式化された[14]。現在では，ファミリーセンタードケアは米国の小児医療の基本原則としてみなされ[15]，チャイルド・ライフ・プログラムはさらにそのファミリーセンタードケアの一部を構成するものと位置づけられている[16]（図3，4）。米国の医療において医療水準を定める役割を果たしているThe Joint Commission for the Accreditation of Health Care Organizations（JCAHO）も1990年以降，その審査基準にファミリーセンタードケアを取り入れている[17]。なお，JCAHOが公表している近時の医療機関評価基準では，多職種が（interdisciplinary）連携して（collaborative）ケアを実施すること，外遊び用施設など屋外施設へのアクセスを備えていることを含んでいることも着目に値する[18]。

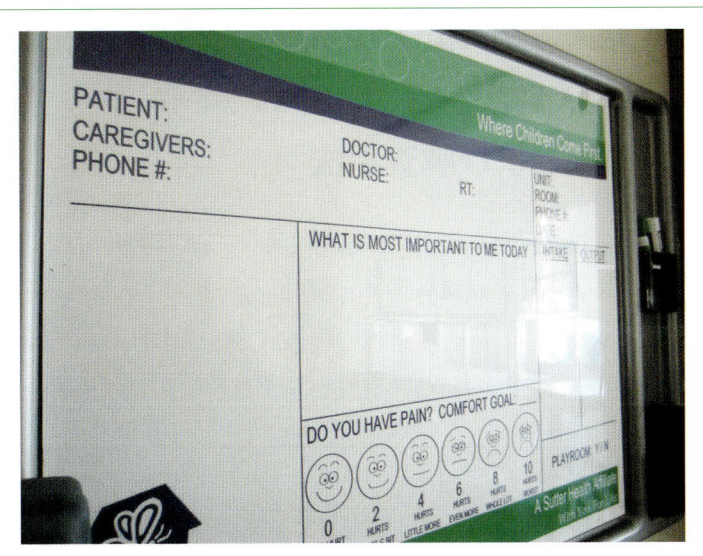

図3 ファミリーセンタードケアの実践例：各病室に備え付けてあるコミュニケーションボード（Sutter Medical Center, Sacramento）
医療スタッフがその日の各担当スタッフの氏名やケアプランを記入するとともに、患者家族が医療スタッフに対する意見や質問を書き込むことができる。著者が訪問したほぼすべての医療機関の病室に備え付けられていたが、同院のものが最もわかりやすく機能的に優れていた。特に最下欄に並ぶ顔の絵に印をつけるだけで、患児がその日の自分の状態を表現できる工夫は注目に値する。

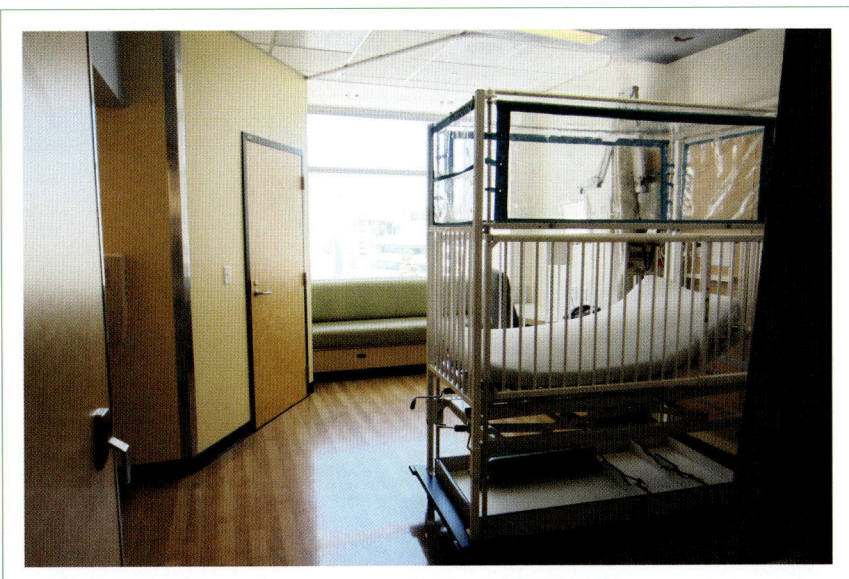

図4 ファミリーセンタードケアの実践例：病室の様子（Children's Hospital Los Angels）
最近の子ども病院における病室の典型を示しており、その間取りにファミリーセンタードケアの考え方が反映されている。奥から順に、ベッドに変形して夜は家族が寝ることになるソファ、患者も家族も使うバスルーム、多機能TVモニター（TVやビデオを観たりするほか、食事を注文することもできる）と患者用ベッド（この部屋のものは幼児用）が並んでいる。写真には写っていないが、左手に患者家族と医療スタッフが意見交換するためのホワイトボード（コミュニケーションボード）が備え付けてある。

B. カリフォルニア州の小児医療機関における療養支援の実状

1）調査対象および調査手法

著者は，2012年3月から同年8月にかけてカリフォルニア州内にある計10か所の子ども病院および総合病院小児科を訪問し，チャイルド・ライフ部門の管理職（manager, director）に，管理職を置いていない場合には最も経験の長いCLSに，インタビュー調査を行った。表1はその調査結果をまとめたものである。

2）調査結果

a. CLSの配置

今回の調査対象医療機関では，それぞれの規模に応じて最小1人から最大23

表1 カリフォルニア州の小児医療機関における療養支援の調査結果

No.	施設／質問	小児ベッド数	CLS勤務人数	CLS1人あたりベッド数	24時間滞在の可否	家族用宿泊施設の有無
1	UCSF Benioff Children's Hospital	150	15	10.00	○	○
2	Sutter Medical Center, Sacramento	128	12	10.67	○	○
3	Shriners Hospitals for Children, Northern California	50	4	12.50	○	○
4	Children's Hospital Central California	340	7	48.57	○	○
5	LAC + USC Medical Center	36	1	36.00	○	○
6	Children's Hospital Los Angeles	319	23	13.87	○	○
7	Mattel Children's Hospital UCLA	125	14	8.93	○	△
8	Lucile Packard Children's Hospital	260	19	13.68	○	○
9	Kaiser Permanente Medical Center - Oakland	63	2	31.50	○	×
10	Children's Hospital & Research Center Oakland	210	16	13.13	○	○
		ただし新生児ベッド数を含む	ただし本院以外の勤務人数を含む			△は近隣のホテルの割引利用は可能，ロス市内のロナルド・マクドナルド・ハウスも近くはないが利用可能

人の CLS が勤務していた。複数人の CLS が勤務する医療機関では，それぞれが考える優先順位（患者のニーズ）に応じて，各部門に CLS を配置している。

たとえば，CLS が4人のシュライナーズ病院（**表1**，No.3）では，手術科，熱傷科，外来科，マネジャー（管理部門）のそれぞれに1人ずつ CLS が配置されていた。他方，23人もの CLS を擁するロサンゼルス子ども病院（**表1**，No.6）では，救急科，心臓科，腫瘍・血液科，腫瘍・血液外来科，手術科，臓器移植科，リハビリテーション科，画像検査科などの各部門に CLS が配置されていた。

b. 保護者による 24 時間滞在

保護者による病室での 24 時間滞在を制限している医療機関はない。現在，米国では「保護者は Visitor ではないから面会時間制限の対象にならない」との考え方が一般化している。また，ファミリーセンタードケアの観点からすると，ケア方針作成の中心的役割を担う保護者が面会時間の制限を受けるという発想自体が成立し得ない。

5	6			7	9	16	17	18
きょうだい面会の可否	保護者による処置・検査への同席			患者ファミリーセンタードケア・ポリシー	チャイルド・ライフ・プログラム開始（年）	グループプログラムの有無	スクールプログラムの有無	患者の権利章典の有無
	処置	検査	術前麻酔					
○	○	○	○	○	1981	未確認	○	○
○	○	○	○	○	1988	○	○	○
○	○	○	×	○	1998	○	○	○
○	○	○	△	○	1967	未確認	○	○
○	○	○	×	△	1979	×	○	○
○	○	○	○	○	1970	×	○	○
○	○	○	○	○	1968	○	○	○
○	○	○	○	○	1967	○	○	○
○	○	○	×	未確認	未確認	×	△	○
○	○	○	△	○	1980	○	○	○
			△はケースバイケース	△は明文化されたポリシーは持っていないが，現場では実質的に実施されている			△は公式なスクールプログラムは有していないが，地域の教育委員会から派遣される教員は受け入れている	

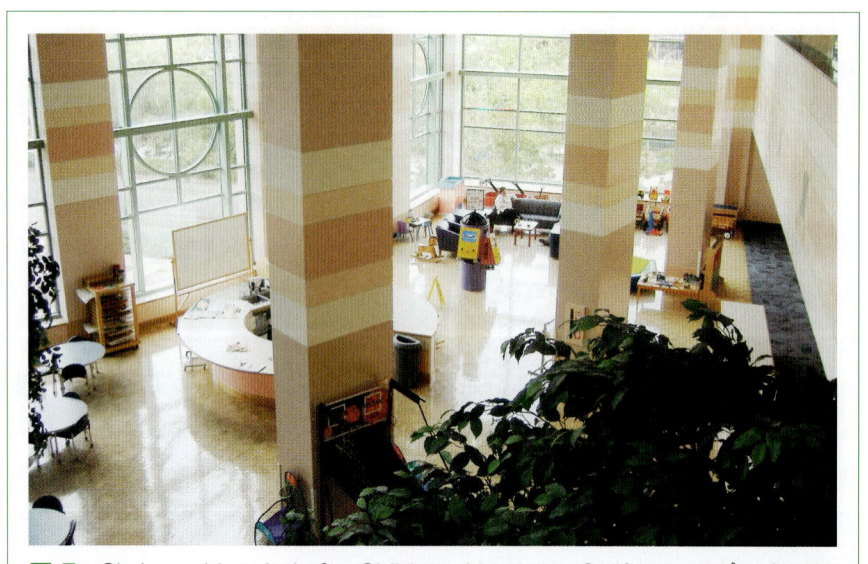

図5 Shriners Hospitals for Children, Northern California のプレイエリア
同病院2階部分にある広大なプレイエリア。典型的なプレイルームとは異なり壁で区切ることなく，右奥の乳幼児ゾーンからグラデーション状に年齢層が高くなっていき，左端一番奥は青年期ゾーンとなっている。イベントスペースも兼ねており，著者が訪問した日は午前中に入院および外来患児を対象としたグループ・メディカルプレイ，午後には患者家族や地域住民も招いたティーパーティをここで催していた。

c. 入院患児のきょうだいとの面会

入院患児とそのきょうだいが面会することを禁止している医療機関はない。著者は「我々はきょうだいとの面会を認めているというよりも，むしろ積極的に推奨している」という言葉を何度も聞いた。また「我々のプログラムは患者だけでなく，そのきょうだいにもすべて開放されている」と言われたこともある。医療機関を訪問した際には，入院患児がきょうだいとプレイルームで遊んでいる場面や，スクールプログラムの教室で一緒に学習している場面も実際に目撃した（**図5**）。

d. 処置・検査での保護者の同席

採血や点滴静脈注射などの医療処置，MRIなどの各種検査を行う場面において，保護者と子どもを分離する方針をとっている医療機関もない。他方，麻酔導入室への保護者入室を認め，麻酔導入によって入眠するまで保護者がその子どもと同席する方針をとっていたのは，調査対象10医療機関のうち半分の5施設であった。

e. 患者の権利憲章および患者ファミリーセンタードケア・ポリシー

すべての調査対象医療機関が，それぞれ独自の患者の権利憲章を備えていた。カリフォルニア患者権利法がすべての医療機関に患者の権利章典の整備および公示を義務づけていることからすれば，当然の結果ともいえる[19]。

患者ファミリーセンタードケア・ポリシーについては，調査対象10医療機関のうち，8施設がそれぞれ明文化された同ポリシーを備えていた。

C. まとめ

　これらの結果から，カリフォルニア州において一定規模の入院病床を備える小児医療機関では，そのベッド数に応じたCLSを配置し，様々な場面で積極的に患者家族を受け入れることを通じて，子ども患者の情緒的心理的側面に配慮した実践が広く一般的に行われているといえる。今回の調査対象である10医療機関のすべてないし多数に共通していた点は，いずれもチャイルド・ライフ・プログラムあるいはファミリーセンタードケアの実践としてごく標準的な実践である。同じ理論を基礎とするチャイルド・ライフ・プログラムが全米各地に400以上も存在することや，そこに至るまでの前述のような歴史的経緯に鑑みれば，当該結果はカリフォルニア州のみならず，米国の小児医療界全体に共通しているものと推察される。

　日本政府が1994年に批准した国連子どもの権利条約は，その意思に反して父母から離されない権利（9条），意見や気分感情を表現し，聞いてもらう権利（12条），最高水準の医療やケアを受ける権利（24条），十分に遊び，休息し，文化的芸術的活動に参加する権利（31条）などの諸権利を，18歳未満のあらゆる子どもに保障している[20]。そして，この条約を批准した政府は，これら諸権利を実現するための最大限の立法および行政措置を実施する法的義務を負っている（4条）。かかる観点からすれば，上記ファミリーセンタードケアやチャイルド・ライフ・プログラムのような実践が日本の医療機関でも広く実施されるよう，積極的に促進すべき義務を日本政府は負っていると考えるべきである。

（國本依伸）

文献

1) Spitz RA : Hospitalism—An Inquiry Into the Genesis of Psychiatric Conditions in Early Childhood. Psychoanal Study Child 1945 ; 1 : 53-74.
2) Robertson J, Robertson J : Separation and the Very Young. Free Association Books ; 1989.
3) van der Horst FC, van der Veer R : Changing attitudes towards the care of children in hospital : a new assessment of the influence of the work of Bowlby and Robertson in the UK, 1940-1970. Attachment and Human Development 2009 ; 11（2）: 119-142.
4) Association for the Care of Children's Health, Azarnoff P, Hardgrove CB : The Family in Pediatrics. The Family in Child Health Care. John Wiley & Sons ; 1981.p.4.
5) Brooks MM : The Growth and Development of the Association for the Care of Children in Hospitals. Journal of the Association for the Care of Children in Hospitals 1975 ; 4（1）: 1-4.
6) Hardgrove CB : Living-in accommodations and practices for parents in hospital pediatric units : an update. Journal of the Association for the Care of Children in Hospitals 1975 ; 4（1）: 24-26.
7) Plank, E N : The Encyclopedia of Cleveland History. http://ech.case.edu/ech-cgi/article.pl?id=PEN
8) Plank EN : Working with Children in Hospitals. 2nd ed. Press of Case Western Reserve University ; 1971.
9) Rutkowski J : A survey of Child Life Programs. Journal of the Association for the Care of

Chapter II 医療と子ども

　　　　Children in Hospitals 1967 ; 6 (4) : 11-16.
10) Thompson RH, Stanford G : Child Life in Hospitals : Theory and Practices. Charles C Thomas･Pub Ltd ; 1981.p.220.
11) Child Life Council より提供されたデータに基づく。
12) Committee on Hospital Care : American Academy of Pediatrics : Child Life Programs for Hospitalized Children. Pediatrics 1985 ; 76 (3) : 467-470.
13) Shelton TL, Stepanek JS : Family-Centered Care for Children Needing Specialized Health and Developmental Services. 3rd ed. Child Life Council 1994.
14) The Institute for Patient- and Family-Centered Care. http://www.ipfcc.org/faq.html
15) Committee on Hospital Care : American Academy of Pediatrics : Family-Centered Care and the Pediatrician's Role. Pediatrics 2003 ; 112 (3) : 691-696.
16) Bell JL, Johnson H, Desai PP, et al. : Family-Centered Care and the Implications for Child Life Practice. Thompson RH. The Handbook of Child Life : A Guide for Pediatric Psychological Care. Charles C Thomas･Pub Ltd ; 2009. p.96-98.
17) Johnson BH : The Changing Role of Families in Health Care. Children's Health Care 1990 ; 19(4) : 234-241.
18) The Joint Commission : Hospital Accreditation Standards 2012. Joint Commission Resources; 2012.
19) 22 CCR, section 70707, (b)
20) http://www.unicef.or.jp/about_unicef/about_rig.html

Chapter Ⅲ
わが国の医療現場の子どもの実態と課題

Chapter III　わが国の医療現場の子どもの実態と課題

1. 小児病棟の実状と支援の実際

1）総合病院：聖路加国際病院での取り組み

はじめに

　米国聖公会医師として来日したルドルフ・トイスラーが1902年に創立した著者らの施設では，50年以上前に，日本で初めて小児病棟（主治医科を問わない15歳までの子どもの病棟）に保育士が看護部所属として配属された。現在では，常勤2名とパート1名の保育士に加え，2011年からはチャイルド・ライフ・スペシャリスト（Child Life Specialist：CLS）が常勤1名の体制となった。これらの職種による支援の対象は，小児病棟（40床），NICU（4床），正常新生児室（10床），小児科外来，成人医療現場に患者家族として存在する子どもたちである。特殊な状況における子どもの発育を支持し，子どもたちの医療トラウマ体験を成長につなげる支援を実践している。また，2011年からは臨床心理士2名（常勤1名とパート1名）とともに，看護部から独立し，新設された『こども医療支援室』という部署に所属することになった。『こども医療支援室』は，子どもの心身の健康を維持し，成長を促すという視点により，医療現場にいる子どもたちに対して多職種チームにより支援を行う目的で設立された。ここでは，小児医療にとどまらない子どもの支援を担う一員として活躍している。

　さらに，ホスピタル・プレイ・スペシャリスト（Hospital Play Specialist：HPS）の資格をもつ小児専門看護師が小児病棟に配属されている。

　このように当院では，特殊な体験を余儀なくされる子どもの成長を助ける様々な職種が協働して支援にあたっている。

A. 子どもにとっての医療トラウマとその対応

　子ども自身が病気の場合はもちろん，親やきょうだいが病気になってしまった子どもたちも医療トラウマを体験する。このような体験をする子どもたちへの対応は，これまで医師・看護師が医療を提供する合間をぬって行ってきた。特に看護師は，プレパレーションやディストラクションを看護の中に取り入れながら，つら

1. 小児病棟の実状と支援の実際

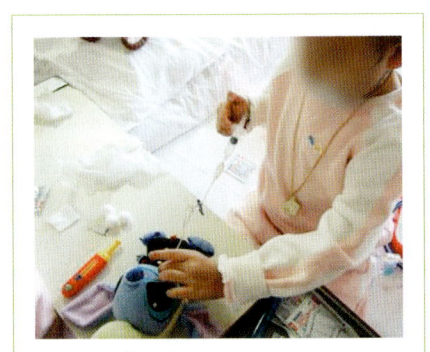

図1　プレパレーション：採血前の心の準備

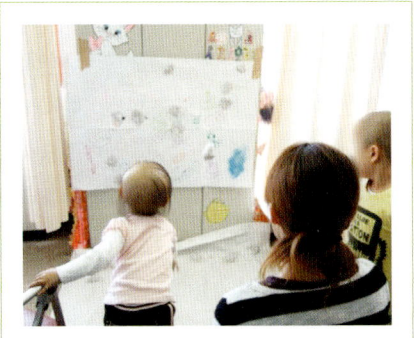

図2　ディストラクション：ストレス発散遊び

い体験を成長の糧とするべく努めてきた。

　現在は，CLS，HPS を中心に，時には臨床心理士も加わって，病棟や外来での，侵襲的で，不安を助長したり，恐怖を伴うなどといった体験の前の心の準備や，体験後にリラックスできるようなかかわりをしている（図1, 2）。

B. 対象となる子どもたちへの支援の実際

1）小児患者への支援

　当院では，患児本人が主体的に医療に参加できるように意識したかかわりを，国内ではいち早く実践してきた。小児がん医療においては，1970年代から患児本人への病気の告知を慎重にかつ積極的に行っている。

a. 検査・治療・処置前のプレパレーション

　病状の理解を促し，痛みを伴う検査，治療や処置の前にはプレパレーションを心がけ，手作り冊子，人形と模型を用いた説明を繰り返し行っている。MRIツアー（CLS，看護師主催（図3））と題して，実際の装置に乗るだけの体験を繰り返しすることも行っている。それにより心の準備ができると，3

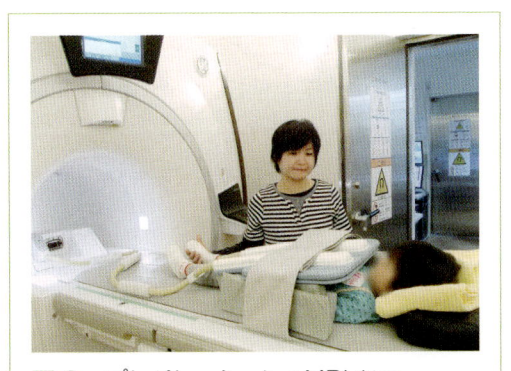

図3　プレパレーション：MRIツアー

歳の子どもでも鎮静を必要とすることなく検査が可能である。

　また，発達課題をもつ子どもの移植治療では，前もって本人の行動様式を評価し，その行動様式を利用しながら，特殊な環境となる無菌室に慣れ親しむ練習を繰り返すことで，無菌室での毎日必要な処置，治療が安全に行えている。この場合には処置の前には鎮痛剤・鎮静剤の投与を積極的に行っている。

b. 集中治療室等（ICU・CCM・NICU）でのかかわり

　ICUやCCM（Critical Care Medicine．救急救命センター）などの集中治療を行う極めて特殊な環境に入院した子どもたちは，急激に自分の体調が変化することへの不安，様々な医療機器に取り囲まれた環境に置かれる不安，その上，次々と侵襲的な検査が行われる恐怖におびえながら過ごしていることも少なくない。そのため，できるだけ入院初日からCLSが中心となって支援を行うよう心がけている。

　NICUでは，保育士1名が毎日半日ずつ勤務しており，週に1回は臨床心理士とラウンドを行っている。また，高度先進医療を受けながらも親子の愛着形成の基盤を育むために，親の話し相手になったり，乳児期を過ぎても入院を継続せざるを得ない患児には，発達段階に応じた刺激を受けられるようなベッド周囲の環境調整を看護師と共に行っている。

c. 小児科外来での対応

　小児科外来にも，一般外来の午前中，保育士が勤務し，待合室の子どもたちや，輸液中の子どもたちの対応をしている。

2）患児のきょうだいへの支援

　疾患にかかわらず，患児のきょうだいも家族の一員として意識し，支援をすることを心がけている。患児が中心になりがちな日常となるので，時にはきょうだいが主役となれることを意識したかかわりをもったり，ほかの家族のきょうだい同士が横のつながりをもつようにしたり，家族の一員として患児の情報を共有することを目的に，「きょうだいケアチーム（看護師，保育士，CLS，ソーシャルワーカー，医師）」が，きょうだいに焦点をあてたイベントを開催したり，プライマリーナースと協力して個別に対応したりしている。

　NICUへの入室ができないきょうだいは，一般病棟に入院する場合以上に，家族が直面している状況の理解が難しいので，情報共有・感情共有などの支援が必要で，当院ではNICU担当の臨床心理士が中心になって対応している。

3）親が重篤な病気の子どもたちへの支援

　子育て世代の親が重篤な疾患に罹患した場合，その子どもたちも当然支援の対象となる。慢性疾患や悪性疾患，致死的な急性疾患など，子どもにとって大切な親の命にかかわる一大事は，子どもの心身に大きな影響を及ぼすものであることが，成人の臨床現場でも徐々に意識されるようになり，CLSを中心にサポートをしている。

　この場合に，CLSは子どもに直接会うよりも，子どもとの向き合い方について健康な家族に情報提供をすることが多い。また時には子どもが親の病室で過ごすことに寄り添ったり，医療になじみをもってもらうことを目的に病院探検などのイベントを定期的に開催している。

　残念ながら死を避けられなくなった親とその子どもの別れのときを支えることは，非常に重要で専門的なサポートである。サポートの依頼は，緩和ケア病棟，救命救急病棟からのことが多い。依頼を受けた当日から数日以内に亡くなる場合があり，子どもにとっては最大のトラウマ体験を前に，心の準備が十分にできないまま，そのときを迎えざるを得ないことも少なくない。

　緩和ケア病棟で亡くなった家族の場合は，その後，遺族会に招待され，そこでは子どもたちが集う空間をCLSと看護師が協働して提供している。個々の子どもの様子に合わせて，グリーフに関する絵本をゆっくり読んだり，思い出づくりの制作をしながら過ごし，最後はバルーンリリースをして，子どもたちが故人に思いをはせる手伝いをしている。

C. 子どもの療養環境の改善に向けての取り組み

1）家族への配慮

　当院の小児病棟では，半年を超える長期入院患者が多い。その間，家族と離れた入院生活を送ることになる。病棟内での感染症の流行を予防するために，面会者の年齢制限，時間制限がある。そのほか，他施設同様に食事，生活時間や行動範囲など様々な規則の中で長い入院生活を送ることになる。

　一方で，治療により免疫力が低下している状況でも，長期間の個室隔離を強いずにすむように，病棟内の急性の感染性疾患の病児との生活空間の分離を行ったり，両親だけは面会時間の制限を廃止することなどを行っている。また，病棟イベントの際は，家族で参加できるような配慮を行っている。

2）病棟ルールの改善

　医師，看護師，保育士，CLSにより，子どもにとってよい入院生活を考える生活班が構成されている。生活班では，本人・家族からのアンケートや聞き取り調査を踏まえ，食事やゲーム時間，消灯時間などについて，子どもの成長を考えるうえで意味のある病棟ルールの改善を，医療に支障がない範囲で心がけている。また，学童年齢の患児同士で話し合って，自分たちで病棟ルールについて考える機会も設け，保育士が中心となって支援している。

3）処置室やプレイルームの工夫

　処置室内は，処置を受ける子どもの視線を考えた物品の配置とし，とびらは子どもたちの発案に基づいてデコレーションしてある。プレイルームは病床数に見合った広さを確保しつつ，乳幼児が戯れることができる畳のスペースもつくっている。一方で，思春期の年齢の子どもたちのために，消灯時間以降も学習室として利用できるように机の配置を工夫している。

4）学習・保育環境の整備

　当院は訪問学級の位置づけなので，教室の設置は必要条件ではないが，病棟から少し離れた院内に，狭いながらも教室を設置している。医療空間と学習空間を分けることにより，生活の切り替えができ，年齢相当の健常児に近い生活を体験することができている。

　幼児には，保育園と同様の枠組みのある設定保育（週2日2時間）が，保育士を中心に提供されており，発達過程にある子どものなかには課題が明らかになる場合があり，専門的なかかわりによって成長できる場となっている。

D. まとめ

　医療トラウマになり得ると思われる体験であっても，これらをうまく経験することで成長の糧とする力を子どもたちはもっている。これからの社会の将来を担う子どもたちを大切にすることが一般社会において当たり前となること，特に医療を必要とするような非日常のなかに置かれる子どもたちへの支援のために，体制が整えられていくことを期待したい。

つまり，子どもの発達課題を知り，子どもの反応を予想し，子どものもつ力を十分に発揮させる支援が可能な人材が子どもの療養環境の整備のために配置されること，また療養に必要な空間が確保されることが望ましいと考える。

〔小澤美和〕

2）大学病院

はじめに

　医療を受ける子どもたちの権利は，たとえどのような医療機関で診療を受けるにしても必ず守られるべきであり，実際，わが国においても着実に守られる方向に向かっていると思われる。しかしながら，それが十分であるかと問われれば，決して十分ではないと答えざるを得ない。

　医療現場において子どもたちの人権や権利が十分に保障されるためには，子どもたちを取り巻く医療関係者のみならず，家庭や教育現場，あるいは地域社会や行政における理解や協力，さらにはそれぞれの間での連携が必要不可欠となってくる。しかし実際のところは，まず直接子どもたちと接する多くの医療関係者が，医療における子どもたちの人権や権利に無知・無関心であり，特に大学病院ではそのような傾向が強くなりかねないことが危惧される。

A. 大学病院が抱える課題

　大学病院小児科の構造は一種独特であり，まず科長である教授を筆頭に准教授，助教，研修医，大学院生などが10数名から数10名でピラミッド型に医局を構成している。さらに小児科医局は，大学病院において30前後のほかの診療科と病院長のもと高次医療を担っている。したがって，科長や病院長あるいはこれらの人に意見を言える人に，医療における子どもたちの人権や権利の重要性を熟知した者がいないと，なかなか小児科としてあるいは病院として子どもたちの人権や権利を守っていこうという機運にはなり難いという事実がある。このような構造は，子どもたちと実際に接することが医師よりも多い，看護師の組織においてもあてはまるかもしれない。

　また，これは大学病院の小児科に限ったことではないが，日常診療を行う医師や看護を行う看護師が，仕事に追われ余裕のない毎日を送っていることも，現時点で医療における子どもたちの人権や権利が十分には保障されていないと答えざるを得ない大きな理由である。ただし多くの小児科医は，子どもたちの病気を治して元気にしてあげようという高い志をもって日々の診療を行っているわけであり，子どもたちの人権や権利に目を向け，それらを守っていくことの必要性が十分に伝われば，その重要性に気づき遵守しようとする者は少なくないと考える。

B. 大学病院にいる子どもの権利を どう守っていくか

　このような大学病院の小児病棟において，子どもたちの人権や権利がどのように守られ，そのための支援がどのように行われているかについては，著者自身正確な知識は残念ながら持ち合わせていないが，確実に言えることは全国80の大学附属病院の本院およびその半数強の分院において，かなりの温度差があるであろうということである。その理由としては，すでに述べたように科長や看護部を含めた病院サイドの理解や治療にあたる小児科医や看護師の意欲などの病院間での差があげられる。あるいは核となる人の存在の有無などのほか，病棟保育士，臨床心理士，CLS (Child Life Specialist)，HPS (Hospital Play Specialist)，あるいは小児看護専門看護師 (CNS) などの存在や，血液・腫瘍疾患を代表とする長期間の入院を要する慢性疾患をどの程度診ているかの差などもあげられる。

　著者の施設では，核となる者が中心となり，2001年よりプレパレーション人形（図1）を作成し，プレパレーションを実施してきた。また2011年よりCLS，HPS，子ども療養支援士，小児看護専門看護師，保育士，心理士，医師，看護師などが核となり，「子ども療養支援チーム」を発足し，療養環境の子どもや家族に対し心理・社会的支援を開始している。各専門家がそれぞれの立場で専門性を活かしながら子どもたちを多角的にサポートしていくことが当チームの活動における最大の目的である。

　また，外来においては慢性疾患を有する子どもと家族を対象にした育児支援活動"わくわく広場"を2007年度より開始している（図2）。この活動も多職種により構成され，外来通院する子どもを対象に"遊びと発達"をキーワードに，月1

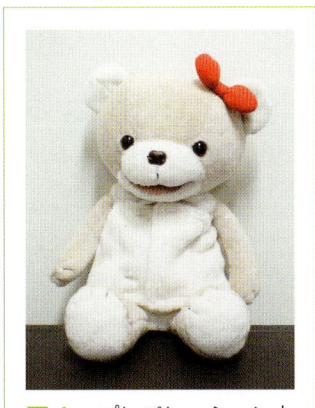

図1　プレパレーション人形「プレパちゃん」

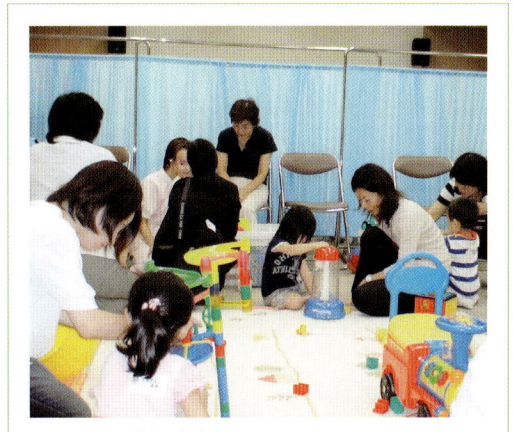

図2　わくわく広場

回外来診療の一部として行われている。

このように著者の施設では，幸い核となる何人かの存在により，小児科医局や病院サイドの理解が何とか得られ，保育士，心理士，CLS，HPS，CCS，CNSもそろい，またニーズの高い疾患が多いことなどから，大学病院の中では子どもたちの人権や権利は守られている施設に入ると思われる。しかしながらまだ十分とは言えず，次のステップとしては，実際に現場で子どもたちと接することの多い病棟医や看護師に，繰り返し医療現場における子どもたちの人権や権利を保障することの必要性を説き，実行させることが大きな課題と考えている。

C. CLS・HPS・子ども療養支援士の活躍が期待される

入院療養中の子どもたちに，よりよい入院環境を提供するためには，医師や看護師のみならず，保育士や心理士，さらにはCLS，HPSなどによる支援が非常に重要であることを最近実感している。そのようななか，国内でしっかりとした研修のもと子ども療養支援士が育成され，また資格として認定する組織である子ども療養支援協会が2010年12月に設立されたことは大きな喜びである。これまでに計13名の子ども療養支援士を世に出すことができたことも，この協会が順調にスタートを切ったことを十分に物語っていると考える。現場の医師や看護師が忙しさに追われ，子どもたちの人権や権利を忘れがちになった際のサポーターとして機能してもらえると大変ありがたい。

おわりに

総合病院，子ども病院および大学病院はそれぞれ異なった役割を演じているかといえば，それぞれのなかでの差も大きいと思われるが，本質的な医療における役割に変わりはないはずである。ひとことで言えば，子どもたちの人権や権利を守ることにおいて，大学病院は小回りがきかない場所であり，いかに今回述べてきた問題点を克服していくかが今後の大きな課題であろう。

（清水俊明）

3) 大学病院における子どもの療養支援

A. 小児病棟での子どもの療養支援

1) 小児病棟で必要とされるもの

　子どもは入院している間も成長・発達していくものであり，そのため病棟は単に治療の場だけではなく生活の場として，様々な支援や環境を整える必要がある。たとえば，乳幼児期の子どもには年齢や発達段階に合わせたおもちゃや遊びを備えたプレイルーム，学童期の子どもには遊びのスペースだけでなく，入院中であっても教育の機会を保障する院内学級，思春期の子どもには同じ年代の子ども同士が集えるティーンルームが求められる。そうしたハード面の環境だけではなく，保育士や院内学級の教員など一見治療とは関係ないように見える職種も，入院環境においても成長・発達をしている子どもを支える大事な役割を担っている。このような環境は，多くのこども病院で取り入れられるようになってきており，大学病院の小児病棟においてもその一部が導入されてきている。

2) 順天堂医院での取り組み

　入院している子どもやその家族を支えるには，治療に関することだけでなく，心理・社会的なニーズにも応えていく必要がある。順天堂医院（**表1**）には，「子

表1 順天堂医院小児外科・小児病棟の概要

病棟	主な入院患児
A病棟 （主に小児外科病棟） （34床）	・鼠径ヘルニア，停留精巣などの手術目的で短期入院の子ども ・尿道下裂，総排泄腔症，ヒルシュスプルング病などの症状コントロール目的で頻回の入院と手術が必要な子ども ・胃食道逆流症，食道閉鎖，鎖肛などで出生時から長期入院している子ども
B病棟 （主に小児病棟） （36床）	・脳腫瘍，肝芽腫，ウィルムス腫瘍などの固形腫瘍や急性リンパ性白血病などの小児がんで半年以上の長期入院を必要とする子ども ・潰瘍性大腸炎，クローン病などの消化器疾患，ウエスト症候群などの神経系疾患で1〜3か月の入院治療が必要な子ども ・心臓カテーテル検査，低身長精査目的の短期入院の子ども ・心室中隔欠損症などの心臓手術を控える子ども ・整形外科，脳外科，眼科にかかり手術を必要とする短期入院の子ども

Chapter III　わが国の医療現場の子どもの実態と課題

ども療養支援チーム」があり，医師，看護師，心理士，保育士，子ども療養支援士，チャイルド・ライフ・スペシャリスト（CLS，表2），リハビリテーション関連職種，音楽療法士が一堂に会して週1回カンファレンスを開いている。カンファレンスでは，乳幼児期の子どもの成長・発達に関する事例，プレパレーション事例（図1, 2），復学支援に関する事例，入院中における子どもやその家族のストレスなど心理的な事例を取り上げ，それぞれの専門性を活かし，多職種で情報交換，情報共有をし，ディスカッションを通じて方針を立て，それぞれの職種の日々の介入に役立てている。

表2　順天堂医院における子ども療養支援士・CLSの業務内容

①遊びの支援：日常の遊び，治癒的遊び（ストレスや不安の軽減，環境への適応を促すなど）
②プレイルームの安全管理・運営
③プレパレーション：入院生活プレパレーション，心臓カテーテル検査や負荷試験などの検査，手術，治療
④処置中の支援
⑤家族支援：きょうだいを含めた支援
⑥外来活動：わくわく広場，成長ホルモン補充療法のプレパレーション・導入後フォロー
⑦グリーフケア
⑧カンファレンスの参加
⑨病棟行事の企画・運営：アメニティ委員会
⑩教育指導など：子ども療養支援士，医学生の実習指導，看護学生の課題実習

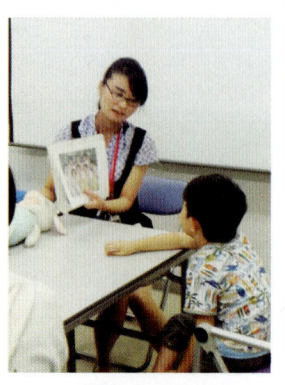

図1　プレパレーションの様子

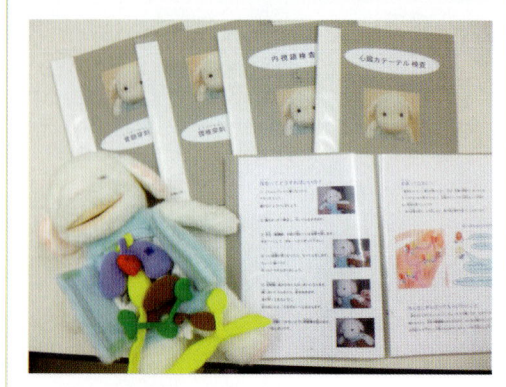

図2　プレパレーションツール
「ポッケちゃん」と「もしもしガイドブック」

B. 成人病棟の子どもへの支援

1）成人病棟の子どもが受けるストレス

　大学病院に入院している子どもは全員が上記のような小児病棟に入院するのではなく，受診する診療科によって割り振られた成人病棟に入院することも少なくない。成人病棟には上記のような環境や支援もないことから，子どもの成長・発達に影響を及ぼしてしまう可能性があり，遊びや学習といった子どもにとっての日常からかけ離れた空間に置かれることで，治療以外のストレスを抱えてしまうこともある。
　当院の「子ども療養支援チーム」では成人病棟の患児に対しても，病棟からの依頼により介入を行っている。

2）側弯症の14歳女児の事例

　ここで成人病棟の子どもに対する介入の事例を紹介する。

a. 患児についての情報

　14歳女児，側弯症。整形外科病棟（成人病棟）に入院中。初めての入院。遠方からの入院であり，母親が仕事をしているため，母親の毎日の面会が2～3時間と短い。術後の痛みが強く，医師から離床の指示が出てもベッドから起き上がろうとせず，また看護師からの声かけにも反応がほとんどなく，会話が成り立たない。リハビリテーションの介入が始まると，泣きわめき暴れる。病棟より小児看護専門看護師に連絡があり，CLSに相談があった。初回訪床時には，日常会話のなかでクラブ活動（小学生のときは家庭科クラブ，現在は吹奏楽部），学童クラブ，映画などについて話し始めた。

b. アセスメント

　Piagetの認知発達では，思春期は形式的操作期であり，具体的な事物から抽象的，形式的思考が可能になるといわれている。また，自己への関心が高まり，ボディ・イメージを気にするようになり，周囲の大人への反応にも敏感になり，自己と依存の葛藤期でもある。大人びた言動をとるわりには傷つきやすい一面をもち合わせている。この患児の認知面の発達は年齢相応で，本人より次から次へと話題をふって話していたことから，もともと話好きな印象であり，母親の面会時間が限られていることもあり話し相手が不在だったことや，本来あるべき仲間関係である学校の友だちから遠く離れ孤立し，日常が欠如した長期入院によるストレスがたまっている可能性がうかがえた。

c. 計画

　作ることが好きという話があったので，手芸などの制作活動を通じて入院生活に日常を取り込むことで気分転換を図りストレスの軽減を促す。また，制作活動で動くことへのモチベーションを高め，座位への離床を図る。

d. 介入

　スイーツデコレーション（粘土でスイーツを作る）の制作をしながら，学校や友だち，部活のことなど他愛のない話をする。退院までの間，ほぼ毎日継続してかかわる。可能なときにはリハビリテーションにも同行し，様子を観察する。

e. 患児の反応に対するアセスメント

　制作の材料を見るなり，みずからベッドアップをする。看護師からの声かけにも笑顔で応じている。制作をしながら主に学校や部活の話をし，退院後の希望などを話す。CLSがいない時間にも携帯電話のネットを使って何を作ろうかと考えたり，調べたりして過ごす，など意欲的な言動がみられた。

　CLSの介入当初は，リハビリテーションが始まると車椅子に移乗するときに顔をしかめて「痛い！」と言っていたが，次第に泣くことなくベッド上に自力で座ることができるようになった。それ以降は制作のときにもリハビリテーションの時間を気にして，切りのいいところで作業を止めるようになり，「早く家に帰りたい」という気持ちが高まり，「もっと歩きたい」とリハビリテーションにも意欲的な様子がみられるようになった。

f. 評価

　介入前はリハビリテーションで動くこと以外に動く目的がなかったが，動くことを主たる目的とはせずに制作活動を通じてみずから動けるようになった。また，仲間との交流や学校生活など本来あるべき日常からかけ離れて長期入院によるストレスがあったが，制作活動や他愛もない日常の会話から病室という非日常の中に日常を取り込むことができ，気分転換になった様子がみられた。

　子どもにとって遊びや活動は，心身の成長発達に必要不可欠であり，生活そのものである。成人病棟における子どもの入院環境を考えると，ベッド上で過ごさざるを得なく，プレイルームなどでのびのびと過ごしたり，医師や看護師以外の職種に出会い，日常を感じる機会も少ないのが現状である。しかし，治療以外の遊びや活動は，子どもの生活そのものという意味だけでなく，入院生活や治療経験を乗り越えるための力と成り得る。そのため，成人病棟においても子どもの権利が守られた環境や子どもの生活を支える職種が求められる。

（早田典子）

4) こども病院

A. 茨城県立こども病院の入院体制

　本項では「病院のこども憲章（EACH憲章）」（図1）の各項目に沿って、茨城県立こども病院（以下、当院）の入院体制のなかで、それらがどこまで確保されているかを考察する。

1) 必要なケアが通院やデイケアでは提供できない場合に限って、子どもたちは入院すべきである

　わが国では入院費用の個人負担が少ないこともあり、入院適応が緩い。たとえば、急性リンパ性白血病の標準危険群では、治療期間2年間のうち数か月以上を入院で治療する。当院の場合、遠方からの患者が少なくない。治療の合間も清潔隔離のため入院となる。さらに、短期退院しても自宅から地元の学校への通学ができないことなどから、県立の特別支援学校からの訪問学級が設置されている当院に入院して、勉学を継続できることは、患児にとってメリットとなる。

2) 病院で子どもたちは、いつでも親または親代わりの人が付きそう権利を有する

　短期入院の乳幼児では、希望により個室にて付き添うが、長期の場合、家族は原則泊まりこまない。また、大部屋では付き添いはできない。

　面会時間は11～21時に限定されており、両親、祖父母、中学生以上のきょうだいなどに限られている。そのため、きょうだいの世話の必要性などから母親が帰宅できることは、むしろ家庭にとってはメリットとなる。

3) すべての親に宿泊施設は提供されるべきであり、付き添えるように援助され推奨されるべきである。親には、負担増や収入減がおこらないようにすべきである

　当院では敷地内に家族が滞在できるファミリーハウス（2DK、家財道具つき、光熱費込み1日1,050円）が10家族分用意されている。多くのこども病院では、マクドナルドハウスや同様の施設を備えており、東京では「がんの子どもを守る会」のアフラックペアレンツハウスなどが利用可能である。欧米の小児病院では、患者が家族と共にそこから外来通院する点がわが国とは異なる。

　英国では、白血病の初期（寛解導入）治療は全国で限られた施設に集約化され、

MEMO
病院のこども憲章
1988年5月、オランダ、レイデンで開催された「第1回病院のこどもヨーロッパ会議」において合意された。病院のこどもヨーロッパ協会（European Association for Children in Hospital：EACH）にちなんでEACH憲章とよばれる。

Chapter III　わが国の医療現場の子どもの実態と課題

図1　病院のこども憲章

1. 必要なケアが通院やデイケアでは提供できない場合に限って、こどもたちは入院すべきである。
2. 病院におけるこどもたちは、いつでも親または親替わりの人が付きそう権利を有する。
3. すべての親に宿泊施設は提供されるべきであり、付き添えるように援助されたり奨励されるべきである。親には、負担増または収入減がおこらないようにすべきである。こどものケアを一緒に行うために、親は病棟の日課を知らされて、積極的に参加するように奨励されるべきである。
4. こどもたちや親たちは、年齢や理解度に応じた方法で、説明をうける権利を有する。身体的、情緒的ストレスを軽減するような方策が講じられるべきである。
5. こどもたちや親たちは、自らのヘルスケアに関わるすべての決定において説明を受けて参加する権利を有する。すべてのこどもは、不必要な医療的処置や検査から守られるべきである。
6. こどもたちは、同様の発達的ニーズをもつこどもたちと共にケアされるべきであり、成人病棟には入院させられるべきでない。病院におけるこどもたちのための見舞い客の年齢制限はなくすべきである。
7. こどもたちは、年齢や症状にあったあそび、レクリエーション、及び、教育に完全参加すると共に、ニーズにあうように設計され、しつらえられ、スタッフが配属され、設備が施された環境におかれるべきである。
8. こどもたちは、こどもたちや家族の身体的、情緒的、発達的なニーズに応えられる訓練を受け、技術を身につけたスタッフによってケアされるべきである。
9. こどもたちのケアチームによるケアの継続性が保障されるべきである。
10. こどもたちは、気配りと共感をもって治療され、プライバシーはいつでもまもられるべきである。

病院のこども憲章　EACH CHARTER

本憲章は、1988年5月、オランダのレイデンで開催された第1回病院のこどもヨーロッパ会議において合意された。病院のこどもヨーロッパ協会(European Association for Children in Hospital:EACH)のメンバー団体は、ヨーロッパ各国における保健法、規則、及び、ガイドラインの中にEACH憲章の原則を組み入れることをめざしている。

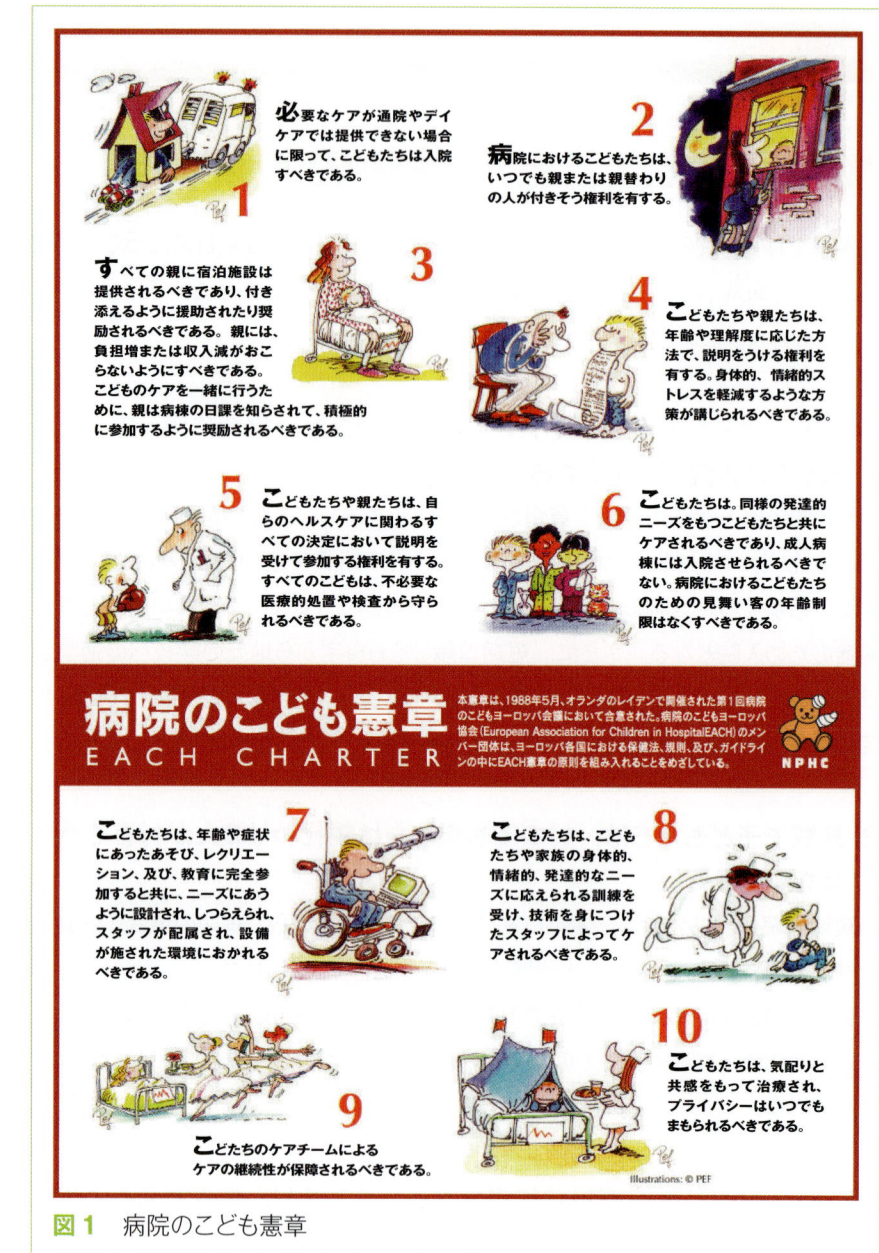

(子どもの病院環境&プレイセラピーネットワーク [NPHC]．http://www.nphc.jp/charter.jp.htm より)

遠方付き添いのために母親は休暇をとるが給与が保障されているとの講演があった。当院では遠方から入院の患者の母親が9か月の介護休暇をとった例があるが，一般に給与の支給は限られる。

1. 小児病棟の実状と支援の実際

4) 子どもたちや親たちは，年齢や理解度に応じた方法で，説明を受ける権利を有する。身体的，情緒的ストレスを軽減するような方策が公示されるべきである

5) 子どもたちや親たちは，みずからのヘルスケアにかかわるすべての決定において説明を受けて参加する権利を有する。すべての子どもたちは，不必要な医療的処置や検査から守られるべきである

上記2項目について，当院には常勤のチャイルド・ライフ・スペシャリスト（CLS）1名と，こども療養支援士（週3日）が，これらの役割を担っている。その役割の詳細は別項で述べる。

6) 子どもたちは，同年代の子どもたちとケアされるべきである。見舞い客の年齢制限はなくすべきである

当院では，小学生以下のきょうだいは病棟に入れない。理由は，主に病棟内に感染症を持ち込まないためである。ただし，面談室では幼いきょうだいとも面会できる。

総じて日本の小児病棟は外来者の出入りを制限する傾向がある。しかし，再検討すべき事項であると考える。

7) 子どもたちは年齢や症状にあった遊び，レクリエーション，および教育に完全参加するとともに，ニーズにあうように設計され，しつらえられ，スタッフが配置され，設備が施された環境に置かれるべきである

こども病院は，子どものために設計されている。しかし当院は開院後28年経過し，現在，療養環境，内装の見直し，アートを取り入れた共用部分のリニューアルを計画している。

遊びは病棟保育士がかかわり，レクリエーションはCLSと病棟保育士が中心となって計画し，実施している。

8) 子どもたちは，子どもたちや家族の身体的，情緒的，発達的なニーズに応えられる訓練を身に付けたスタッフによってケアされるべきである

こども病院は，これらニーズに合った専門のスタッフをそろえることができる施設であるといえる。

9) 子どもたちのケアチームによるケアの継続性が保障されるべきである

こども病院では，専門診療部が担当する慢性疾患患者の場合，経験豊富な医師が主治医，担当医となることが多い。また入院中，看護師はプライマリケア方式

で受け持ちが決められている。研修医（専修医）が3〜6か月のローテーションで担当することもあるが，チーム医療としての継続性は保たれている。

10) 子どもたちは，気配りと共感をもって治療され，プライバシーはいつでも守られるべきである

こども病院では，子どもたちが主役であり，理解力や発達の段階に応じた対応がなされる。また長期入院の子どもは，院内学級での学習が可能である。

思春期の子どもたちにおいては，大部屋（4名）に入院する場合，カーテンで仕切られる程度で個室ほどのプライバシーはないかわりに，1人または少人数がソファーでくつろげる「わくわくルーム」（NPO法人健康フォーラムによる寄付）がつくられ，本（マンガを含む），パソコン（インターネット接続），カードゲームなどを楽しむことができる。

B. まとめ

以上のような体制は初めから整えられたわけではない。1965年にわが国に初めての国立小児病院が開設されて以来50年の経過のなかで全国にこども病院がつくられ，さらに最近の十数年においては大学病院や総合病院でも「小児医療センター」として独立した病棟に小児専門スタッフが配置され，慢性疾患や難病の治療に立ち向かう子どもたち中心の療養体制がつくられてきた。とりわけCLSやホスピタル・プレイ・スペシャリスト（HPS），そしてわが国で2011年から養成が開始された子ども療養支援士（CCS）などが果たす役割は，子ども中心の医療の質的な向上に大きく寄与している。

当院では「成育在宅支援室」を設けているが，専任看護師，MSW，臨床心理士，CLSおよび子ども療養支援士，保育士などがチームとなって，在宅医療から入院医療までを支える仕組みを備えており，在宅医療が重要性を増すこれからの小児医療に大きな役割を果たすものと期待される。

〔土田昌宏〕

5）こども病院での CLS の活動の実際と課題

はじめに

　こども病院といっても，その規模，診療領域，院内の人的資源や社会資源は様々で，その違いによって，子どもと家族を取り巻く環境も，病院の提供するサービスも，チャイルド・ライフ・スペシャリスト（CLS）の活動も変わってくる。

　茨城県立こども病院（以下，当院）は病床数 115 床（新生児科 39 床，一般病棟 65 床，PICU 11 床）と，独立型の小児専門医療施設としては日本で 2 番目に小さいこども病院である。小児科医不足や福祉サービス不足などの問題を抱える地域性があり，地域の中核的な役割を担っている。また，県内で小児の骨髄移植を行える施設は当院を含め 2 施設であるため，県央・県北のみならず，県南および福島県南部からも移植目的の入院を受け入れている。

　さらに，隣接する水戸済生会病院とは，新生児科と総合周産期母子医療センターとして連携し，県央・県北の周産期高度医療の需要に応えている。そのほか，放射線治療や当院にない診療での連携も行っている。

A. 当院の特色の一つである「成育在宅支援室」

1）入院から退院後までの療養サポートを行う

　近年，心理・社会的支援を行う職種を同じ部署に所属させ，職種間の連携を目指す動きがみられる。同様の目的をもつものとして当院では，「成育在宅支援室」の存在があげられる。成育在宅支援室では在宅支援にとどまらず，入院から退院後までの一貫したかかわりにより医療サービスがより有効に，スムーズに受けられるよう，医療スタッフや地域と連携しながらサポートすることを目指している。

2）医療チームに CLS が組み込まれる意義

　一般的に，CLS の所属部署は看護部や医局などであることが少なくないが，当院では，CLS は成育在宅支援室に多職種の職員とともに配属されている（表1）。そのため CLS が日常的に患者および家族の様子について多職種と公式・非公式に

情報交換し，相談し合える。一人職種のことが多いCLSにとって，このように臨時的ではない確たる所属があり，多職種と協力し合って新規プロジェクトの計画などを進められることは非常に意義がある。これは小さな病院ならではの利点といえるかもしれない。

また成育在宅支援室では，ボランティアや行事の管理運営の一部も担っている。メンバー全体で進捗状況を確認し，意見調整したうえで，他部署との連携を図っている。

表1　成育在宅支援室スタッフ（2013年度）

職種	人数
医師	1
看護師	1
臨床心理士*	3
医療ソーシャルワーカー*	2
保育士*	3
CLS，子ども療養支援士*	2
ボランティアコーディネーター*	1
事務員*	2

*非常勤を含む

B. 院内でのCLSの活動

1）子どもの療養支援の専門職としての活動

現在，当院のCLSは，主に血液腫瘍科，また総合内科や外科において医師・看護師からの依頼を受けて介入している。そのほかに，新生児科でのきょうだいの面会支援や外来の依頼にも応じている。さらに外来では，退院後の患者・家族支援も行っており，必要に応じて医師・看護師，心理士へつないでいる。

たとえば血液腫瘍科では，初診時から外来で顔合わせをし，点滴や検査のサポートをしている。入院する患児に対しては，入院初期の集中的なかかわりを重視している。本来は入院初期に限らず，退院までの継続的なかかわりが望ましいと考えるが，マンパワーの問題や，基本的に依頼（口頭による）を受けてからの介入という流れから，なかなか難しい側面がある。そのため，入院生活に適応してきてからは，治療に応じたピンポイントでの介入を行っているというのが現状である。

2）病院に所属する職員としての役割

病院職員としての役割もある。具体的には病院内の委員会や職員教育や勉強会，子どもと家族に優しい環境の提案や計画，クリニクラウンなど外部機関との窓口，アーティストや業者とのやり取りなどである。しかし，これらの業務を遂行するに

はそれなりの時間を要するため，一人職場のことが多いCLSにとっては負担が大きく，マンパワーの充足が喫緊の課題と感じている。

C. CLSとして活動していく うえでの課題

　CLSが病院の職員に位置づけられ，院内での経験を積んでいくにつれ，職員として求められる役割も当然のこと増えていく。そのなかでは，院内活動のメンバーとして新しいプロジェクトに挑戦することもある。一方で，CLSとしての介入事例の積み重ねにより，CLSの役割が認識されるようになり，院内での依頼数も着実に増加してきている。

　このように組織人としても専門職としても役割が増していく中では，かかわるべき子どもはたくさんいるのに，かかわれる時間が限られることにジレンマを感じることもある。

　病棟での活動においても，本来は，入院期間を通じて子どもたちの状況を把握し，心情の変化や適応をていねいに追うといったかかわりが望ましいと考えるが，現状ではなかなか難しい。日常の介入では，医師・看護師などの依頼に基づき病棟に出向いてかかわるケースが多く，CLSによる直接のアセスメントやそれに基づく介入ができていないことも多い。また，CLSが介入している子どもと，していない子どもが大部屋に混在していることに対して，倫理的な問題を感じることもある。

　最近では，子どもの日帰り手術も増え，そのためのプレパレーションの必要性や，退院後を見据えたかかわりの需要があることも感じている。入院期間の短期化は，子どもたちに日常的な環境を保障するためにも重要であるが，一方で，手術室に入室できなかったり，術後にパニックを起こしたりというケースも少なくない。症状や不安を抱えながら退院することもあるため，短期化に応じた対応が重要である。

　また成長とともに，病気に関するより深い理解が必要になったり，学校への適応に問題が生じることもあり，成長に応じた支援が必要である。実際にこのようなケースでの相談が後を絶たない。

　今ある問題をすべて人的資源不足や組織機能の問題として片づけてはならず，職員との協力や工夫で乗り越えていく必要がある。しかし，本来的には米国や英国では15〜20床に1名のCLSが推奨されている[1]ことからも，人的資源の充足が必要であり，急務の課題であるといえるだろう。わが国では，対象数の多いこども病院などで働くCLSの場合，決まった病棟で活動したり，難しいケースを中心に介入したりしていることもあるようだが，それが望ましい形であるかについて

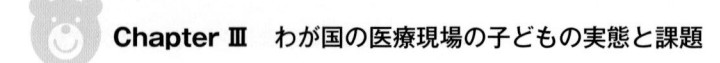

も議論されるべきところであり，いずれにしても病床数に合った人員の配置の検討が求められている。

（松井基子）

文献

1) American Academy of Pediatrics : Child Life Services. Committee on Hospital Care. Pediatrics 2000 ; 106 : 1156.

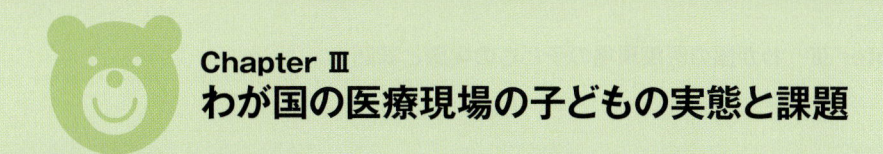

Chapter Ⅲ わが国の医療現場の子どもの実態と課題

2. 長期療養患児にとっての青少年ルームの意味

はじめに

　入院中の子どもの療養支援を考えたときに，従来，青少年に対する配慮は忘れられがちであり，彼らの「居る場所」は提供されていなかった。

　しかし，入院中の子どもで一番悩みが多いのは青少年であり，彼らは疾患そのものに対する悩みのみならず，実生活や将来に対する悩みや不安，あるいは対人関係に関する悩みを抱えている。にもかかわらず，これらの悩みは肉体的疾病そのものについてではないため耳を傾けてもらえることは少なく，内在することが多い。このような状態は，肉体的疾病からくる苦痛を増悪させ，肉体的疾病に対する治療の受け入れをしばしば困難にする。そのため，特に長期療養を余儀なくされる青少年などにおいては，彼らの悩みに寄り添い，支えと援助と，安心していられる場の提供が喫緊の課題である。本項では，青少年の居場所としての青少年ルームの重要性を示す症例を報告し，青少年に対する療養支援について考える。

A. 症例

1）症例1

　D君，17歳，男児。疾患名は十二指腸閉鎖症，慢性腎不全，慢性反復性膵炎。第6生日に十二指腸閉鎖症根治術を受けた。慢性腎不全に対して腎移植が必要であったが，反復性膵炎のために延期されていた。15歳時に膵管狭窄に対して膵管空腸（部分的）吻合術を受け，術後移植の準備を進めていたが，膵炎が再発したため再手術（全長にわたる膵管空腸吻合術）を受けた。いったんは軽快し，再び移植の準備を行ったが，直前に膵炎が再発し，さらに延期となった。その後も膵炎（血清アミラーゼの上昇）を繰り返し，腎移植は延期された。

　このような状況のため，D君は次第に暗くなっていった。入院中のあるとき，ホスピタル・プレイ士が，D君に声をかけて青少年ルーム（図1）に誘い，卓球をさせた。D君は次第に卓球にのめり込むようになり，入院中は時間の許すかぎり，青少年ルームで過ごすようになった。

　その後，高校では卓球部に入り，クラブを楽しむようなった。同時に性格も明る

MEMO
ホスピタル・プレイ士は大阪府立母子保健総合医療センターにおける院内名称で，ここではCCS・CLS・HPSの総称として用いている。

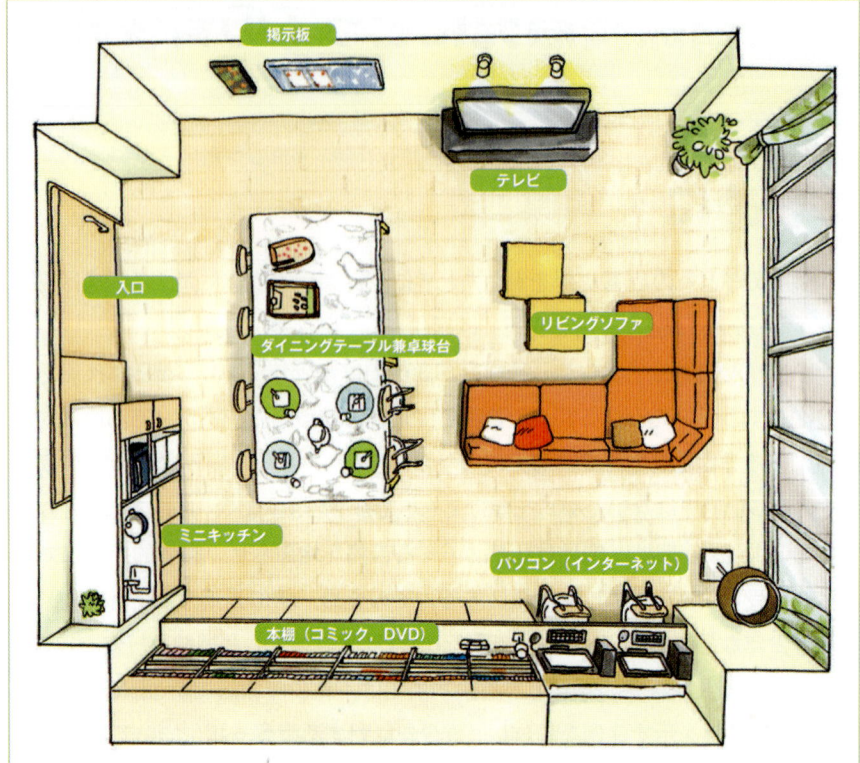

Chapter III　わが国の医療現場の子どもの実態と課題

図1　青少年ルーム

青少年ルームの全体図。内装は家の部屋のような温かみを感じられるよう，暖色を使うなど配慮されている。また，実際の運用にあたり，いくつかルールを設定している。まず，原則として病棟ー青少年ルーム間は看護師やホスピタル・プレイ士，保護者などに送迎をお願いしている。また，病院スタッフの常駐可能な時間内でのみの開室であることを青少年ルームの開室スケジュール表に記載して，それぞれの病棟に周知してもらっている。さらに，特別な時間を設ける際は別であるが，普段の開室時間中は様々な症状の青少年が来室するため，青少年ルーム内への食べ物の持ち込みはできないようになっている。

くなり，生活そのものが前向きとなったと母親が述べている。

　腎機能は改善せず，膵炎を繰り返して腎移植が延期されていることは変わりないが，外来受診時のD君の表情は激変した。

2）症例2

　N君，21歳，男児。疾患名は先天性食道閉鎖症，直腸肛門奇形，心疾患等（以上，VACTER連合），食物・ラテックスアレルギー，気管支喘息，食道狭窄を伴う好酸球性食道炎，心的外傷後ストレス障害（PTSD），解離性障害等。

　気管支喘息，食物アレルギーと食道狭窄に基づく種々の症状で，20歳頃まで入退院を繰り返していた。

　N君は，入院中は暇さえあれば青少年ルームに来て，漫画を読んだり，卓球を

して過ごした。小さい子に卓球を教えたり，卓球の球を寄贈したりもしていた。

しかし，青少年ルームは外来患者には開放されていなかったために，外来受診時はさびしそうな表情をして，青少年ルームの前を行き来しているのが目撃されていた。

N君は精神的な問題（解離性障害と診断されている）も抱えていたため，子どものこころの診療科でもフォローアップされていたが，高校入学後，成人したことを理由に精神科を紹介された。しかし，精神科は数回受診したのみで，子どものこころの診療科も受診しなくなった。

大学ではサークルで活躍し，授業の成績もよかった。友だちもいて，はっきりしたうつ症状を示すこともなかったが，ある日「自分は病院出身だからうまくコミュニケーションが取れない……」という遺書を残して自殺した。

3) 考察

D君は，肉体的疾患に対する大きな不安を抱いており，精神的に非常に暗い日を送っていたが，ホスピタル・プレイ士と出会って，青少年ルームに通うようになり，卓球に熱中することによって明らかに変化した。D君にとってホスピタル・プレイ士の存在は，不安の解消と治療の受け入れを回復させることに極めて有効であった。

そこで，看護師，保育士，臨床心理士あるいは医師にはなくて，ホスピタル・プレイ士がもっている何がその因子であったかを考えてみたい。最も重要な因子の一つは，一人の患児にかけられる時間の長さと青少年ルームという「居場所」を治療手段としてもっていることだと考えられる。

また，青少年ルームは入院患者だけに開放されているが，患児にとっては青少年ルームという「居場所」は，入院中も在宅治療中も同じ価値をもっていると思われる。そのため，通院患者にも「居場所」を提供していたら，N君の自殺は防ぎ得た可能性がある。

2012年に青少年ルームを利用した小児外科症例は8例（年齢14〜28歳，平均18.9歳）であったが，うち7例は先天性疾患に基づく障害であった。すなわち，彼らはこの世に生まれて以来ずっと「病気」をもって生きてきたことになり，D君の場合と同様に肉体的疾病は当分治癒あるいは軽快しない可能性がある。それを考えるとホスピタル・プレイ士による悩みの軽減，青少年ルームによる「居場所」の提供が，彼らの療養にとっていかに重要であるが理解できる。

B. まとめ

　ある種の小児外科疾患，たとえば直腸肛門の奇形（機能障害を残している総排泄腔遺残症や後腸形成不全など）は成人外科医や泌尿器科医にトランジッションできない。小児外科あるいは小児泌尿器科医がキャリーオーバーする必要がある。同様に精神的な疾患にも子どものこころの診療科（あるいは類縁の診療科）がキャリーオーバーしなければならない場合がある。このようにキャリーオーバーされた青少年にとっては，悩みに耳を傾けてくれる子どもの療養支援にかかわる専門職（たとえばホスピタル・プレイ士など）と「居場所」を提供する青少年ルームは極めて重要な存在である。

（窪田昭男，後藤真千子）

Chapter Ⅲ わが国の医療現場の子どもの実態と課題

3. NICU 病棟の実状と支援の実際

A. NICU 病棟の機能

　NICU（neonatal intensive care unit）病棟とは，名称のとおり病的な新生児が入院する新生児集中治療室であるが，一般の ICU と異なるのは，新生児救急救命室の役割も担っていることである。一般の救急センターでは新生児救急は扱っていないので，NICU 病棟に直接の搬送入院となるため，入院があるとかなり騒然となる。そのほか，新生児集中治療以外にも，成長を支援する療養部門が混在しており，その診療機能は多岐にわたっている。そのため，近年は急性期から慢性期に至るまで，多職種のスタッフがかかわってきている。

B. 入院から退院までの流れ

　院内であれば，分娩室，手術室，新生児室からの搬送入院となる。院外の場合，最近はドクターカーとよばれる救急車にて搬送されることが多い。しかし，搬送中は危険性が高いので，切迫早産などのハイリスクに関しては，母体搬送と院内出生が求められている。
　出生後の救命の蘇生から始まり，集中治療のため全身に数本の管を挿入され，抑制された状態での全身管理が行われていく。
　急性期はできるだけ動かさない「ミニマムハンドリング」の時期が続く。急性期を乗り切ると，GCU（growing care unit）という発育発達の成長を支援する部門に移動し，回復してからの退院を待つ。
　医療的ケアの必要な新生児もおり，退院支援コーディネーターが，地域の医療機関との連携を行い，退院後の支援体制を構築していく。

C. 未熟性と集中治療

　NICU 病棟では，「早産児」「低出生体重児」の用語が使用され，「未熟児」という用語はあまり使用されなくなった。出生体重が軽いほど，在胎週数が少ないほど，未熟性が強く重症になる。一般には出生体重より在胎週数のほうが未熟性

表1 ディベロップメンタルケアの例

環境整備	光や音の調整をして，不必要な刺激を避ける。調光できる施設が増えている
日内生活リズム	睡眠と覚醒の時期を大切にして，睡眠を妨げないようにする
ポジショニング	胎児期の体位を参考に，心地よい体位を確保していく。しかし，行動の制限とはならないようにしている
親子関係の確立	親はNICUに入院したことで動揺しており，その情緒の不安定さが児に伝わるので，自信をもってもらえるように声かけし，支援している。自信をもつことで親のレジリエンスが高まり，児にも大きな影響を与えるので大切なことである

を表しており，予後にも関与している。

　各臓器機能の未熟性が強いと，治療も難しくなる。薬物や医療機器を使用して，現存する機能を十分に発揮させること，つまり各生体機能の成熟支援することが治療の基本となる。たとえば，発熱機能の未熟性がみられる場合，体温管理ができないので，保育器を使用して体温調整を支援していく。

　NICU病棟での治療の基本は，成長を支援することになる。未熟性が強いと回復力も弱いので，少しでも悪化させることがないよう集中治療が行われる。

D. ディベロップメンタルケア

　新生児期は，成長（発育発達）が成人になるまでで最も著しい時期である。新生児期の成長不良は，後に障害となる可能性が高いので，良好な成長のために成長（発育発達）支援は細心の注意が必要である。

　現在ではディベロップメンタルケアが，新生児看護の中心となっている。新生児の成長を個別に評価して最大限に発揮できるように，個別に計画を作成しケアを行っている。早産児であれば，胎児期と同等以上の発育発達を目標としている。

　実際のケアには，**表1**にあげられるものがある。

E. 五感を大切にしたケア

　新生児の視覚，聴覚，触覚，味覚，嗅覚の五感は発達段階であるが，新生児はもてる能力を最大限に駆使して，外界の情報を自分の脳に取り込んでいる。取り込んだ情報が，蓄積され，連動することで精神運動発達につながっていく。し

MEMO
ディベロップメンタルケア
早産で産まれたり，疾患をもって産まれた新生児に対して，不必要な外的ストレスをできる限り最小限にした環境のもとで，成長や発達を促していこうとするケア

表2 五感を大切にしたケアの例

視覚	病棟内照明は，観察のために24時間明るくしていたが，今では長い睡眠時間を確保できるように調光し，ケアのときだけスポットライトを使用する
聴覚	できるだけ静かな環境を確保し，保育器内でも騒音の管理を行っている。保育器の窓の開閉も静かに行い，驚かせないようにする
触覚	表在感覚（触覚，痛覚，温度覚），深部覚（圧覚，位置覚，振動覚など）があり，複雑な感覚の集合体である。自発運動は，体位感覚を刺激し，運動感覚の発達につながるので抑制しないようにしている。新生児と両親の肌が直接触れ合うように，胸の間に包み込むように抱っこする「カンガルーケア」，保育器の新生児の頭をなでたり，手足を触ったり，赤ちゃんとのスキンシップを図る「タッチケア」を導入している。心地よさと安心感を与えることでストレスを少なくしている。新生児は痛みを感じて，それがストレスとなるので，「疼痛軽減」も重要であり，処置の前にショ糖をあげることで，痛みを軽減させるケアを行っている
味覚・嗅覚	早産児では修正30週以降から徐々に獲得して，母乳の味・臭いを感じるようになる。嚥下機能を確認して，誤嚥しないように早めに母乳経口哺乳を開始している

かし，五感に強すぎる刺激は逆にストレスとなり，発達を阻害する結果になる。そのため医療スタッフは，個別の発達状況をよく観察し，把握したうえで適度の刺激を考えていく（**表2**）。

NICU病棟では，救命，集中治療が中心と思われがちだが，身体的障害をできるだけ減らし，成長を促すケアが盛んに行われてきている。良好な成長を促すことで，結果的にはレジリエンスを高めている。新生児は，どんなに小さくても成長する権利を守ることを最重要事項としている。

臨床心理士や子ども療養支援士の活動を積極的に導入することは，新生児一人ひとりを大切にして個性を尊重することで，個々のもっている可能性を引き出すことのできる人生の礎を作り上げることになる。

（宮城雅也）

Chapter Ⅲ わが国の医療現場の子どもの実態と課題

4. 小児科クリニックの実状と支援の実際

はじめに

　いわゆる Child Life Specialist (CLS)、Hospital Play Specialist (HPS) といった職種が創立される以前の1960年代頃において、英国ではすでに児童精神科医の SulaWolff 女史が、「入院は子どもたちにストレスを与えることが多く、そのため病院の心理学者やソーシャルワーカーはチームを結成して、子どもをストレスから解放しなければならない。」と述べている[1]。

　その後、時を経て1994年に「子どもの権利条約」が批准され、小児医療の領域においても子どもおよび病児の権利が見直されるようになったが、わが国においてはこの分野の学問を学ぶべく、多くの先達たちが米国や英国に赴き、プレパレーションやディストラクションの手法を学び、帰国してきた。しかし、その人数はまだ圧倒的に少なく、ようやく2010年になってわが国でもこれらの人材を育成する「こども療養支援協会」が発足した。

cf.
子どもの権利条約
→ p.14参照

A. 小児科外来の現状と子どもの療養支援

1）小児科外来の現状

　しかし現在、CLS・HPS のほとんどは、大学病院やこども病院の病棟に配置されているものの、外来にまでその職域を伸ばすには至っていない。一方、小児医学の進歩により、今まで長期に入院していた子どもたちの入院期間が短縮され、また軽症の肺炎や胃腸炎も外来で治療できるようになり、さらに接種するワクチンの種類も増えたため、小児科外来に通う子どもたちの数はますます多くなってきている。そのため、米国では外来で働くCLS数が増え、その必要人数についての規定はないものの、特に混雑する時間帯においてもベストのサービスを提供すべきであると米国小児科学会は勧告している[2,3]。

　ちなみに、平均的な外来患者数を有する著者の小児科クリニックにおいては、子どもに疼痛を与える処置として、定期接種および任意接種のワクチンを受ける患者数は月平均350人ほどであり、インフルエンザワクチンの接種シーズンになる

とその数は倍増する。採血は月平均約65回，点滴は平均10回ほどである。また，アデノウイルスやRSウイルスなどの診断のために，児の鼻腔奥深くにスワブを挿入する検査については月平均45回ほど行っているが，インフルエンザ流行期になるとその検査数は4～5倍に増加する。さらに喘息やアトピーなどの慢性疾患，低出生体重児やそのほか医療的ケアを必要とする児も来院しており，そういう意味において，外来においてチャイルド・ライフ・サービスの必要性はますます高まってきているといえよう。

2) 小児科外来における子どもの療養支援

しかし，小児科外来におけるプレパレーションの現状について調べた報告[4]によれば，9割以上の施設ではおもちゃは置かれているものの，診察前に子どもの不安を和らげるような意図的なかかわりは，気を紛らわせるのが主で，診察の説明や遊びを介するかかわりは少なかった。また，診察時の説明やディストラクションは，特に乳児や幼児期前期の児に対して少なく，必須のものであるとは認識されておらず，子どもの状況に応じて行われていることも明らかになった。さらに，検査・処置時の説明は平均約30%の児にしか行っておらず，処置時に気を紛らわせる行為も平均20%程度しか行われていない。採血などの一般的な処置ではいまだに母親と子どもが分離されていることが多く[5]，看護者の意識に関する調査においても，生後6か月～3歳までの乳幼児にとって採血や注射の処置に母親の同席が必要であると認識する看護師は約3割にとどまっているとの報告もある[6]。

一方，外来に来る児に共通してみられたストレスの要因は「不慣れな場所で見知らぬ人が大勢いること」であり，CLSを配置している病院では，CLSは怖いことをしない人という認識，CLSが毎回サポートに入ることで安心感が与えられたとの報告がある[7]。見知らぬ人に取り囲まれることや痛みから生じる恐れで幼児前期の子どもが泣くのは認知発達のレベルでは当然の反応であり，忙しい小児科外来において，このような患児の心理状況についていかに対応すべきかが問われている。

当院に勤務する保育士にインタビューしたところ，「たとえ赤ちゃんであっても常に声かけをすることを心がけている」との回答を得た。これは子どもを一個の価値ある存在として尊重する考え方であり，どんなに小さな子どもでも「力ある存在」，「有能な人」としてとらえるチャイルド・ライフ・プログラムの理念[8]にも通じているといえよう。

Chapter III　わが国の医療現場の子どもの実態と課題

B. 当院での療養支援の工夫

当院での療養支援の工夫としては，以下のことがあげられる。

1）待合室

1. 子どもが熱などで苦しいときは特に，親子の対話を重視し，待合室にテレビは置かないようにし，一方で待合室，点滴室や隔離室などに多くの絵本を配置している（図1）。待っている間に親が子に絵本の読み聞かせができるようにし，子どもが絵本を繰り返し読めることで，ストーリーや挿絵に注目し，無意識のうちにある種のディストラクションを行っている。
2. 診察のプレパレーションとして『ノンタンの診察』（偕成社），『くませんせいはおいしゃさん』（PHP研究所）や『おにいちゃんが病気になったその日から』（小学館）などの絵本を意識的に数多く本棚に混ぜている。
3. 予約制を設け，待ち時間を少なくし，スタッフが患児の病状に応じてトリアージをし，常に優先順位を意識している。
4. 診療所に入室したときからずっと泣いている子は，たとえ生後8か月の乳児でも短期記憶があることを理解し，数週間までさかのぼって疼痛を伴う注射や処置をしたかどうかを確認する。

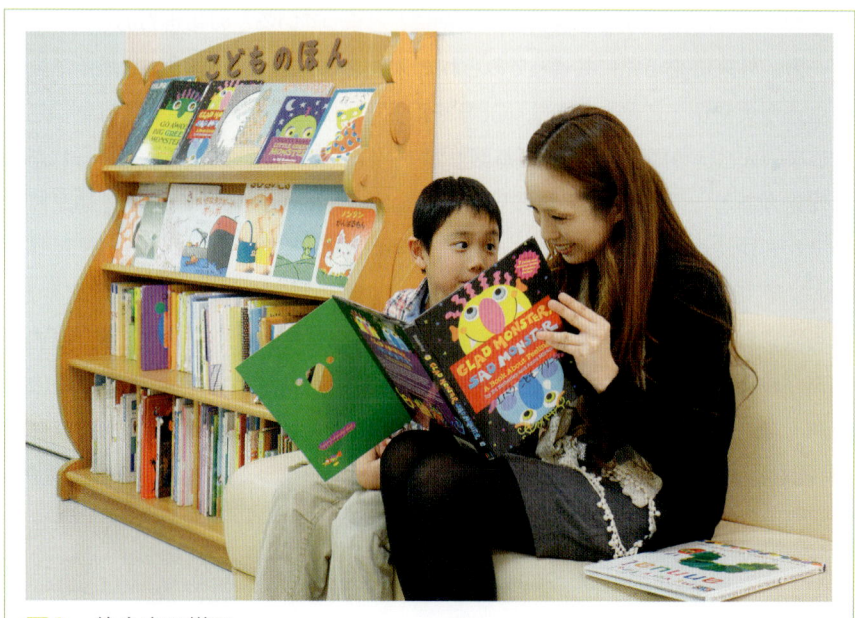

図1　待合室の様子

2）診察室

1. 問診に対する答えはなるべく子ども自身が話せるように，リラックスした雰囲気づくりを心がけている。乳児の場合は，生理的な模倣動作[9]を利用して，「あーん」と口を開けさせるようにし，不必要な舌圧子の使用を避けるようにしている。
2. 鼻腔での検体採取時，嫌がる子どもにはティッシュに鼻水をかんでもらって採取するようにしている。
3. 単に児の症状に対する診断と治療だけでなく，喘息発作，高熱や嘔吐でわが子を徹夜で看病した家族の疲労度やきょうだいへの影響も考慮に入れ，全人的なファミリーセンタードケアを念頭に置き，対応するようにしている。
4. まれに発生する家族の病死や事故死，または虐待による児への影響について，長期にわたってその発達を見守り，言葉がけするようにしている。

3）予防接種

1. 同時接種の意義を親に理解させ，なるべく痛みを集約することにより，来院回数を減らしている[10]。
2. 注射針を２５Ｇ（ゲージ）に統一し，痛みを軽減させる。
3. 注射のときは，ディストラクションとして「アンパンマン」や「バイキンマン」などの子どもが好きなアニメの絵に注目させる。
4. 注射した後に，泣く子にはアニメなどのシールをあげ，痛み感覚からのディストラクションを行っている。
5. 予防接種を受けるきょうだいがいる場合，２～４歳児はほかのきょうだいの接種をみて泣き出すことが多いため，優先して接種している。
6. ほかのきょうだいと比べない。
   例 上の子に対して「弟（妹）は泣かなかったよ」と言わない。
7. 鼻腔内に噴霧する，痛くないインフルエンザ生ワクチン「FluMist」を2013年より導入している（図2）。そのプレパレーションとして，待合室で，噴霧

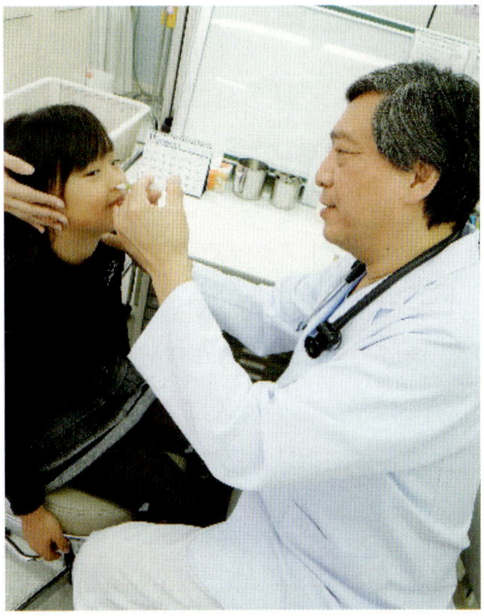

図2 「FluMist」を噴霧しているところ

時は痛くないという児の反応をビデオで繰り返し家族と児に見させている。これにより児の恐怖心はほとんどなくなり，実際，痛みを伴わないため，泣く子も激減した。さらに接種回数も1回のみであるため，13歳以下の児においては接種回数を1回減らすことができ，かつ接種による疼痛刺激を2回減少させることができる。

4）採血および点滴

1. 1歳以上の患児の採血や点滴は，親に座位で子どもと向き合って抱っこしてもらい（コアラ抱っこ），離れることの不安を解消し，母親との一体感により，安心感をもたせることができる。またたとえ採血や点滴の痛みがあっても，母親に励まされることで子どもはがんばれるようになる[11]。
2. 嘘はつかない。
   例 採血の時「痛くないよ」と嘘は言わず，「ちょっと痛いけど，動くと危ないからがんばろうね」と児の目を見て説明する。
3. やむを得ず母親に別室で待ってもらうときには，きちんと説明をする。その際，絶対に児に恐怖を与えるような馬乗りの姿勢で抑制したりしない。終了後，別室で待っていた家人に採血時の様子を母親に伝えるなどして，「（お子さんは）とってもがんばってくれましたよ」と児の前でほめる。

C. まとめ

　日本ではかつて「3時間待ちの3分診療」と言われたように，多忙な小児科外来においてプレパレーションやディストラクションを行うのは，いまだ困難である。このような状況下において必要なものは何かについてのアンケート調査では，「時間」と「知識」と「スタッフの充実」との回答が多かったという報告がある[4]。しかし，プレパレーションとディストラクションの必要性については，多くの小児科医が正しく認識できていないのが現状である。

　当院では予約制の導入により，時間を必要とする患者にはより多くの時間をあてるなどの工夫により，慢性疾患，医療的ケアやカウンセリングを必要とする患者のニーズにある程度対応している。また，上述の「FluMist」のように疼痛を伴わない噴霧型予防接種を積極的に導入し，2013～2014年のインフルエンザ生ワクチン接種では約800回の疼痛刺激を回避することができた。

　外来の場合，病棟に比べて空間的にも狭く，また大勢の人が出入りすること

4. 小児科クリニックの実状と支援の実際

から，そのアメニティへの配慮は欠けていることが多い[12]が，子どもと家族がリラックスできる環境づくりに努めるべきであろう[13,14]。また，すでに1970年にAzarnoffが述べたように，外来診療所におけるプレイプログラムの基本目的は，「子どもとその家族が診療所に来やすくすることと，子どもが信頼して十分に協力してくれるような雰囲気をつくること」[15]である。

質よりも量的な対応に追われている日本の小児科外来において，いかに病気の子どもの人権を守れるかは，今後のスタッフに対する研修，およびゆとりある対応をどれだけ普遍化できるかにかかっている[4,16]。また，虐待や交通外傷など緊迫した小児救急外来などにおいては，親子の沈静化を図ることが必要であることから，特にCLS・HPS等の配置を充実させるべきであろう。

（江原伯陽）

文献

1) Wolff S : Children Under Stress. 2nd ed. Penguin Books ; 1981. p.63-85.
2) American Academy of Pediatrics. Committee on Hospital Care. Child life services. Pediatrics 2000 ; 106(5) : 1156-1159.
3) American Academy of Pediatrics Child Life Council and Committee on Hospital Care, Wilson JM : Child Life Services 2006 ; 118(4) : 1757-1763.
4) 大森裕子，友田尋江，石川福江ほか：小児科外来におけるプレパレーションの現状．甲南女子大学研究紀要．看護学・リハビリテーション学編 2010 ; 4 ; 153-164.
5) 杉本陽子，ほか：子どもが採血・点滴を受けるときに親が付きそうことについての実際と親の考え．三重看護学誌 2005 ; 7 : 101-108.
6) 平岩洋美，福嶋友美，大西文子：乳幼児の採血・注射時に親が同席することの現状と看護師の認識．日本小児看護学会誌 2008 ; 17(1) : 51-57.
7) 阿部智慧子：小児科外来におけるチャイルドスペシャリストのサポートその効果．日本小児外科学会雑誌 2011 ; 47(1) : 150.
8) 藤井あけみ：チャイルド・ライフの世界—子どもが主役の医療を求めて．新教出版社 ; 2000. p.102-106.
9) Meltzoff AN, Moore MK : Imitation of facial and manual gestures by human neonates. Science 1977 ; 198 : 75-78.
10) Schechter NL, Zempsky WT, Cohen LL : Pain Reduction During Pediatric Immunizations : Evidence-Based Review and Recommendations. Pediatrics 2007 ; 119 (5) : e1184-e1198.
11) 古株ひろみ，流郷千幸，松倉とよ美：幼児前期の子どもの採血に抱っこで付き添う体験をした母親の思い．人間看護学研究 2011 ; 9 : 127-133.
12) 野村みどり編：プレイセラピー—こどもの病院＆教育環境．建築技術 ; 1998. p.163-165.
13) 田中恭子：小児外来における遊び・プレパレーションを介した育児支援・心理的ケア．順天堂医学 2008 ; 54(4) : 535-536.
14) Thompson RH, Stanford G : Child Life in Hospitals : Theory and Practice 1981. 野村みどり，堀正訳：病院におけるチャイルドライフ．中央法規 ; 2000. p.140-143.
15) Azarnoff P : A play program in a pediatric clinic. Children 1970 ; 17(6) : 218-221.
16) 秋山典子，佐藤奈々子：実践 小児看護が楽しくなるプレパレーション—小児科外来におけるプレパレーションの導入と発展．小児看護 2006 ; 29 (5) : 609-619.

Chapter Ⅲ
わが国の医療現場の子どもの実態と課題

5. 在宅医療の実状と支援の実際

1）小児の在宅医療の実状

A. 小児医療をとりまく現状と背景

　新生児医療の進歩により，日本の新生児死亡率は世界でも最小で，以前は救命困難であった症例も救命されるようになった。その反面，人工呼吸器などを装着したままNICUに長期入院する児が増加し，わが国のNICU病床不足の一因となっている。また，母体搬送受け入れ困難による妊婦の死亡という社会問題を引き起こしたことから，行政もNICUや小児科病棟長期入院児の在宅医療への移行を積極的に推奨するようになって，NICUからの小児在宅医療支援に対する補助金事業や，小児科を対象とした在宅医療連携拠点事業も少しずつではあるが，採用されるようになっている[1]。

　こうした官民一体となった取り組みにより，2008年には出生時より1年以上NICUに長期入院する児は一時的に減少傾向を示し出したが，その反面，1年以上人工呼吸管理を必要とする新生児自体は増加傾向にある。人工呼吸管理を続けながらNICUから退院させられる児は右肩上がりに増加しており，その多くが在宅医療に移行している[2]。

B. 成人と比較した場合の小児の在宅医療の特殊性

　成人と比較した場合の小児の在宅医療の特徴と課題は，以下のとおりである（**表1**）。

1. NICU出身者が多く，重症で，呼吸管理等の医療依存度が高い。
　　高度医療機関からの直接退院が多く，小児在宅医療の患者は多くが病院主治医をもっていることが多い。これは急変時などの緊急入院の安全弁にはなるが，病院での医療やケアをそのまま在宅療養にもち込もうとする傾向がある。さらに，病院主治医は患者家族の生活や福祉制度に疎く，行政とのつながりが乏しいので，在宅医療支援という点では問題点にもなりうる。
2. 対象者が少なく，広域に分布し，体格も含めて患者の個別性が高いので，医療材料の支給が経済的にも大変である。在宅療養支援診療所や訪問看護ステー

5. 在宅医療の実状と支援の実際

表1 小児在宅医療の特徴

1. 対象者が少なく広域に分布[3]（埼玉県では人口700万人中570人）[4]
2. 病状が成人とはまったく異なる
3. NICU や PICU 出身者が多く，医療依存度および重症度が高い
4. 高度医療機関からの直接退院が多い
5. 小児在宅医療の患者は多くが病院主治医をもっている。病院主治医がケアマネジメントしていることが多い
   → 緊急時の安全弁
   → しかし病院医は患者家族の生活や福祉制度に疎い
6. 在宅医，訪問看護師，介護士，訪問リハのいずれの職種も重症小児には慣れていない
7. 体格も含めて患者の個別性が高い
   → 医療材料の支給が経済的にも大変
8. 患者の成長・発達・療育・教育の視点が必要
9. 特別支援教育とのかかわりや行政とのかかわりが重要

→ 家族の介護負担が大きい（特に母親に集中）

ケアマネジャーがいない

ションなどからみると，経済効率が悪い。

3. 在宅医，訪問看護師，介護士，訪問リハのいずれの職種も重症小児には慣れていないことが多い。
4. 子どもの場合は患者の成長・発達・療育・教育の視点が必要で，特別支援教育とのかかわりや，行政とのかかわりが重要となる。
5. 介護保険が適用されずケアマネジャーがいないので，病院と在宅療養支援診療所や訪問看護ステーション，訪問介護事業所等を結ぶコーディネーター役を見つけ出すのが容易でない。
6. 小児の患者の取り扱い頻度が少ない多くの成人対象の在宅療養支援診療所や訪問看護ステーション，訪問介護事業所では，乳幼児の在宅医療支援の経験の蓄積が乏しく不慣れなうえに，人工呼吸や気管切開など医療度が高いこと，また保護者の医療スタッフへの要求度も高いことなどから，敬遠する傾向が強い。そのため家族（特に母親）の肉体的・精神的・経済的負担が非常に大きい。

C. 家族の危惧

在宅療養に移行しようとするときに家族が強く訴える危惧としては，以下のようなことがあげられる。

1. 在宅医療を支援する中間病院施設が少ない
・緊急時の救急受診や入院を保障する地域中核病院小児科が少ない。
・在宅医療への移行を支援する地域中核病院小児科が少ない。

2. レスパイトの保障がない

上記のように，家族，特に母親の肉体的・精神的負担が非常に大きいが，保険診療では基本的にレスパイトは認められていない。また，重度心身障害施設でも，人的負担が大きいにもかかわらず福祉からの収入の少ない乳幼児では，呼吸管理中の児の短期入所は赤字となることから，入所に消極的である。一部の成人で実施されている日中一時預かりや在宅レスパイトも，小児ではボランティア活動として成立しない。

D. 課題解決のカギ

こうした高度医療ケアが必要な児でも，家庭で家族とともに生活することは，子どもの基本的な人権である。また，家族やほかの子どもたちと触れあう機会が増えることで，予想外の成長発達を遂げることは，日常しばしば経験することである[5]。長期入院に対しては，日頃からチャイルド・ライフ・スペシャリスト（CLS）等が遊びを通じた児の社会性を引き出すように働きかけるとともに，在宅移行後の家族（特にきょうだい）と児の接し方の仲介役が期待される。

したがって，少ない医療と福祉の社会資源の有効活用のために，個々の患者家族の事例検討会や研究会を足場とした，地域で顔の見えるネットワークを積極的に構築し，ICT（information and communication technology）等の情報通信技術を活用した地域の医療福祉資源情報マップの公開[6]や地域医師会・行政福祉関係者との連携を推し進めることが病院医師にとっても重要な任務であると考えられる。さらには，地域医師会・行政と連携して，地域の人材育成にも積極的に取り組むことが望まれる。

（田村正徳）

5. 在宅医療の実状と支援の実際

文献

1) 主任研究者・田村正徳：厚生労働省子ども家庭総合研究「重症新生児に対する療養・療育環境の拡充に関する研究」．平成22年度研究報告書．
2) 主任研究者・田村正徳：厚生労働省地域医療基盤開発推進研究「重症の慢性疾患児の在宅での療養・療育環境の充実に関する総合研究」．平成25年度研究報告書．
3) 日本小児科学会倫理委員会　杉本健郎, 河原直人, 田中英高, 谷澤隆邦, 田辺 功, 田村正徳, 土屋 滋, 吉岡 章：超重症心身障害児の医療的ケアの現状と問題点－全国8府県のアンケート調査－．
http://www.jpeds.or.jp/pdf/071121_rinri.pdf
4) 主任研究者・田村正徳：厚生労働省地域医療基盤開発推進研究「重症の慢性疾患児の在宅での療養・療育環境の充実に関する研究」．平成23-25年度研究報告書（予定）．
5) 北住映二：超重症児者を中心とした医療ニーズの高い重症心身障害児者への支援について．主任研究者・木実谷哲史：平成21年度児童関連サービス調査研究等事業報告書「重症心身障害児者の支援に関する調査研究」．財団法人こども未来財団；2010．p.61-87．
6) http://www.happy-at-home.jp

Chapter Ⅲ　わが国の医療現場の子どもの実態と課題

2）在宅医療を行っている子どもへの支援：CLSのかかわり

はじめに

　小児在宅医療の現場には，病気や障がいとともに地域で生活をしている子どもたちがたくさんいる。「なぜ自分がこうなのか」「なぜみんなと違うのか」など自身の病気や障がいに対する思いから，進学や一人暮らしといった心理・社会的自立への道のりに関することまで，成長の過程で子供やその家族は様々な困難に直面している。

　このような小児の在宅医療のなかで，現在，著者は療養支援にかかわっている。在宅での小児への療養支援は新たな試みであり，現状では在宅生活を支える職種はまだまだ少ないが，Child Life Specialist（CLS）等による介入のニーズは多いと感じている。

　本項では，著者が勤務する生涯医療クリニックさっぽろ（以下，当クリニック）での小児在宅療養支援の取り組みと，そこでのCLSの役割について述べる。

A. 生涯医療クリニックさっぽろで行っている在宅医療・支援

　当クリニックでは，NIV（noninvasive ventilation. 非侵襲的換気療法）という鼻マスクを使った人工呼吸器をはじめ，在宅で医療機器を必要とする患者を中心に，訪問診療を通して支援を行っている（http://www.toseikai.net）。対象は，乳児から高齢者までと幅広い。小児については，中枢神経疾患，神経筋疾患，染色体異常などの疾患に伴う身体や知的障害の患者を対象としており，その種類および重症度は様々である。

　また小児の在宅療養支援においては，多職種チームでかかわっている。CLSはその多職種チームに属し，きょうだいを含む家族全体の心理・社会的支援に携わっている。

B. 小児在宅医療における CLSのかかわり

在宅でのCLSの介入内容（表1）は，病院と大きくは変わらない。患児や家族への傾聴，きょうだいのサポート，治癒的遊びの提供，検査・処置時の精神的サポート，ピアサポートの支援，グリーフケアなど多岐に渡る。介入方法は，主に訪問診療への同行，CLS単独での自宅訪問，電話でのフォローアップなどである。合同カンファレンスでは，必要に応じて，他院やデイサービス，養護学校などを訪れることもある。

表1 在宅でのCLSの支援

- 患児や家族への傾聴
- きょうだいへのサポート
- 治癒的遊びの提供
- 検査・処置時の精神的サポート
- ピアサポートの支援
- グリーフケア

1) 患児とのかかわり

移動や外出が困難な子どもたちも多く，こちらから自宅を訪れることに大きな意味がある。会話や遊び，交換日記などを通して，子どもたちが安心して思いを吐露することのできる環境・関係づくりを目指している（図1）。そのほかに，処置の際のディストラクション，子どもや親の不安を考慮して養護学校の見学への同行，またピアサポートを目的に，境遇が類似した同年代の子どもたちの会の開催も行っている。

神経筋疾患の患児の思いを傾聴した際に，患児は幼少期より自身の身体が段々動かなくなるなかで「人と同じことはできない」「仕方がない」「こういうものだ」

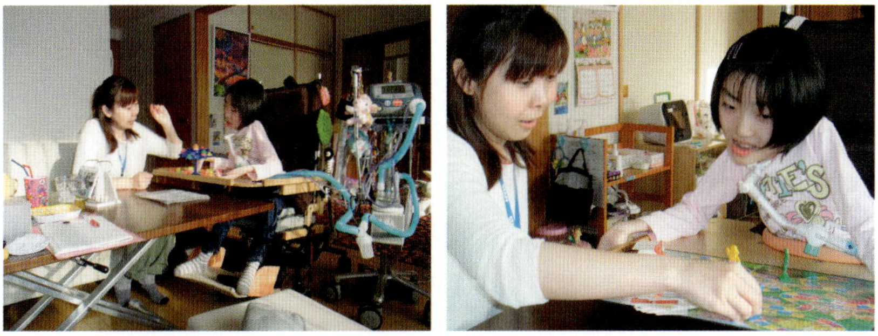

図1 自宅での遊びを通した支援
純粋に遊びを楽しみながら，自然な会話の中で子どもたちの最近の様子などを感じとっている
（家族の同意のもとに掲載）

と思っていた時期もあったが，人との出会いによって「自分が変わった」と話していた。このように患児のこれまでの経験や現在の思いに耳を傾けることも CLS の大切なかかわりのひとつである。

2） きょうだいへのかかわり

患児同様，訪問診療の際の会話や遊びの提供，交換日記を通してきょうだいの様子を見守っている。訪問看護師からの情報により支援を開始することもあり，また CLS による介入の必要性が高い場合には CLS 単独で自宅を訪問することもある。

自宅においてメディカルプレイやグリーフケアも提供している。「自分の妹だけが特別だと思っていた」「さみしかった」「不平等だなって思った」など，きょうだいも複雑な思いを抱いている。

小学生の姉より弟の担当医師に会いたいという希望があり，姉が医師へ思いを伝え，弟の容態や治療に関して質問をする機会を設けたことがあった。その際に「もし弟の命が限られているとしたら，以前のような笑顔のままで亡くなってほしい」と姉は話していた。このように，きょうだいの思いに耳を傾け尊重することで，きょうだいも大切な家族の一員であり，皆で「あなたを見守っている」というメッセージを伝えることができればと考える。

3） 患児の親とのかかわり

在宅での CLS の介入では患児の親とのかかわりが最も多い。患児の進学，友だちや学校での様子に対する不安や，「姉の様子が気になる」「病気や障がいについて姉の友だちにどのように話したらよいだろうか？」といったきょうだいに関する相談などを受けている。CLS の視点から親に情報提供を行ったり，またチームで情報を共有するために親からの情報を他職種につないでいる。このように親への傾聴を行いながら，家族や他職種と共に子どもへの対応を検討している。

そのほかにも，きょうだいに対する不安を抱えている家族が多いことから，親同士できょうだいについて話をする会を企画し，ピアサポートの場を提供している。また，自宅訪問や電話訪問を通して家族やきょうだいに対するグリーフケアも行っており，亡くなった患児に対する家族の思いを傾聴したり，きょうだいの様子についての相談にものっている。相談時期は家族によって異なることから，長期的に家族を見守っていくかかわりが必要である。

おわりに

　小児在宅医療においてもチャイルド・ライフの理論やスキルを応用して子どもや家族のレジリエンスを支える支援は可能であり，必要である。CLSの役割は，地域生活を支える一人として，他職種と共に長期にわたり子どもの人生に寄り添い見守っていくこと，思いを傾聴すること，そして心を支えるケアが必要な時期にはニーズに合わせて柔軟に対応することであると考える。

　自宅では子どもや家族のより自然な姿を垣間見ることができ，地域や生活に密着したかかわりを通してCLSの介入や視野は大幅に広がった。在宅医療は子どもたちや家族とのより近く深いかかわりが魅力であり，それゆえに専門職としての柔軟性やプロ意識を試される現場でもある。今後，在宅医療の領域においても心理・社会的支援を提供する仲間が増えることを願っている。

（安達　梓）

Chapter Ⅳ
子どもの発達の理解と支援

Chapter IV 子どもの発達の理解と支援

1. 子どもの発達

はじめに

　本項では人の生涯発達の視点から，乳幼児期から児童・思春期を位置づけ，これらの時期における子どもの発達を理解するために，発達の捉え方やその要因などについて論じる。さらに各発達段階の特徴を概説したうえで，発達を妨げない療養支援のあり方について考察する。

A. 子どもの発達とは

1) 発達をどのように捉えるか

　発達とは一般に，受胎から死に至る人の生涯にわたる変化過程であると定義される。したがって，発達には上昇・増大的変化だけでなく，下降・衰退的変化も含まれる。また，生涯発達という視点からは，発達するのは子どもだけでなく，子どもの発達を支える大人自身も，発達の途上にあると考える。すなわち，乳幼児期の子どもを育てる親から児童期・思春期の子どもを育てる親へと親として発達すると同時に，成人前期から成人後期の中年期へと個としても発達を遂げていく存在なのである。親子は互いに影響を及ぼし合いながら，それぞれの発達課題に取り組み，ともに生涯発達を遂げつつあると捉えられる。

2) 遺伝と環境との相互作用という視点

　人の発達は，遺伝要因と環境要因との相互作用によって規定される。しかも，1970年代以降の赤ちゃん研究では，出生直後から赤ちゃんなりに能動的な存在であることが示されている。それゆえ，"ヒト"に生まれて"人"となるには周囲の人々との関係性が鍵となる。たとえば，新生児の生得的な特徴は類似していても，母親のパーソナリティや育児観が異なれば，親子の相互交渉は異なる様相を呈する。
　こうした個体要因と環境要因との相互の影響性について，Sameroff[1]は時間経過を含めた相乗的相互作用モデルを示している（図1）。

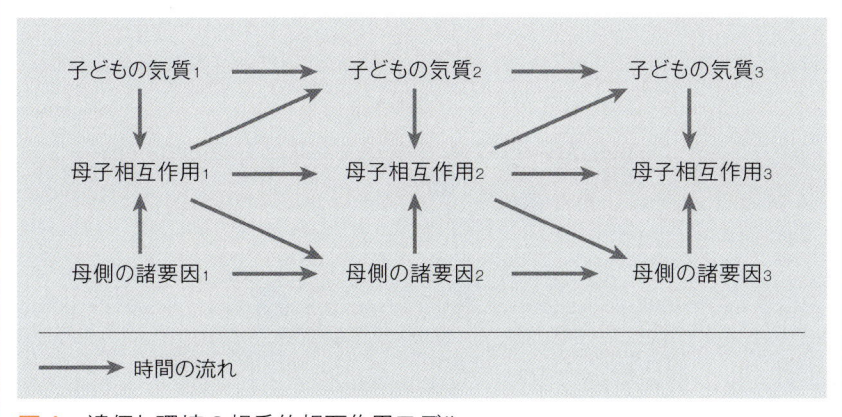

図1　遺伝と環境の相乗的相互作用モデル

母親の諸要因には，母親のパーソナリティ，育児観，健康などが含まれる。子どもの気質としては，いつも機嫌がよく育てやすい子，気難しい子，出だしが遅い子などを特徴としてあげることができる。
(Sameroff AJ : Early influence on development : Fact or fancy? Merrill-Palmer quarterly of behavior and development 1975 : 267-294. 三宅和夫：子どもの個性―生後2年間を中心に．東京大学出版会；1990[1]より)

3) 子どもの生活環境を生態学的に捉える

　Bronfenbrenner[2]は，人の発達を生態学的に把握するために環境を4つのシステムから捉えることを提唱した。すなわち，家庭生活や園・学校生活など子どもが属し直接経験するマイクロシステム，家庭と園・学校との関係などマイクロシステム間の関係を指すメゾシステム，マイクロシステムに間接的に影響を及ぼす親の職業や学歴などのエクソシステム，そして，これら3つのシステムの基底をなす価値観や信念体系などのマクロシステムである（**図2**）[3]。これら4つの生態学的システムのほかに，ライフイベントとしてきょうだいの誕生，就学，進学や転校など時間軸から捉えた生態学的環境であるクロノシステムが後に追加された[4]。一人ひとりの子どもが所属するマイクロシステムを具体的に捉え，それらのマイクロシステム間の関係は良好であるのか，あるいは親の勤務形態や家庭の経済状態が子どもの生活にどのような影響を及ぼしているのかなど，過去から現在までのシステムの変容を探ることによって，子どもの発達を支える可能性が開かれる。

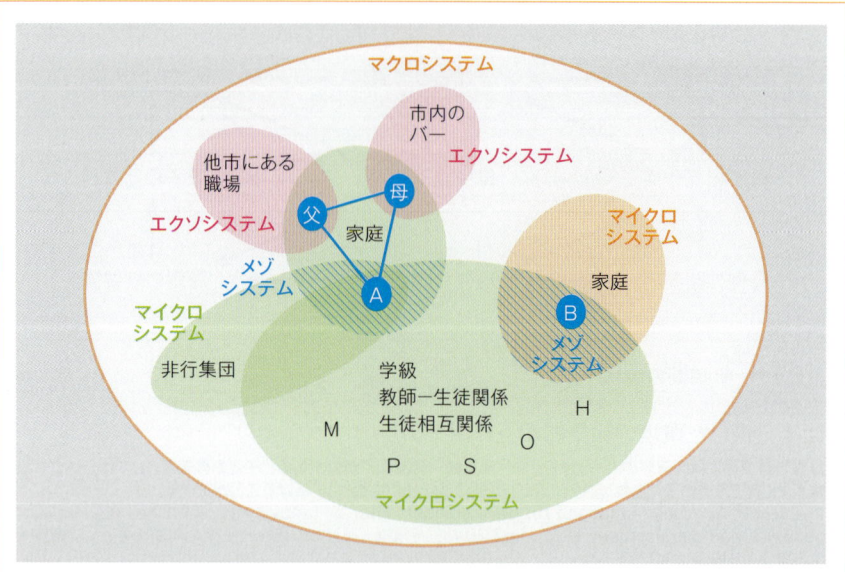

図2 少年Aをめぐる4つのシステムの関係

少年Aは一人っ子であり，マイクロシステムとして家庭，学級集団，そして非行集団に属している。母親はバーに勤務し，父親の勤務先は他市というエクソシステムからメゾシステムである家庭と学校との関係が推察され，また，その背景には少年Aの住む地域の特徴であるマクロシステムが影響していると考えられる。少年AにはクラスメイトとしてB，M，P，S，O，Hがいるが，ここでは彼らのマイクロシステムのうち，少年Bの家庭のみを示し（オレンジ色の楕円），ほかは略している。
（磯貝芳郎：子どもの生態系の諸相（中学生）．磯貝芳郎編：子どもの社会心理．Ⅲ　社会．金子書房；1982．p.88-103[3]）より）

4）文化や教育の影響を捉える

　幼い子どもへの働きかけには，成人に対する場合とは異なり文化を越えた特徴がある。たとえば，3歳未満児への話しかけには，高いピッチで大きな抑揚をつけ，短く単純なことばを繰り返すといった特徴がある。

　一方，日々のしつけでは，それぞれの文化において重視される行動を子どもが身につけることを期待し，それに即した子どもの行動に対して，大人はほめるなどのプラスのフィードバックを意図的に繰り返し行っている。その結果，日本文化では幼児期に自己抑制は順調に伸びるのに対して，自己主張は4，5歳で横ばい状態になる。さらに児童期から青年期にかけては，学校教育を通してジェンダーを含めて文化の影響を大きく受けながら，子どもは自己のありようを発達させていくことになる。

B. 子どもの発達段階ごとの特徴

　ここでは，PiagetとEriksonの発達理論，および情報処理理論に基づいて，認知的側面，人との関係の社会的側面，さらに自己認知の側面に関する，乳幼児期から児童・思春期までの各発達段階の特徴をみていこう。

1) 乳児期

a. 乳児の認知的能力

　刺激を対にして提示し，どちらの刺激をより長く注視するかという視覚的選好法によって，乳児は早い時期から白色よりも赤色，赤色よりも複雑な図形，なかでも人の顔を好むことが示されている。また，自分の母親の顔とほかの母親の顔も識別し，舌出しや口を開ける新生児模倣のほか，母親のにおいへの選好も生後間もなくからみられる。さらに，物理的にあり得ないことを示すと驚き，注視することにより，モノは隠れていても存在し続けるという「モノの永続性」を理解する力は生後3か月ごろに獲得される。そしてモノと人からなる世界の理解は，自分とモノ，自分と人との2項関係から，モノへの注意を他者と共有する「共同注意」，つまり3項関係が生後9か月ごろにみられるようになり，イメージするといった象徴機能やことばの獲得が可能となっていく。

b. 愛着の形成から基本的信頼へ

　Bowlby[5]は，子どもの母親に対する情緒的結びつきに関する愛着理論を提唱した。愛着とはある特定の人との間に形成される情愛のきずなであり，生涯にわたって人がもち続ける欲求の一つである。

　愛着を具体的に示す愛着行動は，目で追うなどの定位行動，泣く・発声などの発信行動，這って近づくなどの接近行動の3種に分類される。生後3か月ごろから特定の人への愛着行動が顕著にみられるが，愛着関係を結ぶには，乳児の様々な要求や愛着行動に対して，タイミングよく適切な応答がフィードバックされることが繰り返される必要がある。愛着関係が結ばれると，1歳になるまでに自分を取り巻く周囲の人や世界を信頼できる感覚，すなわちErikson[6]のいう「基本的信頼」をもつようになり，さらに自分自身を信頼・肯定する感覚につながっていく。これは失敗してもみずから気持ちを立て直すなど，その後の自我発達や青年期のアイデンティティの感覚の基盤となる。基本的信頼を獲得すると，母親との分離にも耐えられるようになり，また，母親に限らず母性的養育をしてくれる人の存在によって安定した日々を送ることができるようになる。

2）幼児期

a. 身体の発育・発達

　生後1〜2年目を過ぎると身体の成長は緩やかになる一方，運動能力は向上し，後の運動能力の基礎が培われる。1歳で歩き始め，2歳になるとジャンプや片足立ち，3歳で立つ・走るなどの基本的動作はほぼ完成し，4歳ごろでは片足ケンケンなど難度の高い運動もでき，全身の調整力も増す。

　微細な運動は出生直後から発達し，モノの把握は生後3，4か月ごろには掌で，生後10か月ごろには2本の指で可能となる。スプーンや箸，鉛筆を握った状態からそれぞれの機能や使い方にあった持ち方を徐々に習得し，5歳ごろには指先の巧みな操作ができるようになる。

　このように幼児期は基本的な身体の動きを身につけやすい時期であり，この時期を逃すとその習得が困難になるために，幼児期に運動を促す環境を整えることが特に大切である。

b. ことばの獲得

　泣くこと以外にも，生後間もなくから「クー，クー」と発声し，生後1か月ごろには「アー，アー」，生後6か月ごろには「パ，パ，パ」といった喃語を発声する。そして「パブ，パブ」のような反復喃語や母語とイントネーションの類似した発声を経て，1歳では特定の場・状況で「マンマ」などの初語を発するようになる。幼児は「マンマ」で「お腹がすいた」「水を飲みたい」などさまざまな意味を表現する。

　初語以後は食べ物や衣類，身体部位の名詞，あいさつ・会話語を中心に50語程度まではゆっくりと，1歳半〜2歳ごろにかけては爆発的に語彙を獲得していく。2語文（「ママ，ダッコ」など）も出現し，2歳を過ぎると3語文（「コレ，ママニ，アゲル」など），3歳半ごろには自分の性にあった主語（ボク，ワタシ）や終助詞（…ダゾ，…ダワ）を使用するようにもなる。

　こうした語彙の獲得は，未知のモノにつけられた単語はそのモノ全体を指し，しかも事物の名前は一つしかないなどの「制約」の理解によってもたらされる。また，幼児期後半では，遊びのなかで話や手紙を書いたりしており，基本的な読み書き能力（リテラシー）を獲得し始める。小学校入学前には，多くの子どもは平仮名を読んだり，自分の名前を書いたりできるようになっており，読み書き能力は時代の影響を受けて早まる傾向にある。

c. 幼児の思考の特徴

　Piagetの理論によると，生後2年間は感覚的に思考する「感覚運動的段階」，それに続く幼児期は自己の視点と他者の視点が十分に分離されていないため，操

作を加えることができない「前操作段階」であるという[7]。すなわち，できごとの見方が自己中心的で，一つの視点からしか捉えることができず，思考は見かけに影響されてしまう。たとえば，同じ大きさのビーカーに同じ高さまで入っている液量は同じであると理解できても，その一方を細いメスシリンダーに移すと高さが高くなったことで，そのほうが液量は多いと考えてしまう。つまり保存概念がまだ獲得されていない。

　Piagetの理論に対して，その後，情報処理理論に依拠した素朴理論が展開されており，代表的なものとして他者の心的状況から行動を予測する「心の理論」がある。そこでは誤信念課題，たとえば，「太郎がチョコレートを戸棚に置き，遊びに行っている間に母親が冷蔵庫に移した」という話を聞かされた後で，「太郎はチョコレートがどこにあると思っているか」「太郎はチョコレートを食べるためにどこを探すか」と尋ねる。このような問いに対して，多くの3歳児は自分が知っている事実を答えてしまうのに対して，4歳ごろからは他者の誤信念について正答できるようになる。それは自分の知っている事実を抑制して，他者がもっている誤信念の情報を同時に処理できるようになるからである。

d. 生活習慣の自立や仲間との遊びを通した自己の育ち

　幼児期には排泄の訓練など「しつけ」が日々行われ，そこには親子の葛藤が含まれる。Eriksonは幼児前期では「自律性」，幼児後期では「主体性」を発達課題としており，生活習慣の獲得は，親からの自立や主体的な行動を促すことになる。そして，遊びを通して子どもは，身体，認知，言語，情緒，コミュニケーションス

MEMO
誤信念課題
他者が自分と異なる誤った考え（信念）をもつことを理解できるかどうかを問う課題。「心の理論」の説明課題。本文の例の正答は「戸棚」であるとされる。

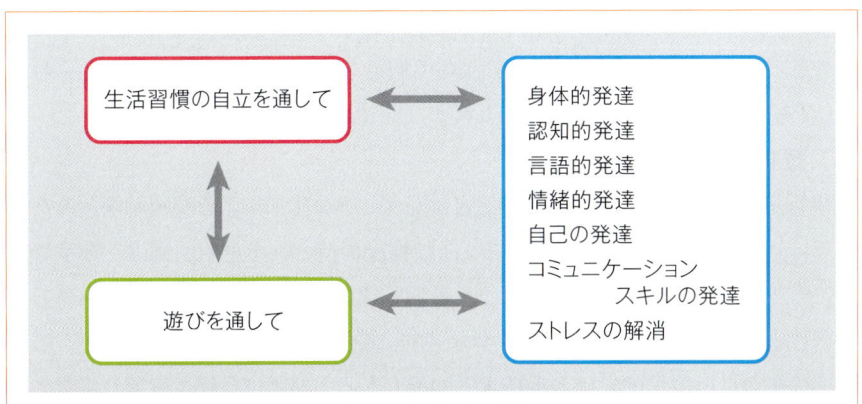

図3　生活習慣の自立と遊びを通した学びの循環
生活習慣が自立することにより遊びは広がり，遊びを通して，身体的発達，認知的な発達，言語的発達情緒的発達，自己の発達，コミュニケーションスキルの発達のほかストレスの解消がなされ，さらに生活習慣の自立が促進されるように，生活習慣と遊びによる学びが循環する。
（藤﨑眞知代：発達心理学と心理支援．井上孝代，山崎晃，藤﨑眞知代編著：心理支援論—心理学教育の新スタンダード構築をめざして．風間書房；2011．p.47-58[8]より）

キル，そして自己の発達を遂げるだけでなく，ストレスを解消したりもする。**図3**は，幼児の生活における生活習慣の自立と遊びとの関連を示している。すなわち，生活習慣の自立によって遊びの可能性は広がり，様々な発達を遂げる。また，遊びの広がりは生活習慣の自立を促すことから，生活習慣の自立と遊びを通した学びの循環といえる[8]。

また，3，4歳になると多くの子どもは園に所属し，同年齢の子どもと接するようになる。親子関係は大人と子どもの縦の関係であるのに対して，仲間関係は対等な横の関係である。遊びを主体的に選択し，様々なトラブルはあっても仲間と一緒だからこそ経験できる楽しさと，一人だからこそ経験できる楽しさを自由に行き来する体験は，子どもの自己の育ちにつながっていくといえよう。

3）児童期から思春期

児童期は身体的には緩やかに成長する時期である。児童期前半では身長が伸び，乳歯が生え替わるなど，身体的な成長を子ども自身が自覚できる。児童期後半になると体型の変化や性的成熟を経験し，友人との成長速度の違いに不安を抱いたりしながら，精神的自立の課題に向かうことになる。

a. 学習を支える認知的能力 ── 記憶とメタ認知

Piagetによると，児童期はなんらかの操作を手がかりに思考する「具体的操作期」である。未知の事物や事象に遭遇すると認知的葛藤が生じ，すでにもっている枠組み（シェマ）に取り入れて同化するか，あるいは既存の枠組みを修正・拡大し，取り入れられるように調節する。こうして認知的葛藤が同化と調節により安定状態に戻ることを均衡化という。この時期，複数の次元の葛藤を解決することができるようになり，見かけを越えた保存の概念を理解し，現実経験に制約されるにしても論理的思考が可能となっていく。

（1）短期記憶と長期記憶

情報処理理論の観点からは，学習とは記憶とメタ認知による問題解決とみなされる。外界からの大量な情報のうち20秒程度保持される短期記憶は，数字や文字にして7±2個程度が限度である。短期記憶による情報は，書いたり小声で繰り返したりして長期記憶に送られ，半永久的に知識として蓄積される。

その知識には宣言的知識と手続き的知識がある。前者は多様な日常の概念に関する知識であり，意味記憶とエピソード記憶に分けられる。意味記憶は辞書的な知識で，イヌ→哺乳動物→動物→生物といった階層構造を形成しており，エピソード記憶は体験やできごとの思い出などを指す。一方，後者の手続き的知識は，問題の解き方など技能に関する知識である。

実際に計算問題を解くには，短期記憶として問題の具体的数値や記号を保持すると同時に，長期記憶のなかの計算に関する手続き的知識と結合させることが必要であり，そのような能力は作業記憶とよばれる。児童期には，これらの一連の作業が短時間にスムーズに行われるようになっていく。

(2) メタ認知における2つの過程

メタ認知とは，自分がわかっていることとわかっていないことに気づいていることを意味し，2つの過程が含まれる。一つは与えられた問題を理解し情報を整理し，すべきことを順序立てるプランニング，もう一つは自分が行っている問題解決が適切であるかをチェックし評価するモニタリングである。確実に学習するためにメタ認知は重要であるが，低学年では問題解決過程の全体をモニターすることは難しい。

また，問題解決は正確でも時間を要する熟慮型，応答は速いが誤答の多い衝動型などの個人差もある。一般に衝動型の子どもは，熟慮型の子どもよりも学業成績は振るわず，その一因はメタ認知が十分でないことにあるといわれる。日ごろから自分の理解について自己評価したり，読み返したり検算したりすることを促し，メタ認知能力を高め，自律的な学習能力を身につけさせることは，児童期の学習において特に重要である。

b. 友だち関係からの自己の育ち

入園，就学，卒業などのように，人の生涯で共通して体験するライフイベントの変化は「人生移行」，ライフイベントによる環境変化は「環境移行」とよばれる。満6歳の4月に，すべての子どもは就学という人生移行と環境移行を同時に体験する。

児童期の友だち関係を促進する社会的スキルは，思いやりなどの向社会的スキル，関係を維持するスキル，仲間入りのスキルなどである。小学校の中・高学年では，同じ行動や遊びをいっしょにすることで一体感を強くもつ3～8人程度の同性の仲間集団がみられる。これはギャング・グループとよばれ，特に男子に特徴的である。外部に対して閉鎖的ではあるが，関係を維持する力やリーダーシップをとる力を発達させ，親からの自立を促すことになる。

また，学校生活を通して，子どもは教師や仲間から他者評価を受ける機会が多くなり，自分自身をより客観的に捉えるようになる。幼児期に比べて自分自身の特徴として身体的・外的属性よりも，日ごろの行動や人格特性，とりわけ学習能力やまじめさといった勤勉性に言及する。まさに Erikson による児童期の発達課題「勤勉性」に該当し，それに失敗すると劣等感につながる危険性が示唆される。

そのため，児童期に仲間集団から孤立したり，仲間から拒否されたり，劣等感を抱いたりすることは，子どもの情緒的・精神的健康やその後の発達にマイナスの影響を及ぼすと考えられる。それだけに，相手の意図の解釈から相手に反応を返すまでの過程を情報処理過程と捉え，社会的スキルやストレスの対処法を育む

と同時に，自己肯定感を支え，レジリエンスを高めることが重要となる。

4）思春期に向けて

　小・中・高校生を対象としたベネッセ教育研究開発センターの調査[9]によると，身近な人間関係への満足度に年齢変化はほとんどみられないのに対して，学校段階が上がるにつれて「現在の自分の成績」や「自分の性格」への満足度が低下する。思春期では第2次性徴の出現により身体的外見や自己への関心が高まると同時に，学業成績などの自分の能力の限界に気づいて自信を失いやすい時期でもある。また，正反対の感情が同時に浮かぶアンビバレントな心理的特性も現れやすい。親に甘えたい気持ち，友人といっしょにいたい気持ちと同時に，親への反発心や一人になりたいと感じたりもする。こうした矛盾する自分の側面に気づき，折り合いをつけていくことが思春期の課題である。自分のネガティブな側面も含めて自分とは何者かを問う過程を支えることが大切となる。

C. 子どもの発達を妨げない療養支援とは

　これまで子どもの定型発達の様相を見てきたが，何らかの疾病のために長期にわたる通院や入院加療を余儀なくされる子どもへの療養支援ではどのような配慮が必要であろうか。

　療養支援のあり方の基本は，一人ひとりの子どもの全存在を支えることにある。それはMay[10]による3つの世界，すなわち，周りの世界，ともにある世界，独自の世界を保障することである。つまり，これまで発達段階ごとに見てきた認知的世界との出合い，人との関係の世界との出合い，そして自分との出合いを保障することと言い換えられる。

　したがって，医師，看護師，CLS・HPS・子ども療養支援士などのいずれの立場であろうとも，まず子どもとの間に信頼関係を丁寧に形成することが前提となる。その上で，疾病に伴う様々な制約のなかで，乳児に対しては感覚的な心地よさを，幼児に対しては幼児なりの理解と自己中心性に基づく楽観性を生かしながら，児童に対しては自分の置かれている状態のより客観的理解を促しながら，今できることを探り，その可能性を広げ実現していくために，子どもの自己決定を基本にしつつ，寄り添うことが大切である。そのような意味から療養支援の専門性は，保育者に

求められる専門性とも重なる．すなわち，あくまでも子どもの側に立ち，子どもとともに生命的に生きるために，創造的な1日を日々準備することであると考える．

（藤﨑眞知代）

文献

1) Sameroff AJ : Early influence on development : Fact or fancy? Merrill-Palmer quarterly of behavior and development 1975 : 267-294. 三宅和夫：子どもの個性―生後2年間を中心に．東京大学出版会；1990.
2) Bronfenbrenner U : The Ecology of Human Development: Experiments by Nature and Design. Harvard University Pres；1979. 磯貝芳郎，福富護訳：人間発達の生態学―発達心理学への挑戦．川島書店；1996.
3) 磯貝芳郎：子どもの生態系の諸相（中学生）．磯貝芳郎編：子どもの社会心理．Ⅲ　社会．金子書房；1982. p.88-103.
4) Bronfenbrenner U : Ecological models of human development. Postlethwaite TN, Husen T, editors : The International Encyclopedia of Education. 2nd ed. Pergamon Press；1994. p.1643-1647.
5) Bowlby J : Attachment : Attachment and Loss Vol.1. Basic Books；1969. 黒田実郎ほか訳：母子関係の理論Ⅰ　愛着行動．岩崎学術出版社；1976.
6) Erikson EH : Identity and the Life Cycle. International University Press；1959. 小此木啓吾訳：自我同一性―アイデンティティとライフ・サイクル．誠信書房；1973.
7) 村井潤一編：発達の理論―発達と教育・その基本問題を考える．ミネルヴァ書房；1977.
8) 藤﨑眞知代：発達心理学と心理支援．井上孝代，山崎晃，藤﨑眞知代編：心理支援論―心理学教育の新スタンダード構築をめざして．風間書房；2011. p.47-58.
9) ベネッセ教育研究開発センター：第2回子ども生活実態基本調査報告書．ベネッセコーポレーション；2010.
10) May R : The Discovery of the Being : Writings in Existential Psychology. W.W.Norton and Company；1983. 伊東博，伊東順子訳：存在の発見．誠信書房；1986.

参考文献

1) 繁田進：愛着の発達―母と子の心の結びつき．大日本図書；1987.
2) 柏木惠子：子どもが育つ条件　家族心理学から考える．岩波書店；2008.
3) 佐久間路子，遠藤利彦，無藤隆：幼児期・児童期における自己理解の発達―内的側面と評価的側面に着目して．発達心理学研究 2000；11（3）：176-187.
4) 佐藤淑子：イギリスのいい子日本のいい子―自己主張とがまんの教育学．中央公論新社；2001.
5) Crick NR, Dodge KA : A review and reformulation of social information processing mechanisms in children's social adjustment. Psychological Bulletin 1994；115（1）：74-101.
6) Harter S : The self. Damon D, Lerner RM, Eisenberg N : Handbook of Child Psychology Vol.3 Social, Emotional, and Personelty Development. 6th ed. John. Wiley & Sons；2006. p.505-570.

Chapter IV 子どもの発達の理解と支援

2. 子どもと遊び，医療のなかの遊び

A. 子どもと遊び

1) 子どもにとっての遊び

a. Rousseauによる遊びの本質

　「子どもの発見者」とされるRousseauは，『エミール』のなかで，「室内のよどんだ空気のなかで過ごさせる代わりに，毎日，原野の真ん中で遊ばせたい。子どもはそこで，駆けたり跳ねたりして，日に何遍も転ぶだろう。それでよいのだ。彼はそれだけ早く起き上がるだろう。自由であるという安楽さは，傷を償っても余りある」と，子どもにとっての遊びの本質を見事に表現したが，子どもにとって遊びは欠くことができないものであり，それは病気の子どもにとっても例外ではない。

b. 子どもの遊びの特徴

　大人のいわゆる「遊び」とは違い，子どもの遊びは，その遊びの過程において，みずからが自発的に外界へ働きかけていく活動であり，満足を満たし緊張感を包含する楽しい活動であり，自由で束縛のない活動であり，内発的欲求から生まれてくる想像的・創造的な自己活動・自己表出の場である。つまり，遊び自体が学習活動（遊びながら学ぶ）であり，漸進的，全精神的な活動の場なのである。特に幼児後期の子どもにとっては遊びが主導的活動とされる理由は，ここにある。

2) 遊びに関する理論・研究 ——子どもはなぜ遊ぶのか

　遊びの発生に関しては，多くの理論が存在している。あり余った活動エネルギーの結果として子どもは遊ぶとする「余剰エネルギー説（Spencer）」や人間という種がヒト化の過程で獲得した活動は，個人の精神のなかでも順次復活するとの発達観に立ち，原始人の獲得した狩猟生活の復活が子ども時代の「遊び」であるとする「文化反復説（Hall）」，性本能を軸にしたコンプレックスの「浄化作用説（Freud）」など，枚挙にいとまがない。

　だが，これらの遊び理論の多くに共通してみられるのは，大人の「遊び」の論理をもって子どもの遊びを説明していることである。先述したように，子どもとっての遊びは，興味，気晴らし，作業以上のものであり，彼らは遊びを通して，身体

や心を成長させるということを銘記しておかなくてはならない。遊びは，子どもの生活のなかで「見えない学力」とも形容でき，人間としての生きる力，人生を切り開く力そのものにつながっているのである。

3) 現在の子どもの遊びの状況

ところが，子どもを取り巻く遊びの状況は激変し，「遊ばない子ども，遊べない子ども」の状況が長く問題視され続けている。その要因としては，知的詰め込み主義の横行による遊びの制限と禁止，安全教育の美名に隠れての保護過剰，遊びの禁止，遊び時間・空間の喪失などが指摘されているが，情報化社会に突入したとされる1990年代に入ってからは，まさに情報化社会の特徴とされる状況が，子どもの遊びにも如実に現れ，パソコンや携帯型ゲームなどの遊びが，まさに遊びを席巻してしまった状況がある。

4) 子どもの遊びの構造と大人に必要とされる姿勢

a. 子どもの遊びの構造

活動は，ある対象（客体）に対する目的意識的な取り組みで，その結果を一定程度予測し，見通しをもった展開であり，この点においては遊びも共通している。しかし，遊び活動の特徴は，活動を引き起こす動機があらかじめ働きかける対象との関係で，必ずしも明確な見通しのうえに成立しているのではなく，動機自身が活動のなかで創り出されていく点にある。つまり，活動の過程そのもののなかに動機が内在し，決して活動の結果を予測したうえに動機が発生しているのではない。大人のいわゆる遊びとの基本的な違いはここにある。

b. 子どもの遊びにかかわる大人の姿勢

このことを鑑みて，子どもの遊びにかかわる大人の姿勢は，先にあげた理論のように，遊びを唯一の目的とせず，常に遊びの自発性と能動性を高める性質のものであるとの認識に立つものでなくてはならない。かつては，地域に存在していた異年齢の子ども集団において，彼らは目を輝かせておもしろさを追求していた。異年齢集団がほとんどなくなった現在，遊びの伝承は保育所だけになったともいわれる。

しかし，保育所において，何をしてもよい自由遊びの時間でも，何をするでもなくぶらぶらしていたり，同じことを繰り返し，意欲的に遊んでいない子どもが多くなったことが指摘されている。そのような状況を受けて，設定保育のなかでの遊びが，保育者の意図が全面的に出すぎて，結果的にいきいきとした遊びになっていない状況が多々あることも指摘されている。

つまり，私たち大人がもつべき姿勢は，子どもの遊びに向かう場合，遊びを強く先導するのではなく，あくまでも子どもの遊びへの意欲を引き出すものでなくてはならないことである。

B. 医療のなかでの遊び

1) 病気の子どもの遊び

a. 遊びの特別な意味

　これまで述べてきたことは，まさしく病気の子どもにとっても同じであることを，私たちはまず銘記しなくてはならない。加えて，彼らにとって，遊びは強力な治療の要素にもなり得ることにもっと確信を抱き，遊びの組織化に大きな注意を向けなくてはならない。ストレスや緊張がのしかかる入院生活のなかにいる彼らにとって，遊びは，その困難に対処する力をつける手段ともなり，襲ってくる不安やおそれを受け止める際の安全弁としての役割を果たす，非常に大切なものなのである。

　つまり，病気の子どもにとって，遊びは特別な意味をもっているのである。自信を保持し，かつ自信を回復する助けとなり，病気の回復と社会復帰を助けるうえで，最も有効な手段の一つにもなり得るのである。

b. 医療における遊びの重要性

　私たちは，子どもが動揺する検査や処置を行う前に，一緒に遊ぶと協力が得やすくなったり，呼吸練習をするときも「しゃぼん玉吹き」などの遊びを取り入れると効果が上がることをしばしば経験している。つまり，遊びを取り入れることが時間の節約につながる貴重で大切なケアであることだと理解しているはずである。

　病気が重くて遊べない子どもも，平静な気持ちで遊びから遠ざかっているのではない。彼らの多くは，「見る」だけでも，プレイルームに連れて行ってもらうことを選ぶものだ。混合病棟やICUから転床してきた子どもがじっと黙って静かにしている状況も，遊びへの配慮がほとんどなかった環境のつらさに対する，彼らの最も一般的な批判として受け止めなくてはなるまい。

2) 病気の子どもの遊びに対する研究

a. 重要視されなかった原因

　病気の子どもの遊びについての関心が生まれたのは，子どもの療養支援において先進的といわれる英国においても比較的最近である。その背景には，「科学の

幕開け」といわれる19世紀後半〜20世紀前半，西欧社会では自然科学的分析手法を用い，驚くばかりの技術的発展を遂げたことに一因がある。

医学の分野でもこの手法が用いられ，消毒法，殺菌法が解明されるなか，大きな問題とされていた乳児死亡が激減し，人びとの医学への信頼は絶対的なものとなった。これらの手法が医学に大きく貢献したことは間違いないが，さらなる細分化と科学万能の風潮を生み出した。それはまた，人を人としてではなく生物学的視点でみるという土壌をつくり上げることとなった。そして，「感染防止」という名のもとに，親は子どものケアから排除されただけでなく，面会も禁止され，さらに子どもの「（病気ではあっても）遊びたい」という気持ちへの配慮も皆無であった。先陣を切ってこのような状況に突入をしたのも，またこの問題の深刻さにいち早く気づいたのも英国であった。

b. 遊びの制限による問題の指摘

このような変化が子どもに与えている影響の深刻さを指摘したのは，1946年に出されたカーティス報告[1]であり，子どもの心の痛みを世に問うたのがRobertsonである[2]。これらの先行研究を受けて，英国政府は「入院している子どもたちはどのようなケアを必要としているか」を有識者，実践者に諮問した。その成果が1959年にプラット―報告[3]として答申され，そこには「子どもは年齢や病状に応じて，遊び，レクリエーション，教育の機会が与えられなくてはならない」と子どものもつ基本的人権として，入院している子どもへの遊びを位置づけた。この精神はEU（欧州連合）に引き継がれ，現在も小児医療に大きな影響を与えている。

3）病院内での遊びの意義

このように英国では政府はもとより，民間・個人のレベルでも病気の子どもの遊びのあり方とその意義を問い続けてきたが，病院において遊びを子どもに提供する意義としては，次の4つがあげられている。

a. 不安を軽減する

見慣れない人や物であふれ，家庭とは異なる生活リズムに組み込まれ，注射や服薬，処置など痛みやおそれに対処しなくてはならない状況は，子どもに強い不安をもたらす。その生活に慣れたとしても，単調な日課による退屈と，それによりストレスが生じる。このときに遊びは，不安や緊張，対立などをめぐる感情の安全弁の働きをもち，単なる気分転換以上のものとなる。加えて，トラウマ的体験をもっている子どもは，遊ぶこと，描くこと，話すことを何度も繰り返すなかで，不安な感情に支配されている状況を乗り越える力を育む。また，親やスタッフも子

Chapter IV 子どもの発達の理解と支援

どもの遊んでいる姿を見ることで安心できる。

b. 病気の回復を早める

遊びを通して不安が軽減するにつれて，子どもは自分の病気や置かれている環境への関心を強め，これらすべてが病気からの早期回復につながる。

c. コミュニケーションを促進する

入院によって，不安のなかにいる多くの子どもは自分から遊ぶことは難しい。しかし，適切で安全な玩具や創作材料があり，信頼できる大人がそばにいて，その大人が遊ぶことを励まし，子どものがんばりを評価するならば，子ども（特に幼児）は，生き生きと遊ぶことも明らかになっている[4]。遊んでいるときや絵を描いているときに，よく話をするし，これらの活動のなかに，気持ちを伝えようとしている場合もある。さらに病棟内に遊びが組織されていると，親とスタッフ，スタッフ間のコミュニケーションが増すことも明らかにされている[5]。

d. 入院や手術への準備となる

入院前に子どもが母親と病棟を訪れ，受け持ちの看護師と一緒に，ほかの子どもの遊びに参加することを計画化している病院が一般的になっている。遊びは，家庭と病院の橋渡しや家庭での生活感の取り戻しにも役立っている。

ほかにも，成長発達を促す普通の活動を継続できること，けがや事故が減ること，入院している子どもは受け身的立場に置かれている場合が多いので，遊びのなかで自己達成感が得られること，ほかの子どもとの交流で仲間意識や支え合いができること，スタッフも子どもの普段の行動が理解しやすいこと，治療にも寄与できることなど，数多くの意義が認められている。

4）CCS の役割と他職種との協働

a. CCS の存在理由

わが国において養成が始まった子ども療養支援士（Child Care Staff：CCS）は「入院している子どもの遊びを専門にみる職種」と定義してもよかろう。英国において同様の職種である HPS は，不安や退屈に過ごしている子どもの無言のうちにあるニーズと，子どもに十分な時間を割くことができず，そのニーズに十分に応えられない看護師のニーズから生まれたものであった。しかし，入院している子どもへの遊びの提供には，健康な子ども以上の配慮を要することが認識されてから，児童心理を学んだ常勤で有給の HPS の存在が病棟に不可欠であるという声が大きくなった。現在英国では，すべての小児専門病院やほとんどの病院・病棟には HPS，教師・保育士が働いている[6]。

b. CCSの役割

CCSの役割としては,
① 遊びの計画を作成する
② 臨床における判断に寄与する
③ 混乱状態あるいはコーピングが難しい状況にある子どもや親を支援する
④ (院内教師と協力して) 子どもの入院生活のなかに普段の生活を何か組み込む
⑤ 特殊な治療を受ける子どもに付き添ったり, 治療を支援する
⑥ 子どもの遊びに看護師を加える

ことなどがあげられ, 病気の子どもの遊びへの中核的役割を担う存在である。わが国では, その途についたばかりといえるが, 子どものアドボケーターとして, 大きな期待がもてる職種である。

c. 他職種との協働

子どもの遊びの専門家であるCCSがいる場でも, CCSだけが遊びを支援する職種ではないことを最後に強調しておきたい。子どもと接する職種は誰もが, 子どもたちの遊びのニーズをいつでも引き出し, それに応えられる"遊びのきっかけづくりをする職種"と自覚していなければならない。また, 期待をもって新しい職種としてのCCSを迎えるとともに, "なわばり意識"よりは, むしろある程度の健全な"役割の重なり"の意識で協働し, 子どもに向かうことが最善である。

（鈴木敦子）

文献

1) Ministry of Health : Report of Care of Children (Curtis Report). HMSO, 1949.
2) Robertson J : Young Children in Hospital. Tavistock, 1958.
3) Ministry of Health : The Welfare of Children in Hospital (Platt Report). HMSO, 1959.
4) Weller BF, 鈴木敦子ほか訳：病める子どもの遊びと看護. 医学書院；1988.
5) Muller DJ, 梶山祥子, 鈴木敦子訳：病める子どものこころと看護. 医学書院；1988.
6) Save the Children : Hospital － Deprived Environment for Children, 1989.

Chapter Ⅳ
子どもの発達の理解と支援

3. 子どもと家族の心理

はじめに

　子どもの療育環境において，子どもと家族の心理をダイナミックに理解しておくことは，大切な条件である。療育環境においては，通常の家庭のなかで自然に行われていることが欠ける場合が多い。これを補うために，通常の家庭で起こることを意識しておくことは必須である。

A. 家族のシステムとその病理

　家族の成り立ちとその心理を理解するために，はじめに症例を提示し，そこからいくつかのことについて考える。はじめに取り上げるのは母親の夫への不満が，子どもの登校拒否を引き起こした症例である[1]。

1) 子どもの登校拒否を引き起こした症例

　小学2年のA夫が学校に行かなくなったきっかけは，給食を食べられず叱責されたことであった。家で母親と過ごす時間が長くなって，A夫は急に甘えん坊になり，添い寝を要求するまでになる。これを母親が保護的に満たしてやったのは，A夫がとても不安になっていることが，よくわかったからであった。実は不安なのはA夫だけではなく，母親もA夫が登校拒否を起こす3か月前，酒を飲んでは暴力をふるう夫にたまりかね，A夫の姉とA夫を連れて実家に逃げ帰ったことがあった。夫に泣いて詫びられ，結局もとの鞘に収まったが，この事件をきっかけに母親の夫に対する不満が一気に噴出したのである。
　母親は夫と生活していることをたまらなく不安に感じ始めていた。A夫に対する過剰な保護は，実際は夫に対する不満が迂回的（保護的）に表現されたものだったのである。

2) 家族システム論

　家族の間の関係を家族システム論から考えたい。家族システム論とは，家族の

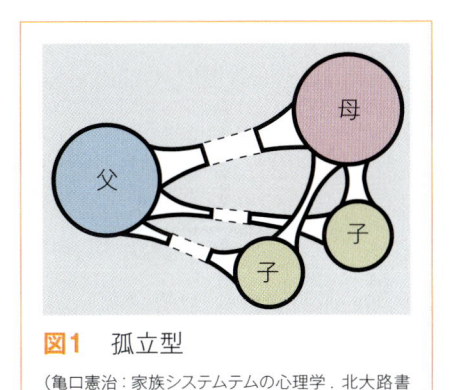

図1 孤立型
(亀口憲治：家族システムテムの心理学．北大路書房；1992[2])より）

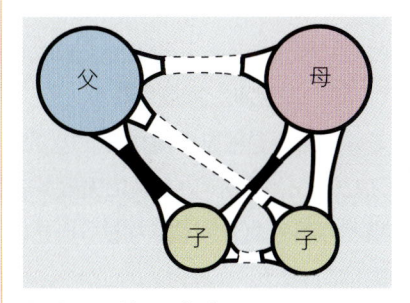

図2 迂遠回避型
(亀口憲治：家族システムテムの心理学．北大路書房；1992[2])より）

個々のメンバーを独立した存在として考えるのではなく，相互に関係するシステムとして考える立場である。

家族は個々のメンバーが相互に関連し合って健康な状態をつくっているが，病的な関係が生じることもある。そのなかから，孤立型と迂遠回避型（攻撃型と保護型がある）について解説する[2]。

a. 孤立型（図1）

父親が仕事優先で，家族メンバーとの情緒的交流のない状態である。父親が家族メンバーと情緒的にかかわっていない場合，一家のまとめ役である父親がその立場を自覚して参加するように働きかけていくことが効果的である。

b. 迂遠回避型（攻撃型と保護型，図2）

夫婦間の対立や葛藤があるのに直接夫婦間で向き合うことを回避し，それが子どもに対する厳しすぎるしつけという形で攻撃的に表出している状態である（攻撃型）。一方，これが攻撃でなく過度に保護的になるのが保護型である。この場合，保護は過度な不満や不安に基づくものなので，自然な保護的機能を超え，子どもの自立を阻害してしまう。先にあげた症例は，迂遠回避型の過剰な不安に基づく保護型の例である。

入院などの事態に対しては，入院時の家族間の関係がどのようなものであるか，十分考慮して望むことが大切であることが，この症例から読み取れるであろう。

B. 親子関係とアタッチメントからの自立

親の仕事は，①子どもを保護し育てること，②社会のルールを伝えること，である。とりわけ必要なのは保護，そして母親との間に信頼感をつくることであるが，

育児の時期に母親が，うつ状態であるなどの問題があると，母親から自立していくことが困難な課題になる。

この自立の過程を分離個体化のプロセスという。このプロセスに失敗すると親との間で葛藤が強くなり，自立に失敗してしまう。

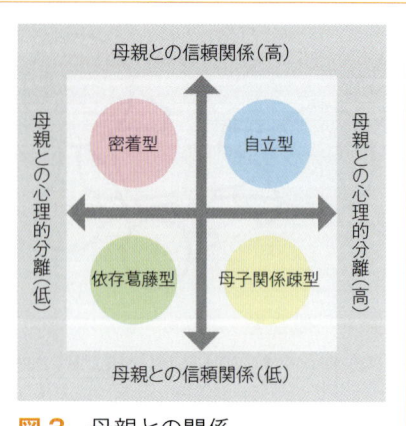

図3 母親との関係
(水木深喜, 山根律子：青年期から成人期への移行期に置ける母娘関係. 教育心理学研究 2011；59(4)：462-473[3] より)

1) 子どもを保護し育てる

a. 母親との信頼と心理的分離の関係

母親との信頼と心理的分離の関係は図3のようになる。信頼も分離も低いと，母親との関係は葛藤的になり，人との間に一貫した関係をつくることができなくなる。臨床的にはこの型の子どもの病理が最も深くなる。また，心理的分離が低いと過度に依存した密着型になり，母親も同時に依存性が高いと共依存の状態になってしまう。信頼感ができていないと，情緒的な関係を人との間に築けない回避的なタイプになり，深い人間関係を営んでいくことが困難な不適応の原因になる。

b.「ほどよい母親」による子育て

信頼も心理的分離も成し遂げている自立型が最もいいのであるが，それは，完璧に信頼できて，完璧に分離できている母子関係というよりは，ほどよい母親の育児から生まれるものである。こうした関係を生む母親を Winnicott は，ほどよい母（good enough mother）と表現している[4]。不自然に力んだ母子関係でなく周りと自然に助け合いながら子育てできることが最も理想であろう。こうした，ほどよい関係ができていないと，入院などの不測の事態は葛藤に満ちたものになり，自立のプロセスを損なってしまう。

しかし，その子の背景にあるプロセスがどのようなものであるか支援者が認識できていれば，そのプロセスを促進することが可能になり，入院はときとして，その子が成長を遂げる，よい意味での試練として，その子がもともともっているレジリエンスを呼び起こす，よい機会にもなる。

2) 社会のルールを伝える

a. しつけに対する姿勢
　もう一つの課題は，この社会のルールを親という権威を通じて伝えることである[5,6]。親（特に父親）は，それ自体が病理である権力をふるうのではなく，権威であることが大切である。権威とは親の安定した経験によって，滲み出すものであり，権力と強制によるものではない。しつけは課題に合わせて両親が協力して行うのがよい。

b. 父親の育てる機能
　以下の5つがあげられる[7]。
① よきモデル
② 母親を経済的・心理的に支える：父親の失業などは母親の不安定を生み出し，家庭の混乱・基盤のなさの原因になる
③ 心理的なスペアとして一人の親へかかる心理的な負担を軽減する
④ 母からの分離を促進する：母親との過度な密着から分離させていく役割である
⑤ 客観的にみること：たとえば母親は父と子どもの関係を見て，子どもとの関係を振り返るヒントになる

　こうした父親の援助やサポートの有無が，入院という事態に際しても大きな支えになることは，よく知られた事実であり，子どもの病気の受け止め方や，入院をプラスの試練として受け止めるチャンスになるのである。

C. 親と子の世代間伝達

1) 家族の世代間連鎖

　親子の関係，特に母子の関係は，その母子間の関係のみで成り立っているのではなく，その前の世代や母親自身がその母からどのような育児を受けてきたかによっても強く影響を受けている。その意味で育児とは前の世代，そしてもはや遡ることのできない，かつての世代から連綿と続く世代の連鎖のなかで，初めて理解できるものである。そのことを家族の世代間連鎖という。それを具体的に理解するために，はじめに症例をあげる。

a. 心因性嘔吐の症例
●摂食障害に対する著者の考え
　症例は心因性嘔吐であるが，著者は，摂食障害とは祖母から母そして娘へと続く親子三代の病理だと考えている。母親は自分自身の子育て体験を認め，その事

実を受け入れることによって，自分の娘の現在を受け入れることができるようになるという例である[8,9]。

● B 子の症例

B 子は激しい嘔吐を繰り返す小 3 の女子である。プレイルームで遊んで気づいたのは，B 子が，なんでも手伝ってもらいたがるということであった。受身的な B 子と遊んでいると，つい，こちらも手伝ってあげたくなる。B 子は，自分一人でやるだけの自信とエネルギーをもっていなかった。B 子の母親には，それがしゃくの種であった。宿題が終わらなかったり，翌日いやなテストがあると嘔吐が起こることに，母親は気づいていた。母親は吐きだすような激しい口調で「いやなことを克服できる人間に成長してほしい」と語った。とても，エネルギッシュな母親なのである。

● B 子の母親の過去と自身の不安

この母親の実父は人がよいだけで仕事もせずにブラブラしていたとのことで，そのため母親は中学のころから実母と 2 人，水商売をしながら必死で働き，寒い冬の朝も買い出しに出かけた。この克己心の強い母親からみれば，B 子のふがいなさに腹が立つのは当然のことであった。

母親はこのつらく悲しい娘時代を初めて他人である著者（治療者）に打ち明けたのである。不思議なことにこの告白の後，母親は自分の不安を語り始める。それは現在の夫が，前妻と正式に離婚していないため，同居はしているものの，籍を入れていないということであった。母親は最近，最愛の母を亡くしていたため，いっそう頼りない気分を募らせていた。

● 母親の B 子に対する変化

母親は，自分のなかにある不安や，頼りなさ，そして怒りを認めながら表現するにつれて自分と同じように今不安を感じている B 子を次第に受け入れていく。母親はやがて，B 子が嘔吐すると夜中でも背中をさすってあげるまでに変わっていった。

実母から母への過酷な体験は無自覚のうちに B 子を拒否するという形で娘に影響を及ぼしていたのである。これは家族関係のなかにあって，世代間を貫く世代間伝達の問題がいかに家族の心理に影響を与えるかという例である。

b. 世代間伝達からの解放

世代間伝達とは，親が自分自身の親からの育児体験に強く影響され，自分の育児を行ってしまうことであることは先に述べた。それが無意識のもので，現在の子育てにマイナスの影響を与えている場合，自分自身のマイナスであった親子関係を語り，意識化することで，連鎖的な呪縛は解かれる。渡辺[10]は，この 3 世代に及ぶ負の連鎖を図 4 のように示している。世代間伝達は，虐待の連鎖や摂食障害の発生因子として大きな問題を含むものである。

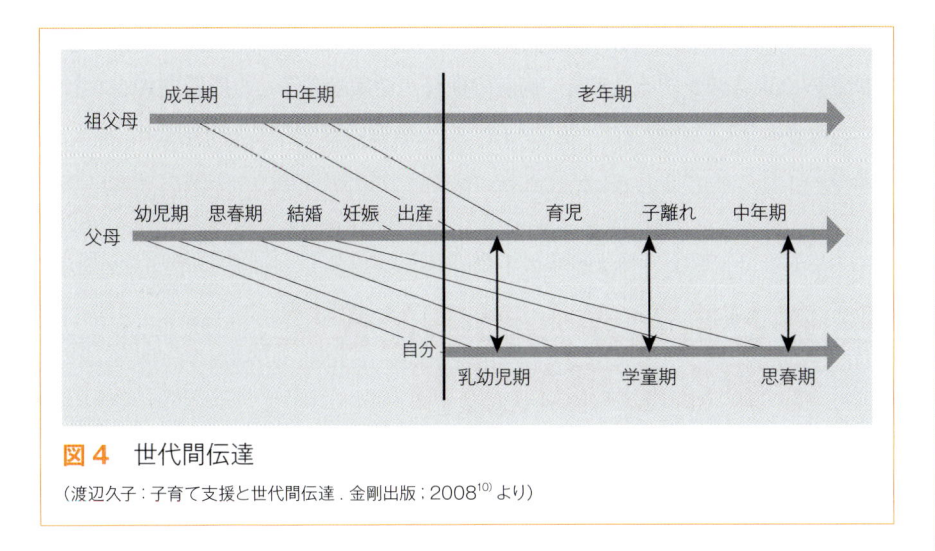

図4 世代間伝達
(渡辺久子:子育て支援と世代間伝達. 金剛出版:2008[10] より)

D. きょうだい関係と家族の心理

1) きょうだいがいることの利点・不利な点

表1にきょうだいがいることの利点をあげておく。反対に「困ることは？」という質問に最も多かった回答は「嫉妬心をもつ」ということで、全体の60％に上った[9]。嫉妬がいかにポピュラーなものであるかがわかる。また嫉妬心という負の感情のカタルシスは難しく、その方法を母親に尋ねたところ、一番多かったのは「両方に時間を取り、構ってやること」であり、2番目が「公平に扱う」であった。

2) 入院する子どものきょうだいへの対応

子どもの入院に際しては、その子にのみ注意と注目が集中し、きょうだいへの配慮が二の次になりがちである。そのことが後にきょうだいの不満として表れることが往々にして起こる。これは致し方ない面もあるが、きょうだいに対して少し配慮し

表1 きょうだい関係の利点

①大人よりまねしやすい
②大人より絶対でない
③大人より競争自体で真剣である
④大人に比べて役割を交代しやすい
⑤大人（親）に叱られたときの逃げ場になる
⑥親の期待が分散する

Chapter IV　子どもの発達の理解と支援

たり，父親や家族などの助けを借りて，きょうだいへの配慮をしてもらうだけでも後の問題の出現は減少する。また，病院の保育士や病棟の子ども療養支援士などがそうしたきょうだいへのサポートや入院という事態の説明などの役割を担うことができる。

E. 子どもとかかわるときに必要な心理的情報

　子どもとかかわるときに考えなければならない大切な心理的情報を，子どもと親とに分けて述べる。

1）子どもについての情報

　両親の離婚や子どものこれまでの病歴，生育歴など，すでにわかっている情報があれば両親などから聞いておく必要がある。子どもの性格についてはぜひ知りたい。その子の対人関係は孤立的か（これは対大人，対子どもの2面がある），あるいは，ベタベタと依存的か，回避的か，依存したい気持ちと一人でやりたい気持ちの葛藤があるか，あるいは他人とすぐトラブルを起こして混乱しがちか，などである。
　また，大人や子どもに対してきちんと，できれば言葉を使って自己主張ができるか，反抗ができるか，怒りを出せるかどうか，それを大人の言い聞かせでおさめることや，ある程度自分でコントロールできるか，なども重要な情報である。

2）親についての情報

　親について次のすべてを知らなければならないことはないが，①夫婦の職業や経済状態，②家族構成，③夫婦関係など，差し支えない範囲で聞いておくと，その家族について具体的な像をイメージしやすくなる。
　①の夫婦の職業および経済状態というのは，家庭の基礎を支えるものであり土台である。もしできるなら，会社員や公務員というレベルではなく，具体的に職種を聞いておくとよい。銀行が冬の時代には父親が銀行員，自動車会社のリストラが続いた時代は自動車会社に勤めていることが，心理的問題を抱える子に多かった記憶がある。現代であれば，父親の失職が虐待の遠因としてある例などがある。夫婦が共働きであれば，その背景や夫の妻への理解の程度，あるいは専業主婦であるが不満を囲っているなどの情報が，子どものサポートに関してよい情報にな

る。

　②の家族構成は，父母のそれぞれの親が存命で同居しているかなどの情報，また同居家族の範囲などを聞いておくと，その家族の力動を立体的に把握できる。さらに，当該の子どものサポート源として誰が活用できる状態か知ることもできる。

　③の夫婦関係について，夫婦の関係は（父親経由，母親経由など）様々なルートを通じて子どもに影響することがわかっている（こうした家族ダイナミクスに関しては，先にあげたA夫の家族関係と病理を参照すること）。

3）子どものレジリエンス

　最後に，最も重要なのはその子どものレジリエンス（resilience）である。これは，その子どもが，現在の入院という過酷な状況に対する回復力（もともともっている可塑性や柔軟性）がどの程度あるかという重要な尺度である。語源的には，「病気や変化または不運から素早く回復する能力，または浮力」とされ，「弾力性」「立ち直り」などの訳語が使われることもある。以下にその例をいくつかあげておきたい[11]。
①自分のことを心から愛してくれる人がいる
②自分のことを話せる人が家族以外にもいる
③自分の力でやり遂げたい
④いやな思いやつらい思いをしてもすぐ忘れる
⑤困ったことがあると解決方法を考えようとする
⑥楽観的で失敗を心配することがない
などである。

　つまり，それが家族であれ家族以外の人であれ，愛してくれる人がいると感じられること，自分で解決しようとする力があること，また楽天的であることが何よりも大切なのである。このレジリエンスの力によって，その子の将来の適応力が左右されるものであることがわかる。

（井原成男）

Chapter IV　子どもの発達の理解と支援

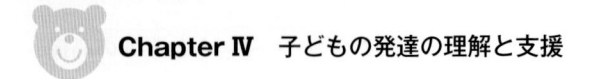

文献

1) 井原成男：心のケア─子ども相談の実際．日本小児医事出版；1998．p.91-92．
2) 亀口憲治：家族システムテムの心理学．北大路書房；1992．p.42-46．
3) 水木深喜，山根律子：青年期から成人期への移行期に置ける母娘関係．教育心理学研究 2011；59(4)：462-473．
4) 井原成男：ウィニコットと移行対象の発達心理学．福村出版；2009．p.99-101．
5) 井原成男：ルールを守れない子の心理と対応．児童心理 2009；63(8)：32-37．
6) 井原成男：ルール，マナー，規範の意味．児童心理 2011；66(1)：89-93．
7) 井原成男：子育てカウンセリング．育て直しの発達心理学．福村出版；2008．p.143-175．
8) 井原成男：食と身体の臨床心理学．山王出版；2006．p.89-112．
9) 井原成男：親と子の心のカルテ．新興医学出版社；1989．p.75．
10) 渡辺久子：子育て支援と世代間伝達．金剛出版；2008．p.27．
11) 小花和尚子：幼児期のレジリエンス．ナカニシヤ出版；2004．p.47-57

参考文献

1) 井原成男：心のケア─子ども相談の実際．日本小児医事出版；1998．
2) 井原成男：子育てカウンセリング．育て直しの発達心理学．福村出版；2008．
3) 渡辺久子：子育て支援と世代間伝達．金剛出版；2008．

Chapter V

子どもの療養支援の理論と方法

Chapter V 子どもの療養支援の理論と方法

1. 子どもの心理・社会的支援の実際

はじめに

　小児病棟に入院する子どもたちを取り巻く状況は実に様々である。手術や検査，治療のための予定入院で，あらかじめ親子で話し合い心の準備をしたうえで入院してくる場合もあるが，そうでない場合も少なくない。

　「急患です。あと30分で手術室に向かいます。子どもが怖がっているので来てください。」

　「手術のために来たのですが，麻酔科外来まで来て，逃げ出してしまいました。一緒に探してください。本人は手術をすると聞いていなかったようです。」

　「体調不良で近隣病院に行きましたが，検査の結果，近隣病院では治療できないことがわかり当院に入院してきました。4歳です。看護師や医者が行くと，怒っていて何もさせてくれません。注射も検査もできないのでかかわってもらえませんか。」

　「また再発しました。何もやる気がしないと寝てばかりいます。ほとんど口も聞きません。」

　「脳炎の回復期，高校生，目下のところ発達年齢4歳ぐらいでしょうか。」

　など，子どもたちの状況はあらかじめ想像ができないことも多い。

　このように，怒りや不安，恐怖，いらだち，恨み，心配，悲しみなど，様々な負の感情で心が支配された子どもたちに対して，私たち ── 子ども療養支援士（CCS）・CLS・HPS（以下，子ども療養支援士等）── ができることは何であろうか。

　治療は続くが，症状は一進一退を繰り返し，なかなか退院できない子どもたち。退屈と不満，不信と不安などを抱きながら，病院生活を送らなければならない子どもたち。著者は，退院が近づいても，退院してからの生活を考えると心配や不安で心が晴れない子どもたちをこれまで何人も見てきた。家族や医療関係者による懸命な治療・ケアに支えられながら病と闘う子どもたちに，私たちは専門職として何ができるだろうか。

A. 子ども療養支援士等による支援の目的

　子ども療養支援士等は、遊びや精神的サポートを通して、病気や障がいがあっても、のびのびと子どもらしく生活できるように、子どもやその家族を支えることを目的とした職種である（**表1**）。

　このことは、療養生活を送る子どもの人権について考えること、また子どもが入院生活において、親に付き添ってもらえる権利や遊びと教育に参加する権利、子どもなりに病状や治療を理解し医療に主体的に参加する権利などが制約を受けてはいないかを考え、それら子どもの権利を遂行できるようにサポートすること、ともいえる。子ども療養支援士等は、そのことに特化し、全力を尽くす職種である。

B. 子ども療養支援士等による支援方法

　子ども療養支援士等の支援の場では、まず子どもと家族に会い、遊びや会話を通して信頼関係を構築していく。そのときに、どのようなサポートをすれば、子どもたちがより楽に、幸せに、のびのびと子どもらしく病院での日常生活を送れるかを把握するように努める。過去の経験や現在の病状を知り、治療方針等を知ることも大切である。

　最も大切なことは、子どもや家族をよく見ることである。そして、子どもを1人の人間として尊重し、個々の個性に合ったかかわりができねばならない。子どもが何を喜ぶか、何を欲しているか、どうすれば楽になるか、なぜ怒っているのか、どうすれば気持ちが落ちつくのか。自分の知識を総動員し全力を尽くして、その謎解きのために考え、一人ひとりの子どもの環境と個性に適したサポートを提供しなければならない。

　冒頭に述べたように、子ども一人ひとりの個性や環境、病状は異なる。十把一絡げに「○○歳児だからこんなかかわりと介入をする。」などは言語道断である。

　こちらの介入に対する子どもの反応を寸分違わずに感じ取り、子どものために何をするべきかを常に考えていなければならない。これは極めて創造的な作業であ

表1 子ども療養支援士等による支援の本質

- 子どもとその家族が、病期や障がいを受け入れ、意欲をもって治療に取り組み、病気を克服したり、病気とともに歩むことができるようになるためのサポートをする
- 子どもが今ある自分を受け容れて、より豊かな人生を、自信をもって歩んでいけるためのサポートをする

Chapter V 子どもの療養支援の理論と方法

> **表2** 子ども療養支援士等の役割
>
> - 発達を援助する遊び，気晴らしになる遊びなど，非日常の病院生活のなかで，正常な子どもらしくのびのびとできるような遊びなどを日常的に提供する
> - 子どもがこれから経験することを把握し，順応して対処できるようにする。また，このことがプラスの経験となるように心のサポートをする
> - 病気と闘う子どもたちのために，きょうだいを含めた家族が前向きに対処できるように，家族の絆を失わないようにサポートする
> - 個々の子どもと家族に合った方法でのサポートを行う（様々なストレスコーピング法，治癒的遊び，グリーフケアとしてのかかわり，青少年への特別な配慮やかかわり，他職種連携による「子どもと家族」を中心とした医療・ケアの提供）
> - 検査・治療・看護のどの場面においても，すべての医療チームが子どもをサポートするための様々な遊びの介入ができるように，遊びの技術を奨励し，啓発する
> - 後進の指導をする

る。そして，これこそが我々，子ども療養支援士等の仕事の基本であり，他職種と差別化される職種としての本質である（表2）。

このようなことが瞬時に，かつ的確にできるようになるには，自分の意向ではなく，子どもの意向に常に耳を傾けるようにするとともに，継続的な訓練も必要である。その子の人生を考えたかかわりができるように，常に心を研ぎ澄まして，子どもに相対することが求められる。これは決して容易なことではなく，マニュアル的な対応では成り立たない。無論，マニュアルどおりの対処で仕事ができるのであれば，この職種は必要ないであろう。

C. 事例紹介

著者は，大阪府立母子保健総合医療センター（以下，当院）において，不安や恐怖をできるだけ軽減するために，グループでのプレパレーションを多くの子どもたちに行っている。プレパレーションDVDをかけたり，プレパレーションブックを手の届くところに置くことにより，子どもと家族がこれから経験することのあらましを知ることができ，大方の不安を軽減することができている。

一方で，不安を抱いている子どもや何が起こるか理解できていない子どもを見極めて，その子どもに合わせた個別のプレパレーションも行っている。それにより100パーセント近く子どもの不安や恐怖などのストレスを軽減することができている[1]。

以下に，著者がこれまでに行ったプレパレーション事例の中から，いくつかのケースを紹介する。

1. 子どもの心理・社会的支援の実際

1）緊急入院で手術を受ける患児への支援

「虫垂炎の急患が，もうすぐ手術室に向かいます。かかわってもらえませんか。」と看護師から電話がかかってきた。訪室すると，5歳の女児であるSちゃんは，ベッド上にぺたっと座っていた。母親は緊張し，あわてた様子で，看護師や医師と打ち合わせをしたり，電話をかけたりしており，放心状態でぼうっとしている患児に言葉をかける余裕はないようだった。Sちゃんは，何が起こっているのかがわからないのであろう。無表情でこちらを見ている。

ホスピタル・プレイ士[注1)]が「こんにちは」と挨拶すると，Sちゃんは黙ってこちらを見ている。

「今から何をするか知ってる？」と尋ねると，Sちゃんは首を横に振る。

以下は，ホスピタル・プレイ士とSちゃんの会話である。

ホスピタル・プレイ士：今から手術しに行くんだけど，手術って何のことか知ってる？
Sちゃん：知らない。
ホスピタル・プレイ士：おなか痛かったんでしょ。
Sちゃん：うん。
ホスピタル・プレイ士：眠っているうちにおなかを良い具合にしてくれることを『手術』って言うんだよ。
Sちゃん：……
ホスピタル・プレイ士：どんなところに行くか，どんな人に会うか，眠るまでに何をするか知りたい？
Sちゃん（うなずく）

MEMO
ホスピタル・プレイ士は大阪府立母子保健総合医療センターにおける院内名称で，ここではCCS・CLS・HPSの総称として用いている。

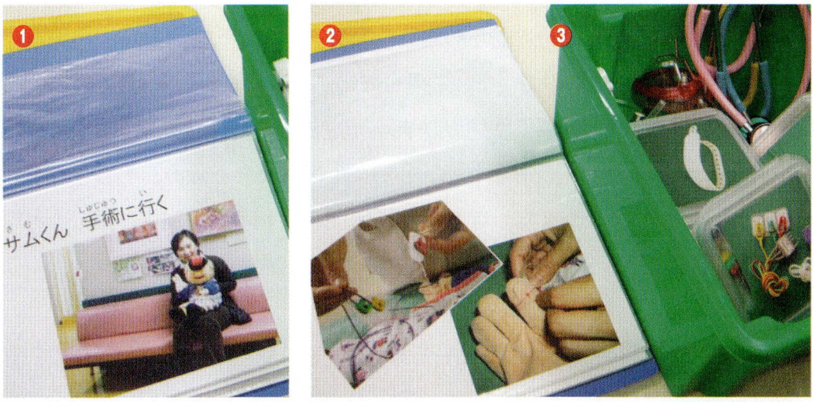

図1 手術のプレパレーションのための写真ブック（❶❷）と医療機器（❸）

Chapter V　子どもの療養支援の理論と方法

　そこでホスピタル・プレイ士が手術のプレパレーションのための写真ブックと医療機器を持ってきて話を始めると、Ｓちゃんは熱心に聞いていた（図1）。母親は少し興奮していて、手続きに忙しく、Ｓちゃんに声をかけることもなかった。

　前投薬を行う時間もなく、Ｓちゃんの不安が強いと思われたため、ホスピタル・プレイ士が、「一緒に手術室について行ってほしい？」と尋ねると、Ｓちゃんは「うん」とうなずいた。

　母親やスタッフも急な展開のため、子どもの心に配慮する余裕がなく、またＳちゃんは話を聞いて様子がわかっても不安が解消されなかったため、ホスピタル・プレイ士は心の拠り所として手術室まで付き添うことにした。母親も手術室の前まで付き添った。

　ホスピタル・プレイ士は、母親にＳちゃんにかかわりるように声をかけるが、母親は緊張しているせいか笑顔はなく、Ｓちゃんに言葉もかけられない様子であった。

　手術室の入り口で、ホスピタル・プレイ士が「看護師さんたちと手術室に行ける？」ともう一度Ｓちゃんに確かめるが、首を横に振り、一人で手術室に入っていく覚悟ができないようであった。ホスピタル・プレイ士が、「じゃあ眠るまで一緒にいるね。ぐっすり眠っている間に、お医者さんたちがおなかを良いようにしてくれるから、大丈夫だよ。お母さんはここで待っててくれるからね。」と伝え、手術室に一緒に入った。

　手術室では、看護師から話しかけられたり、心電図やモニターを付けられるときにＳちゃんが不安な表情をするので、ホスピタル・プレイ士が「さっき練習した『もしもし』のかわりのあれだよ。手にシール貼ってみたでしょ。こっちのほうがかっこいい？」「マスクが来たらどうするんだっけ？」など、『怖いものではなかった、あなたにはできることだった』ということを確認し、不安を解消し、気を紛らわせながら、麻酔の導入完了まで一緒にいた。

　手術室から戻って来て夜中に目が覚めて眠れないときに見られるようにと、また気分転換も兼ねて、術前に一緒にDVDを選んでおいた。翌日Ｓちゃんを尋ねると、夜中に目が覚めたときに気分を紛らわせることができたようだ。

　「手術は話を聞いたとおりだったし、何も怖いことはなかった」とのことだった。急な展開で病院に来て、突然に手術が決まり、母親も気持ちが動転しているなかで、子どもの不安は大きかったと思われる。Ｓちゃんの気持ちを汲み、わかりやすく丁寧に説明（プレパレーション）しながら、信頼関係を構築していき、拠り所として付き添うことで、子どもの不安や恐怖を軽減できたと思われる。

　もっと年少の3, 4歳くらいの子どもであれば、短時間でもしゃぼん玉などを使って遊んで仲良くなり、子どもが心を開いてから、検査・手術などに付いていくといった対応をとることもある。

また乳児などの場合は，検査の結果に一喜一憂している母親の不安の声を傾聴し，必要であれば看護師や医師につなぐ。母親の不安が少しでも軽減することで，母親の雰囲気を感じ取った乳幼児も穏やかになるといったケースもみられる。

2）慢性疾患により長期療養している患児への支援

　次に，幼少から再発を繰り返し，思春期になっても入院を繰り返していた男児との継続的なかかわりのケースを紹介する。

　T君は17歳の男児である。腎不全と言われてから17年，食事制限をがんばって続けてきたが改善はみられなかった。

　小学校卒業を機に，T君は移植を決意するが，手術目前になるとアミラーゼの数値が高くなって，膵炎を起こし，移植の断念を3度繰り返した。移植のために行った東京の病院から戻ると絶食の入院生活や腹膜透析を余儀なくされた。そして膵管拡張手術を2回受けた。

　中学に入ってからは毎年，手術のためにまともに学校に行けず，久々に登校するといじめにあった。思春期に入ったせいもあるが，T君は口数が減り，笑顔がみられなくなった。母親は，こんなにがんばっているT君に，これ以上がんばれとは言えず，どう励ましてよいのかわからないという思いを抱えていた。

　一方で，T君は中3で受験を控えていたことから，親子で焦りも感じていた。入院中ゲームやテレビに没頭しているT君に対して，母親は励ますどころか苛立つ気持ちが募っていた。T君の母親は，仕事を終えてから車で毎日往復3時間かけて面会に来ており，疲労が重なり，くたくたの状態だった。そんなときに病室で，ホスピタル・プレイ士がT君に話しかけているのを見かけた。

　以下は，ホスピタル・プレイ士のかかわりについて，母親が語ったコメントである。

　「ホスピタル・プレイ士さんは，『今日はどう？』『退屈だったらオセロしない？』『このビデオおもしろかったよ』などと，Tに気さくに声をかけてくれた。必ず子どもの気持を聞いて，無理強いはしなかった」。

　「あるとき，ホスピタル・プレイ士さんが，青少年ルームに案内してくれた。なによりTの気を引いたのは，卓球台でした。今まで運動をしたことがなかったTを夢中にさせてくれました。それ以降，Tは私が来ても病室にいることはなく，いつも卓球をしていました。病室に戻ってくるTは，汗をいっぱいかいて生き生きとしていて，点滴を引きずる姿に違和感があるほどでした。『卓球うまくなったなあ』とほめられると，Tに笑顔がみられました。これがきっかけで，高校では一時，卓球部に入るまでに自信を付けました」。

　「ホスピタル・プレイ士さんは，私にも子どもの様子を気さくに教えてくれました。

仕事を終えて遠くから毎日3時間かけて病院に来ることに，金銭的にも精神的にも限界を感じていたときだったので，Tがホスピタル・プレイ士さんと会ってから，自分が病院に行けなくても寂しい思いをせずに，入院生活を前向きに明るく過ごせるようになってくれて本当によかったと思いました」．

一方，T君からはホスピタル・プレイ士とのかかわりに対して，退院時に以下のコメントが寄せられた．

「僕は，ホスピタル・プレイ士さんに出会って卓球を知りました．何度も手術で痛い思いをして落ち込んでいるときに，卓球を教えてくれました．ホスピタル・プレイ士さんの早いスマッシュを取れるようになると嬉しくて，高校で卓球部に入ろうという目標ができました．僕にもできるスポーツがあるんだと自信が出てきました．毎日つきあってくれてありがとうございました．また，いっしょに卓球をしてください」．

T君とは小学生のときに出会って以来，入院をしているときには毎日声をかけ，様々な遊びやクラフトを提供し，また一緒に遊んで，信頼関係を築いてきた．小さいときから様々な医療処置を受けてきた彼は，処置や検査，手術にも不安が強く，丁寧に説明（プレパレーション）をし，実際の処置，検査，手術にも付き添い，気を紛らわせて（ディストラクション），不安の軽減を図った．彼や母親の声にできるだけ耳を傾け，ホスピタル・プレイ士に何ができるかを考え続けてきた．

そのようなかかわりの中で，卓球がヒットし，そのことが彼のストレスを解消し，意欲をもたせ，前向きに治療や生活に向かわせたのだと思われる．この出来事は，きっと彼の人生でプラスの財産となっていくに違いない．

T君は現在，移植を待ちながら，彼に適した方法で大学入試をクリアし，次のステップに胸を膨らませている[2]．

おわりに

著者は，「後藤さんのバッグ（図2）はドラえもんのポケットみたい．後藤さんはドラえもんだね」と子どもに言われたことがある．それを聞いたときに，「ドラえもんはのび太が困った時に助けてくれ，励まし，しかってくれて，愉しく過ごせるすばらしい仲間だ」[3]という一文を思い出した．

子どもにドラえもんみたいだと思われるのは，とてもうれしいことだ．当該職種としては，最高のほめ言葉である．ドラえもんのような存在になれたら，子どもたちが病院生活，闘病生活を送るうえでそれは心強いことであろう．著者は「ドラえもんだね」という言葉を賛辞として嬉しく思い，これからもこうありたいと思う．

ドラえもんのようなサポートをするためには，片寄りのない知識と多くの実践経

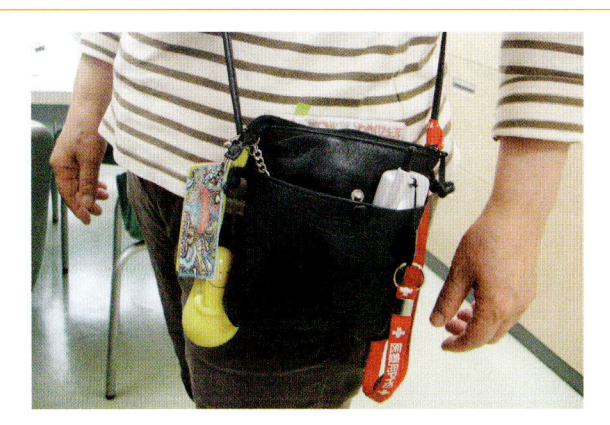

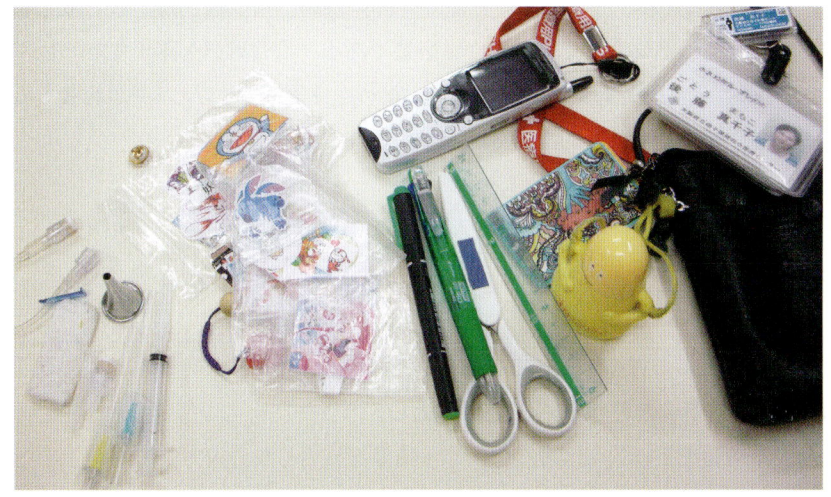

図2 著者が日常携帯しているバッグとその中身

験が必要であろう．さらに，自分が「何をしてあげた」という自己満足に陥ることなく，子どもとその家族を「より幸せにする」ための心と技能を蓄えていくことが必要である．

(後藤真千子)

文献
1) 後藤真千子，窪田昭夫：外来・病棟・手術室が連携して行う術前プレパレーションプログラムの効果．小児外科 2010；42(4)：330-338．
2) 後藤真千子，里村憲一，山藤陽子：腹膜透析をするこども達との関わり—遊びとプレパレーション．：日本小児PD・HD研究会雑誌 2013；5：1-55．
3) 司馬理英子：のび太ジャイアン症候群．主婦の友社．1997．p.226．

Chapter V 子どもの療養支援の理論と方法

2. 子どものアセスメント

はじめに

子どもの認知発達に応じた方法でアプローチする．これは大変重要なポイントである．様々な状況下において子どもの認知発達を評価するときには，子どもの発達理論を熟知したうえで，個々の発達・心理状況を広くアセスメントする力を養うことが重要である．特に言語，社会性，心の理論，自我同一性，自己認識などに関する発達の基礎を理解することは必要である．その理論を踏まえたアセスメントを行い，その上で対処方法を計画し，実行，評価につなげるスキルを養うことは子どもの支援に欠かせない．

A. アセスメントとは

心理学分野における一般的なアセスメントとは，異常などを導き出すものではなく積極的な価値を導き出すことを目的として行うもので，人格，状況，規定要因に関する情報を系統的に収集・分析し，結果を統合した介入方針を決定するための作業仮説であるとされている．

チャイルド・ライフ・スペシャリスト（CLS），ホスピタル・プレイ・スペシャリスト（HPS），子ども療養支援士（CCS）の行う心理・社会的支援のためのアセスメントでは，上記以外に療養という特殊な環境下であることを念頭においたアセスメントが必要となる．その際に療養にまつわる痛みや不安，緊張などの情報機能を客観的に評価することが含まれる．特に子どもにおいては，認知発達を十分にアセスメントする必要がある[1]．

B. 情報収集の方法

主に，次に示す3つ（子ども，家族，医療スタッフ）の情報源を利用し，子どもに関する情報を取り入れ，それらを統合し支援計画を行う[2]．

1) 医療スタッフからの情報

　カルテには，対象となる子どもの主訴，現病歴，家族歴，既往歴，診断，治療経過，身体状況や，今後の治療方針などの情報が記録されている。その多くは医療行為を行うために必要な医学情報であり，心理・社会的支援を行うものにとってそのすべてが必須とはいえない。しかし，医療現場で働く一専門家として，職場のマナーを遵守しながら他職種とコミュニケーションを図ることが大変重要であり，これらの情報をすばやく得ながら，不足と思われる情報をどのように補っていくのかなど，臨機応変に対応する姿勢が望まれる。

2) 家族からの情報

　家族は子どものベストを知っている。家族を通じて子どもの様々な情報を得ることと並行し，自分自身の役割やこれまでの経験などを説明し，家族との信頼関係を築いていく。また，この際にほかの見慣れないメディカルスタッフ（研修医，医学生，看護学生，その他を含む）の役割などの情報提供を行うことは，家族の安心につながっていくことが多い。また，家族に提供する情報には，次の内容を盛り込んでいくことが望ましい。
- 遊びの重要性と遊びの機会をもつ方法について
- 医療処置の際の家族の役割について
- ディストラクションの必要性と協力への理解
- 自身の療養生活への適応方法について

　信頼関係の構築がある程度なされた際に，次のような点についてもアセスメントしていく。
- 子どもや家族が，何にストレスを感じているのか
- 子ども自身が好むストレスコーピング方法など

3) 子ども自身からの情報

　子ども自身からの情報は最も大切にしたい情報となる。年齢，性格にかかわらず，遊びを用いることが，アセスメントの際のベストなコミュニケーション方法となる。自然な子どもの遊びのなかで，発達レベル，情緒機能，これまでの経験や現状をどのように捉えているのか，誤解などがないか，などについて把握していく。
　特に，恥ずかしがりやだったり，怒りや恐怖をもち合わせているような子どもには，子どもの好きなアクティビティ，たとえばゲームやクラフトなどを用いて子ども

Chapter V　子どもの療養支援の理論と方法

の情緒の安定を図ることから始めていくことが有効である。遊びを通じて子どもが安心しリラックスすると，質問を受け入れ，心配ごとについてみずから話し出すきっかけとなることが多い。

C. 潜在的ストレスに重点を置いたアセスメント

　Gaynardらは，ストレスに重点を置いたアプローチを行うためのアセスメントの概要を図1に示すようにまとめた[1]。この方式は，介入を行う際に必須であるケースフォーミュレーション（事例概念化）を行うために有用である。有効な介入を行ううえで，このように子どもの認知発達状況や，家族システムを踏まえたアセスメントを行いながらストレスの度合いを評価し，最もストレスの度合いが強いと予測されるものを優先し，介入を始める。

　このようなアセスメントは，子どもの反応や状況に応じて修正していくことにな

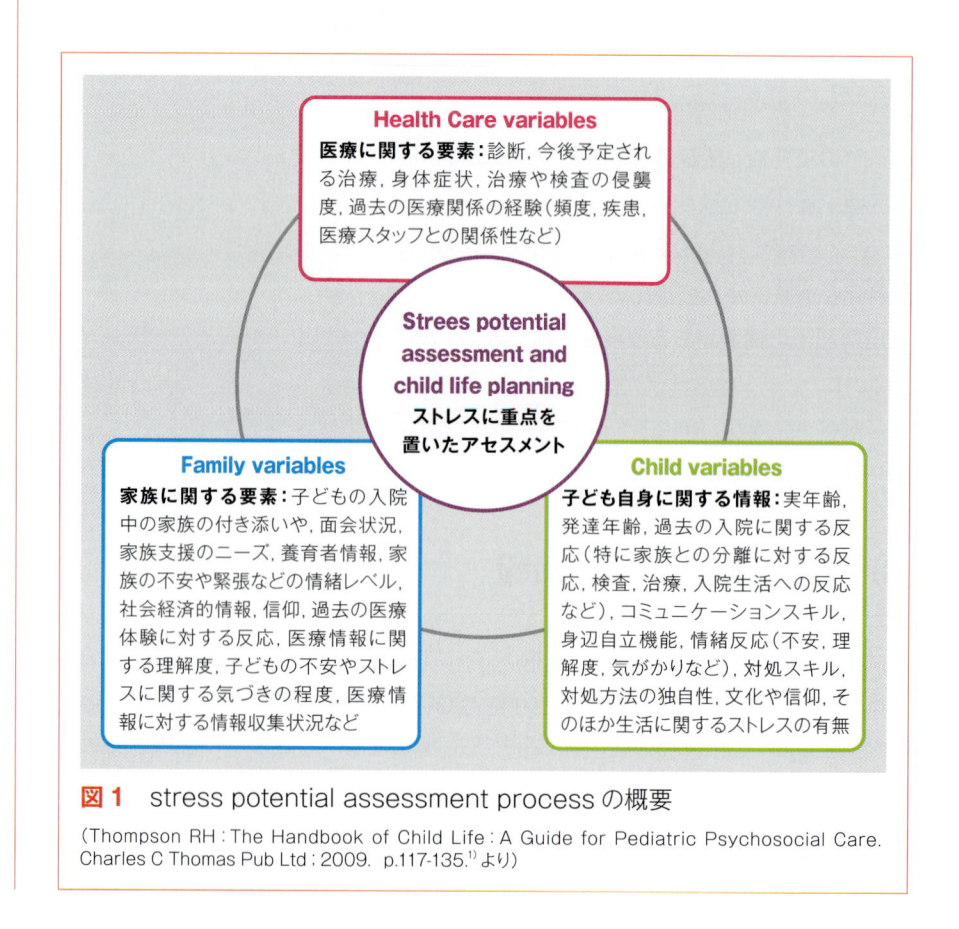

Health Care variables
医療に関する要素：診断，今後予定される治療，身体症状，治療や検査の侵襲度，過去の医療関係の経験（頻度，疾患，医療スタッフとの関係性など）

Strees potential assessment and child life planning
ストレスに重点を置いたアセスメント

Family variables
家族に関する要素：子どもの入院中の家族の付き添いや，面会状況，家族支援のニーズ，養育者情報，家族の不安や緊張などの情緒レベル，社会経済的情報，信仰，過去の医療体験に対する反応，医療情報に関する理解度，子どもの不安やストレスに関する気づきの程度，医療情報に対する情報収集状況など

Child variables
子ども自身に関する情報：実年齢，発達年齢，過去の入院に関する反応（特に家族との分離に対する反応，検査，治療，入院生活への反応など），コミュニケーションスキル，身辺自立機能，情緒反応（不安，理解度，気がかりなど），対処スキル，対処方法の独自性，文化や信仰，そのほか生活に関するストレスの有無

図1　stress potential assessment process の概要
(Thompson RH：The Handbook of Child Life：A Guide for Pediatric Psychosocial Care. Charles C Thomas Pub Ltd；2009．p.117-135.[1] より)

表1　医療に関するチェック項目

年齢・性
発達レベル（特に認知・言語）
疾患：急性疾患，慢性疾患，日常生活への影響，予後（生命的，機能的）
病状：どんな訴えがあるのか，外見への影響，不快の程度
予期される医療行為：検査の種類，侵襲度合い，頻度，期間，副作用
回復および症状緩和の経緯：回復の過程など
かかわるスタッフの種類や人数など
過去の医療経験：医療体験に関連する誤解や強い恐怖感の有無など

る。特に，医療のなかで子どもが示す心因反応は，次の3つに分類される。
①**積極的反応**：癇癪を起こす。物や自分にあたるなど
②**消極的反応**：食欲低下，過眠など
③**退行**：身辺自立や発達の退行，睡眠のパターン変化，不安定

　療養環境においてチェックする項目を**表1**に示す。

　発達途上の子どもが言葉で表現しきれないことが多いのは当然であるが，子どもの反応や表情など，非言語的に表れる子どもの感情をアセスメントするスキルを要する。このような感情の表出を促すためには治癒的遊び，特に医療器具を用いたごっこ遊びが有効である可能性がある。

D. 発達のアセスメント

1）発達理論の理解

　介入をより向上させていくためには，発達理論を熟知しておくことが必須である。様々な発達理論のなかでも，愛着理論，Piagetの認知発達理論，Eriksonの心理発達課題，心の理論は必須であろう[3]。

2）評価すべき発達領域

　評価すべき発達領域は幅広い。理論を熟知したうえで，評価に基づく介入プランを構築できるようなスキルを身に着けていく必要性がある。
- **精神心理発達（mental development）**：認識力，言語，社会性，問題解決力，知覚，記憶など

- **心理運動発達 (psychomotor development)**：粗大運動，微細運動，協調運動など
- **行動・情緒発達 (behavior, emotional development)**：協調性，適合性，集中力，意欲，情動，自我の発達，心の理論，抑制力など

上記に加えて，高次脳機能の発達，表情の理解，時間認知の発達，子どもの認知発達と病識，遊びの発達，死の受容（喪の過程）などを加え，さらに発達心理学の一般知識を備えておくことは有用である（「Chapter IV 子どもの発達の理解と支援」参照）。

定型発達の子どもに比較し，発達の遅れを有する子どもは，医療環境に順応しにくく，不安を抱えやすい。新しい人や状況の対応に苦手な場合もあり，その状況がトラウマ的経験と結びつくことがあるため，支援をより必要とする。

3) 発達検査や発達スクリーニングを知る

発達検査やスクリーニングにはいくつかの方法があるが，いずれも研修を要し，結果はしかるべき早期介入や治療に反映されていくものであり，CCS ら自身が使いこなすスキルが必須というわけではない。しかし，発達のアセスメントを行う際に，発達検査の内容をある程度把握しておくことは，後述する APIE を行ううえで有用である。

未就学の子どもの発達をスクリーニング的に評価できる「デンバーII発達判定法」なども活用可能である。デンバーIIではガラガラや積み木などを用いながら，認知適応，言語社会，姿勢運動，個人社会と分類して簡便ながらも詳細に評価ができる。

また，わが国では標準化作業中ではあるが，「第3版ベイリー乳幼児発達検査法」は，3歳半までの発達を認知，受容言語，表出性言語，微細運動，粗大運動，情動社会性，適応行動に分類，評価可能であり，検査項目に含まれる発達課題を知識として得ておくことの価値は高い。

E. 適応や順応に影響する因子

同じ年齢，疾患であっても個々のストレス度合いは異なり，適応や順応度合いも個別性が生じてくる。適応や順応に影響する因子についても情報収集する必要性が高い。次にその因子を示す。

- **拘束や行動制限の有無**
- **民族的背景，文化，言語**：文化的背景，言語の相違は，療養環境への順応に影

2. 子どものアセスメント

響する。異国間という相違でなくとも，地域による生活習慣の相違は存在し得るために，配慮が必要な項目である。

- **社会経済的機能と家族**：社会経済的因子，家族機能の評価は必須である。また，キーパーソンの有無，集団生活の有無（保育園，幼稚園，学校，特別支援教育，その他）も評価する。
- **家族機能と支援**：協力的でサポーティブな家族の存在は，子どもの対処能力に大きく影響する。親が不在である子どもは，優先してかかわる必要性がある。
- **発達の遅れをもつ子ども**：特に発達障害をもつ子どもは，新しい場所や人などに慣れにくく，一度恐怖を感じたものが心理的トラウマになりやすい。したがって，発達段階や発達特性に応じた理解と支援を要する。たとえば，感覚過敏性への理解，視覚的ツールを用いた情報提供，曖昧でなく具体的かつ簡潔的説明，癇癪を起こした際のクールダウンの方法や場所の提供などである。

F. APIE サイクルを念頭に置いた介入

ここでは，APIE（assesment, plan, intervention, evaluation）サイクルについて述べていく（図2）。実際の介入は，A（アセスメント），P（介入計画），I（介入の実行），E（評価）という流れに従い，実施するのが基本である[1]。

1）アセスメント（assesment）

子どもがどのように状況を捉えているか，子どもがどうしたいと思っているかなどについて，前述した内容をもとに包括的にアセスメントしていく。どのような支援や介入が必要であるのか，その方法を計画するために，子ども自身，家族，そしてそれぞれの状況（シチュエーション）などから，様々な情報を収集することである。

例 発達段階，診断，治療

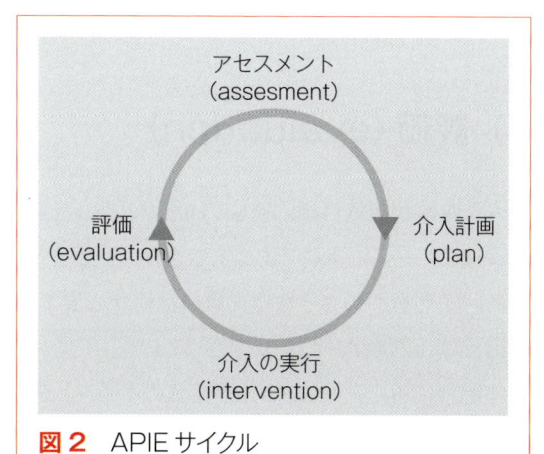

図2 APIE サイクル
(Thompson RH：The Handbook of Child Life：A Guide for Pediatric Psychosocial Care. Charles C Thomas Pub Ltd；2009. p.117-135.[1] より)

内容，家族背景など，子ども自身のストレス耐性に関連すると思われる事項

2）介入計画（plan）

　個々の発達段階と個性を尊重しながら，介入プランを立てる。アセスメントに基づいた介入方法，またそのときどきに応じたアセスメントによりプランは変化する。子どもや家族にとっての最大の利益は何かという最終的ゴールを念頭に，限られた情報源であっても，その場に応じたケアプランを立てることが必要である。

> 例　特に，医療行為に適応できなさそうな子どもの場合は，リラックス方法（コーピング法）を教える。次の治療の際には，その方法を生かせるように励まし，デモンストレーションする。また，子どもに対応する時間を多くとる，など

3）介入の実行（intervention）

　具体的には，次の2つの方法がある。
- **直接法**：直接の会話など。
- **間接法**：プレイルームの遊びの維持など，まずは子どもとその家族との信頼関係の構築から始める。個々の心理・社会的ニーズについては，アセスメントを通した介入計画を実行する段階である。

　子どもが先の見通しをもちながら，子ども自身が選び，積極的に対応する姿勢を支え「できる！」「できた！」という思いを賛え，子どもが成功体験を通してさらなる意欲を高めていけるような支援を行う。

> 例　少食の子どもに対しては，お料理などのごっこ遊びを通じて食べることを励ます，など

4）評価（evaluation）

　介入自体が最終目標に達していたかどうかを評価する過程である。介入は子どもと家族のニーズに適切であったか否か，評価基準をもち合わせておくことが必要である。子どもへのさらなる支援には何が必要であるのかについても検討する。この過程は，次のAPIEにつながっていく。
　年齢別にみたアセスメントや介入のポイントを**表2**に示す。

表2 アセスメントおよび介入のポイント

乳児期（誕生〜1歳3か月ごろ）
両親のストレス緩和に重点をおくことで parent-infant relationship を支援する
両親の心配や不安などを傾聴する
ウィークリーで支援グループの討議を行う
集中治療室における家族の心地よさを追求し，環境改善を促す
専門家と家族とのコミュニケーションを促す（ビデオや本などを用いて）
両親に最大限，ケアに参加してもらうようにする
幼児前期（1歳3か月ごろ〜3歳）
ポイントは3つ。①母子関係の連続性，②なじみのある日課などのルーチンを取り入れること，③自発的になれる遊び（探索行動や自己表出）を取り入れる
両親に最大限参加してもらうよう支援する
プレパレーションを実施する
幼児後期（3〜6歳ごろ）
病気＝罰という空想をもつため，ごっこ遊びなどを通じて誤解の修正をし，他児とのコミュニケーション遊びの機会をもつ
感情に言葉を与える。子どもの疑問に具体的に正直に答える。たとえば，具体的な説明を加えたプレパレーション（抽象的な表現は理解困難）として，実際の医療器具や模型などを使用し，直に触ったり，聞いたりすることで理解が進む
学童期（6〜12歳ごろ）
勤勉と劣等感→教育への参加を促す
自分の身体への興味，関心や，逆に不安，恐怖などの表現を促す
正しい情報の提供と情緒的支援が必要である
思春期（12〜18歳ごろ）
思秋期心性を理解し，プライバシーを守り，定期的なかかわりのなかで本人の思いや不安，気がかりを傾聴しながら，自身の意思決定を支えていく
青年用の特別なスペース作りを行う。たとえば，ビデオ視聴，ゲーム，音楽，インターネット等の利用などである

G. 研究に用いるアセスメント法

　後出の「10. 介入効果の検証」（p.186）で示すように，CCSらの行う介入効果は，いくつかのアセスメント法で実証されてきた。研究で用いるアセスメント方法はしかるべき方法で信頼性，妥当性が確認され，かつその国で標準化された方法を取り入れていく必要性がある。また，アセスメントは1つの方法のみではなく，多角的かつ

客観的に評価可能なツールを引用すべきである。その評価方法は，次のように3つに分類される[4]。

1) セルフリポート・テクニック

　認知的テクニックともいわれる。子どもの痛み体験の意思疎通能力に焦点をあて，子ども自身が痛みに抱く感情やイメージを描写する方法である。認知力，言語力が不十分であると適切に評価することが難しい。また，痛み情報を自己評価し，表現することで，その結果がもたらすものをおそれて自分の痛みに関して話すのをいやがり，ゆがめてしまうことがあることを忘れてはならない。

例 フェイススケール，アウチャー，VAS (visual analogue scale)，質問表，痛みの日記，Eland のカラースケール

2) 行動学的アセスメント

　心理的混乱と関連性のある行動を他者が観察し，評価する。観察項目が設定されており，その項目を熟知し，あらかじめ設定したタイミングで評価を行う。次にその代表的なスケールを示す[4,5]。

- **the observer pain scale**：言葉で表現することが難しい乳幼児の痛みを行動観察的に評価する。表情，体の動き，筋緊張などでスコアリングする[6]。
- **manifest up scale（混乱度評価）**
- **cooperation scale（協力度評価）**
- **OSBD (observation scale of behavioral distress)**：この方法は医療処置を行う子どもの行動評価として最も使用されている。ただし，公式的な日本語訳がなく，どのように訳すかによってはニュアンスが異なる場合があるため，わが国における使用では注意が必要である。
- **BBDS (brief behavioral distress scale)**：このスケールは前述のOSBDの簡略版である。
- **medical fear scale**
- **CCSC-IP (children's coping strategies checklist)**：子どもの対処行動を観察し，得点化するものである。その概要を**表3**に示す[7,8]。
- **CHOEP スケール**：シカゴ大学で開発された痛みのスケール。乳幼児から使用でき，有用性が高い。
- **post-hospital behavior questionnaire**：退院後の子どもの反応を両親の観察に基づいて行う方法で，6カテゴリーと27の質問項目で構成される。

表3 CCSC-IP

カテゴリー	対処療法	具体的な言動
情報検索，参加行動	・質問する ・身体で探索する ・注意深く聞く ・参加しようとする	・「これ何？」「もうすぐ終わる？」 ・部屋を見回す。物品を触る ・周囲の話に聞き入る。話をよく聞く ・1人で入室する。自分で腕を出す
自己防衛行動	・目で見て確認する ・緊張して従う ・助けを受け入れる ・自分で緊張をとく ・他者により緊張をとく ・積極的自己防衛	・処置の様子をじっと見る ・身体をかたく緊張させる。じっとする ・腕を支えてもらう ・泣く。話し続ける。深呼吸する ・周囲の人を叩いたり，蹴飛ばしたりする ・処置室から逃げ出す。腕を出さない
助けを求める，コントロール行動	・納得する ・遅らせようとする ・身体的安楽 ・何かを注文する ・助けを求める	・絆創膏のあとを見つめる・なでる ・「ちょっと待って」 ・抱っこを求める。手を握ってもらう ・「痛くしないでね」「絆創膏2つ」 ・誰かを呼ぶ

癇癪の頻度，孤立への不安，後悔心，共感および引きこもり度，自尊心への影響などの項目がある。

- CAMPIS-R (child adult medical procedure interaction scale)

3）生理学的・生化学的アセスメント

身体機能に関連する所見である。特に，ストレス反応と関連する自律神経の関与する身体機能や生化学的数値が用いられる。

例 心拍数，血圧，酸素化，代謝・内分泌（コルチゾール，クロモグラニンAなど）の変化，薬物投与量など

おわりに

APIEを可能なかぎりすばやく，しかも臨機応変に子どもの状況に合わせて実行していくスキルを習得することが重要である。日々の活動をリフレクションし，自分自身のAPIEを活用し，必要に応じて他職種へのコンサルテーション，また同職種へのスーパービジョンを取り入れることがよりよい支援につながっていく。

（田中恭子）

文献

1) Thompson RH：The Handbook of Child Life：A Guide for Pediatric Psychosocial Care. Charles C Thomas Pub Ltd；2009. p.117-135.
2) Thompson RH, Stanford G. 小林登監訳：病院におけるチャイルドライフ. 中央法規出版；2000. p.153-183.
3) 田中恭子：子どもの発達の特徴. 及川郁子監：小児看護ベストプラクティス チームで支える！子どものプレパレーション. 中山書店；2012. p.32-51
4) 田中恭子：プレパレーションガイドブック. 日総研出版；2006. p.8-21.
5) 田中恭子：痛みの表現と評価. 小児科 2008；49：1478-1485.
6) Dijk M：The reliability and validity of the Comfort scale as a postoperative pain instrument in 0-3-years old infants. Pain 2000；84：367-377.
7) Ritchie JA：Descriptions of preschoolers' coping with fingerpricks from a transactional model. Behabioral assessmnet 1990；12：213-222.
8) 武田淳子ほか：痛みを伴う医療処置に対する幼児の対処行動. 千葉大学看護学部紀要 1997；19：53-60.

Chapter V 子どもの療養支援の理論と方法

3. プレパレーション・ディストラクションの目的と方法

はじめに

　初めてのことに挑戦するとき，予想もしていなかった事態に直面したとき，人は誰でも緊張や不安を感じる。病院に来る子どもたちも，「どうして今日は幼稚園お休みしないといけなかったの」「お母さんは先生とお話しているけど，私のことを話しているのかなあ。なんで怖いお顔をしているのだろう」「検査って痛いのかな」など，いつもとは違う場所，人，ものに対して不安に感じていることが多い。また，家族も提供される情報量の多さに混乱し，これまでとは違う生活が始まることへの不安を抱く様子がしばしばみられる。

　「これから何が起こるのかわからない」という状況はとても怖い。何がいつ起こるのかを知り，そのときに自分がどのように乗り越えるのかを事前に計画することで，この不安や恐怖は軽減される。プレパレーションの目的は，個々の子どもと家族が病院生活のなかで経験するであろう医療行為や症状について予測をつけ，それぞれに合った方法でその状況に対応する力を育むことである。子どもと家族が「できるよ！」と自信をもって前向きに医療に参加することが，病院環境に対する適応および心理的ストレスの軽減にもつながる[1]。

A. プレパレーションの流れ

　プレパレーションは医療行為の前のみでなく，医療行為の間，後，と継続して行われる。継続的なかかわりをすることで，子どもと家族に寄り添いながら，変わっていくニーズに対応できる。病院に入ってきたときから家に帰るときまで，一貫してすべての子どもと家族にかかわり，適宜プレパレーションを提供することが理想ではあるが，実際には行われる医療行為の性質，スケジュール，スタッフの業務量などの理由によりなかなか難しい。

　基本的なプレパレーションの流れを以下に記載する。

Chapter V　子どもの療養支援の理論と方法

1）情報収集と信頼関係の構築

a. 情報収集

　プレパレーションを行うためには，まず子どもや家族を知ることが大切である。他職種との情報共有に加え，子どもとその家族とのコミュニケーションを通して，子どもとその家族が医療行為についてどのように感じているか，子ども療養支援士（CCS），チャイルド・ライフ・スペシャリスト（CLS），ホスピタル・プレイ・スペシャリスト（HPS）としてどのように彼らのニーズに対応できるかを判断する。

　子どもがこれまでどのような医療経験をしてきたのか，発達段階，家族との関係性，興味のあること，お気に入りのおもちゃなど，様々な角度からその子どもについて知ることで，それぞれの子どもの特性に合わせたプレパレーションを提供することができる。

b. 自己紹介

　著者はまず，プレパレーションの前に自己紹介をして，自分の名前，CLSとしての役割，プレパレーションの意義を子どもと家族に話す。また，そのときに子どもにとって「怖い人」に見えないように，おもしろいキーホルダーを道具かばんに付けたり（図1），シャボン玉を首からかけたりしている。まずはプレパレーションをする人について知ってもらい，安心感をもってもらうこと，それが関係づくりの第一歩だと感じている。

c. 子どもと家族への質問

　自己紹介の後は，子どもとその家族にいくつか質問をする。最初は病院と関係のない質問をすることが多い。その子どもが着ている洋服や持っているものを見て，付いているキャラクターについて聞いたり，学校や保育園ではやっていることについて尋ねたりして，少し気持ちが緩む質問をするようにしている。慣れない病院の環境で緊張している子どもとその家族が，「いつもの生活」を思い出して，ほっとできるような雰囲気づくりを心がけている。

　その後に，今回その子どもが受ける予定の医療行為や，過去の医療経験について質問する。そうすることで，子どもがどれくらい知っているのか，子どもと家族

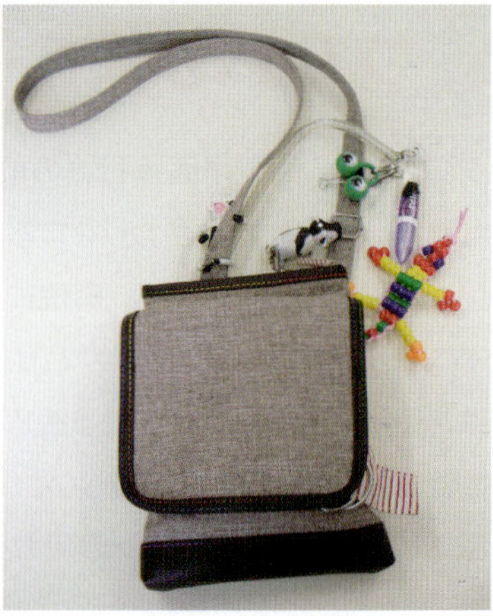

図1　おもしろいキーホルダーを付けた道具かばん
PHS，小さいディストラクションツール，文房具などが入っている。

が病院の環境や医療行為についてどのように感じているのか，どのようにプレパレーションを行ってほしいか，などを知ることができる。このときに，子どもが「怖いからプレパレーションは聞きたくない」と言うことがある。また，家族からも「子どもが怖がって，処置や検査をしないと言い出すと困るので，あまり怖くなるようなことは言わないでほしい」などと希望されることもある。その場合は，どの情報をどのような方法で提供するか，どのような伝え方をするかなどを，家族と一緒に考えていく。

2）情報提供と対処方法の計画・練習

a. プレパレーションで大切なこと

　子どもが受ける予定の医療行為について，先の質問で得た情報をもとに，個々の子どもと家族の特性に合わせた方法で情報提供を行う。プレパレーション用のビデオ，本，メディカルプレイ用のお医者さんごっこの道具など，様々なプレパレーションツールがある。しかし，これらはあくまでもプレパレーションの側面であって，すべてではない。これらのツールのみを子どもに提供した場合，子どもがさらに不安を抱き，恐怖を感じてしまう場合もある。プレパレーションで最も大切なことは，子どもが抱く感情を受け止める人の存在である。

　また，医療行為の種類によってもプレパレーションの方法は異なってくる。たとえば，手術のためのプレパレーションと抜糸のためのプレパレーションでは，使用する物品，提供する情報が大きく異なる。しかし，プレパレーションを行う際に考慮するべきことはどの場面でも同じである。以下に，プレパレーションの効果をより高めるために必要な要素について述べる[2]。

b. プレパレーションの効果を高めるために

（1）プレパレーションは子どもと家族に向けて行う

　子どもだけでなく，家族も不安を感じている場合が多い。そして，家族が不安を感じていると，子どもにもそれが伝わって，不安を増幅させてしまう。家族はしばしば，「子どもが医療行為を受けている間，何をしたらよいのかわからない」ことから，不安や無力感を感じている。「子どもにとって家族は一番の味方であり，家族が近くで子どもを見守り，サポートすることは必要である」というメッセージをプレパレーションのなかで伝える。

　また，具体的に医療行為の間の家族の役割を伝えることで，家族が主体的に医療に参加できる環境づくりを行う

> **例**　「採血のときにはAちゃんを抱っこして，いつもどおりお話してください。お母さんにぎゅっとしてもらって，お母さんの声が聞こえるとAちゃんも安心しますよ」と伝える。

(2) 個々の子どもの認知発達段階に合った方法で情報を提供

一方的に情報（医療行為が，どのような方法で行われるのか，なぜ必要なのか）を与えるのではなく，子どもが主体となって参加できるような方法で情報提供を行う。

(3) 子どもが体験する感覚についての情報を提供

子どもは未経験の医療行為について「痛かったらどうしよう」と不安を感じることが多い。メディカルプレイ（図2, 3）を通して子どもが実際の感覚を体験したり，CLS，HPS，CCSが言葉でその感覚を表現（「心電図のシールはちょっと冷たいよ」，など）し，より具体的な感覚情報を提供することで，その不安の軽減を図る。

(4) 子どもと家族が感情を表出できるように支援

子どもと家族が何に対して不安を感じているかを知り，その不安を軽減するための対処方法を共に考えることで，より前向きに医療に参加できるよう支援する。また，感情の表出に伴って，子どもや家族がもつ誤解に気づく場合もある（「手術のとき，途中で起きちゃったら痛い」，など）。その際には子どもの誤解を解き，正しい情報を提供する。

(5) プレパレーションを通して子ども・家族との信頼関係を構築

医療にかかわるスタッフは，子どもにとって「悪い人」「怖い人」ではなく，子ども，家族を支えていく味方であることを伝えていく。

(6) 必要なときに支援

子どもと家族が必要なときに，信頼するスタッフから，必要とする支援が受けられるように配慮する。

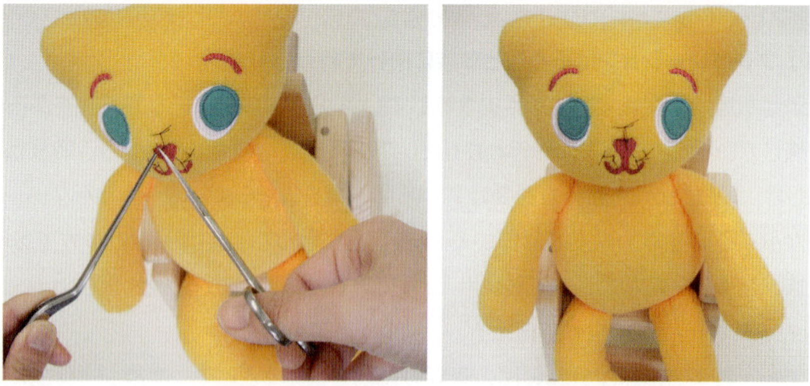

抜糸のためのプレパレーション時に行うメディカルプレイの例で，主な対象は幼児期，学童期である。子どもは実際の医療器具を使って，人形の抜糸を体験する。ピンセットを使用するため，皮膚を直接切ることはないこと，皮膚が少し引っぱられる感じがすることを知る。そのなかで，はさみとピンセットが顔の近くに来ることを実感する。「こんなに近くにはさみとかきたら怖いなあ。でも顔を動かしたら危ないね。目をつむってたら怖くないかも」など，子どもと家族が自然に処置について理解し，対処方法を考える機会になる。

図2 メディカルプレイの実際（抜糸）

3. プレパレーション・ディストラクションの目的と方法

使用する医療器具，物品

駆血帯　　　　穿刺

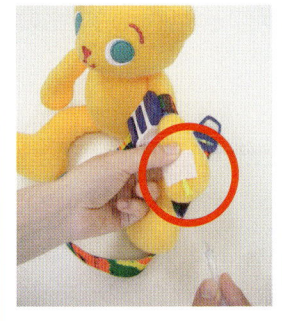

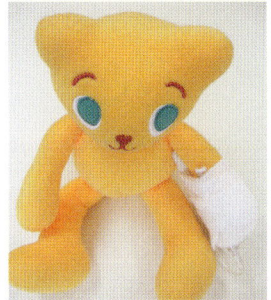

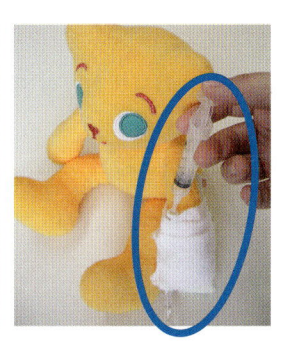

成長ホルモン分泌負荷試験を受ける子どもは2歳後半から4歳までが多い。そのため，プレパレーションは感覚情報を中心としたメディカルプレイを用いる。子どもが不安を感じる可能性のあるポイントに重点を置いてプレパレーションを行う。子どもが希望すればCLSの介助のもとで人形に穿刺を行う。その際穿刺後は，針は抜けて，ふにゃふにゃのチューブのみが残ること（赤丸部分）を見せて，伝える。また，穿刺時の対処方法について子ども・家族と共に「作戦会議」を行う。CLSはルートがつくことで，これ以降は穿刺など痛みを伴う処置がないことを子ども・家族に伝える。そして，ルートがとても大切なので，テープや包帯で守ってあげることを説明する。ルートからお薬を入れたり，血を取ったりすることを，子どもはメディカルプレイを通して体験する（青丸部分）。

図3　メディカルプレイの実際（成長ホルモン分泌負荷試験）

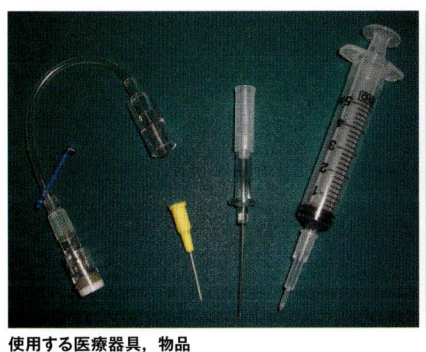

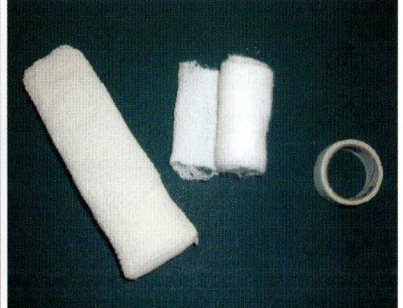

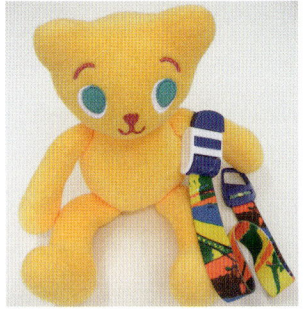

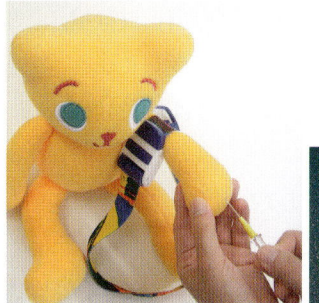

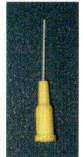

c. 年齢別のプレパレーションの方法

子どもの年齢によってもプレパレーションの方法やタイミングが異なる[3]。

(1) 2歳半まで

乳幼児にとって保護者の存在が近くにあることは，大きな安心材料となる。そ

のため，保護者へのプレパレーションを中心に行い，処置や検査の間に保護者が子どもにできることを伝える。また，子どもが医療器具に慣れることを目的に，使用する予定の医療器具を遊び道具として提供することもある。

(2) 2歳半～5歳

幼児期の子どもには，感覚情報，メディカルプレイ，対処方法の練習を中心にプレパレーションを行う。医療行為の詳細情報は省き，情報の簡略化を心がける。子どもが主体的に医療に参加していることを感じ，自信を得られるように，子どもに選択する機会をできるだけ多く提供する（手術室に連れていく人形をどれにするか，麻酔導入マスクのにおいをどれにするか，など）。このときに気をつけたいのは，選択できない状況においては，選択肢は提示しないということである。

医療行為中の子どもの役割を明確に伝え，子どもが医療チームの大切な一員であることを示す（「B君のお仕事は，先生が青い線（静脈）を探せるように，手をじっとしておくことだよ」など）。このとき，「動かないでね」などの否定的な言葉はなるべく使わず，「じっとしていてね」などの肯定的な言葉かけを行うように心がける。

対処方法について説明し，その子どもに合った対処方法を子どもと家族が選択し，練習する機会をもつ。処置や検査の間，注意を転換するためのディストラクションや，呼吸法などのリラクゼーション方法を子どもと家族に紹介する。また，その際にディストラクションなどはせずに医療行為を見ていたいと希望する子どもに対しては，その意思を尊重する。

(3) 6～11歳

学童期の子どもへのプレパレーションには，上記の感覚情報，メディカルプレイ，対処方法の練習のほかに，病気や身体に関するより詳細な情報を加える。

もし，医療行為に子どもが実際に参加できるのであれば，そのことをプレパレーション時に伝え，子どもの役割について説明する（麻酔のマスクを自分の手で持つ，看護師がテープをはがすのを手伝う，など）。そうすることで，子どもは医療チームのなかで尊重されていると感じ，自信をもつことができる。

(4) 12～18歳以上

青年期の子どもへのプレパレーションは，写真など大人に使用するものと同様のプレパレーションツールを用いる。また，プレパレーションを行う際は子どもの自己決定，自律性を尊重する。すべての情報を一から提供するのではなく，子どもが疑問に思っていること，不安に思っていることを聞き，それに基づいてプレパレーションを行う。その際に感覚情報やメディカルプレイを必要に応じて提供する。また，対処方法についても，まずその子どもが普段行っている方法について聞き，子どもの意思を尊重しながら共に考える。

3) 医療行為中のかかわり――ディストラクション

a. 準備

　ここまでに述べた流れによって，子どもと家族は医療行為についての情報を得て，それに対する対処方法の練習をすることで心の準備を進めている。しかし，実際に処置室，検査室，手術室などに入って医療スタッフや医療器具と対面すると，その非日常の雰囲気に圧倒されて緊張や不安を感じる子どもと家族は多い。そのときに医療を行わないスタッフ（プレパレーションの提供者）は，子ども・家族が安心して医療を受けられる環境づくりを心がける。たとえば，処置室で医療スタッフの邪魔にならないように，部屋の隅に立とうとする家族に対して，「Cちゃんが安心するので，Cちゃんの隣りに座って，お父さんのお顔が見えるようにしてあげてくださいね。いつもどおり，お話していて大丈夫ですよ」と声をかけて，子どもの近くに誘導する。それだけで，家族の表情が和らぎ，子どもに寄り添う様子がみられる。また，目につくところにおもちゃや絵本を置いておくことで，医療を行う部屋の雰囲気が優しくなり，子どももリラックスすることができる。

　家族の存在があることで，子どもの不安は軽減される。乳幼児期の子どもは特に保護者と離れることに大きな不安と恐怖を感じるため，保護者とできるだけ近い場所で医療行為を受けることが望ましい。採血，点滴ルートの確保など，苦痛を伴う処置を受ける際には，保護者に抱っこをしてもらうことで，子どもは安心感を得られる。また，保護者が子どもを抱っこすることで子どもの手足の動きが制限され，医療スタッフによる抑制も少なくなる。

b. 個別の対処方法

（1）医療行為からの注意転換の場合

　処置，検査の間に使用する対処方法は子どもによって異なる。プレパレーションの提供者は，個々の子どもと家族が選択した対処方法を実際に使うことができるように支援する。医療行為からの注意転換による対処方法を選択した子どもに対しては，その子どもが選んだ道具を用いて，ディストラクションを行う。ディストラクションに使用する道具は数多くあり，一人ひとりの子どもに合わせて選ぶ。

　乳幼児期の子どもは，音が鳴ったり光ったりするおもちゃや絵本によく反応する。幼児期・学童期の子どもは探し絵本，なぞなぞ，しりとり，キラキラ棒など，意識を集中して遊ぶことのできる本やおもちゃを好むことが多い（**図4**）。また，好きな音楽をかけたり，DVDを観たりすることで，意識を医療行為からそらす場合もある。呼吸法によってリラクゼーションを促すために，しゃぼん玉や風車などを使用することもある。

　このディストラクションは，プレパレーション提供者のみが行うのではなく，家

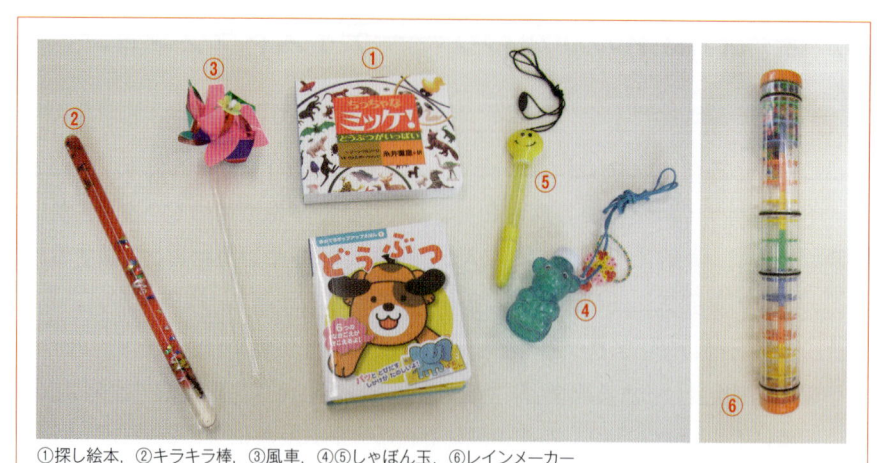

①探し絵本，②キラキラ棒，③風車，④⑤しゃぼん玉，⑥レインメーカー

図4 ディストラクションツールの例

族やほかの医療スタッフと共に行う。ただし，一度にたくさんの人から話しかけられると子どもも混乱してしまうため，子どもに話しかけるのは一人ずつが理想である。

(2) 医療行為注視の場合

　検査の間，医療行為を見ていたいと希望した子どもに対しては，積極的なディストラクションは行わず，医療行為の内容を簡潔に説明するなどして，「今，何が起こっているのか」を子どもが理解できるよう支援する。医療行為を見ることで子どもの緊張や恐怖心が増幅したことを認めた場合には，子どもの様子を観察しながら必要に応じてディストラクションを行う。

4) 医療行為後のかかわり

a. 子どもへのねぎらい

　医療行為が終わった後，子どもも家族も医療スタッフも，「終わった安心感」で満足してしまいがちである。しかし，この医療体験を成功体験に変え，子どもと家族の自信につなげていくために，医療行為後のかかわりはとても大切である。まずは，子どもがその医療行為を乗り越えられたことを認め，子どものがんばりをねぎらう。

　そのときに，幼児期・学童期の子どもにはがんばりシールやスタンプなど，目に見えるかたちでがんばりを認めると，子どもの意欲向上にもつながる。また，子どものがんばりをほめるときは，ただ「がんばったね」と言うのではなく，「ちゃんとじっとできていて偉かったね」などと具体的な行動や態度をほめることを心がける。

3. プレパレーション・ディストラクションの目的と方法

b. 振り返りの機会
(1) 振り返りの重要性
　会話や遊び，メディカルプレイを通して，医療体験を子どもが振り返る機会をもつ。そのなかで，子どもが何を感じたのか，何をがんばったか，何が役に立ったか，などを考えることができる。また，この振り返りのなかで子どもがもっている誤解が表出することもあり，その場合は誤解を正しい情報で訂正することが必要である。この振り返り作業は，子どもが自分自身のがんばりを認め，自信を育み，次の医療経験につなげていく過程である。

(2) 6歳女児の事例
　以前，著者は，点滴のたびに大泣きをして，手を医療スタッフに見せることを拒否していた6歳の女の子と，処置が終わるごとにメディカルプレイで振り返りを行っていた。最初にメディカルプレイをしたとき，その女の子は「ちっくん（穿刺）するときは，泣いたら悪い子なんだよ。泣いちゃダメ」と人形に言い続けた。著者は「泣いてもいいんだよ。Dちゃんのお仕事は，お手てをじっとしていることだから，それができたら泣いてもいいんだよ」と伝え続けた。彼女は著者の言葉には返事をせず，メディカルプレイを続け，人形に穿刺を続けた。

　次第にその女の子は，人形に「泣いちゃったけど，ちっくんできたよ。偉かったね」と言うようになった。そして彼女自身も，自分のタイミングで医療者に手を見せ，点滴ルート確保の間，動かないでいられるようになっていった。そのころになると，彼女は「Dね，泣いたけどじっとしてできたよ。泣いても大丈夫だったよ」と笑顔で話すようになっていた。

　「処置の間，泣いちゃいけない。いい子でいないと怒られる」という誤解は，彼女のなかで医療行為と同じくらいのプレッシャーになっていた。そのプレッシャーがなくなったとき，彼女から前向きに医療と向き合おうという意欲が感じられた。

　振り返りを行うことで，一人ひとりの子どもの医療体験を知り，よりよい体験を得るための支援を行うことができるのである。

（森安真優）

Chapter V 子どもの療養支援の理論と方法

文献

1) Thompson R：The Handbook of Child Life：A Guide for Pediatric Psychosocial Care, Charles C Thomas Publisher；2009.
2) Thompson R, Stanford G：Child Life in Hospitals：Theory and Practice, Charles C Thomas Publisher；1981.
3) Rollins JA, Bolig R, Mahan CC：Meeting Children's Psychosocial Needs Across the Healthcare Continuum. PRO-ED；2005.

参考文献

1) 及川郁子監，古橋知子，平田美佳責任編集：チームで支える！子どものプレパレーション．中山書店；2010.
2) 原田香奈，相吉恵，祖父江由紀子編著：医療を受ける子どもへの上手なかかわり方．日本看護協会出版会；2013.
3) St. Jude Children's Research Hospital. Do you know…：Using comfort positions during stressful events. 2004.
   http://www.stjude.org/SJFile/child_life_comfort_positions.pdf

Chapter V
子どもの療養支援の理論と方法

4. プレパレーション・ディストラクションの本質とその実践

はじめに

　医療，とりわけ小児医療の分野に携わるなかでは「プレパレーション」という言葉を耳にしたことのある人も増えているのではないだろうか。現在，プレパレーションという言葉，そしてその概念は，病気の子どもへのケアを考えるうえで重要なキーワードのひとつとなっている。しかし，その広まりとともに言葉だけが独り歩きし，本質が見失われてしまう懸念があるのも事実といえるだろう。

　本項では「プレパレーション」について事例を紹介しながら解説していくが，すでにプレパレーションを実践している人にも，初めて学ぶ人にも，子どもの最善の利益（best interests）とは何かをもう一度考えるきっかけにしてほしい。

A. プレパレーションとは

　プレパレーションは，子どもが直面した病気そのものや，それに伴う入院や検査，処置による不安やストレスをより和らげ，その子が対処力（コーピングスキル）を回復，維持し乗り越える力を育むための心理・社会的な支援である。また，その子なりに状況や「これから起こること」について理解し，見通しと安心感を得て主体的に治療に臨むことができるよう支援するかかわりである（表1）。

　プレパレーションは，その過程とそのなかでのかかわりの一つひとつが重要な「支援」として位置づけられている。子どもの年齢や発達，過去の医療体験や成育

表1 プレパレーションの目的

- 子どもが未知の医療体験をするときや，医師・看護師から説明や指導を受ける（受けた）とき，その状況や情報をより正確に理解し，混乱なく消化できるよう支援すること
- 心身への負担をより軽減した状態でその子にとって困難な状況を乗り越えられるよう，その子に適したコーピングの方法を見つけ出し，その子自身が準備し，実践力を身につけられるよう援助すること
- 医療体験によりその子が抱く感情を表出したり，自己表現したりする機会を設けること

Chapter V　子どもの療養支援の理論と方法

背景を考慮し，その子の心理的なニーズや予測されるストレス要因のアセスメントを行う。そのうえでニーズに沿って，提供する情報量や，それを伝えるタイミング，環境を調整しながら，子どもや家族にとって困難である経験の前・その場面・その後とかかわりを継続していくことが大切である[1,2]。

B. プレパレーションに対する誤解

病院のこと，入院について，病気を治すための治療が始まること，どのような検査をするかなど……，検査や処置，入院治療に関して「事前に」話すことだけがプレパレーションであると勘違いされることがある。しかし，これまで述べてきた

コラム　説明・オリエンテーション・プレパレーション

説明とは，「事柄の内容や意味を，よく分かるようにときあかすこと」[3]であり，医学的知識のある専門家（医師）から治療や処置に先だってその内容や意味を伝えられる機会である。その内容を理解，承諾して，選択するために必要な情報を受ける権利がインフォームド・コンセント（informed consent）であり，プレパレーションは，似て非なるものである。

インフォームド・コンセントは情報の受け手側にも判断能力（「Chapter Ⅱ-1　医療における子どもの人権」参照）が必要であり，子どもにおいてはインフォームド・コンセントに必要とされる能力が発達途上にあるため，十分理解と決定，および自己責任を求めることができない。そのため，子どもが年齢や発達段階に配慮した適切な情報提供を受け，その子なりに状況や内容を理解し，選択に対して承認し納得する過程を支えるインフォームド・アセント（informed accent）が推奨されている。これは，プレパレーションの根幹となる概念である。

オリエンテーション（orientation）とは，「ものごとの進路・方向を定めること。また，それが定まるように指導すること」[3]であり，新しい場所，人物，体験などに対する適応を促すための機会である。言い換えれば，同一の体験をする人には，同じ知識や情報が広く平等に提供される機会といえる。オリエンテーションとプレパレーションの相違点は，「個別化」にある。一人ひとりの認知的・情緒的な許容をアセスメント（「Chapter Ⅴ-2　子どものアセスメント」参照）したうえで言語表現と手段を選択した情報の提供があり，その情報を理解・感知し，消化・表出する過程を通じてその子どもの心の準備を助ける機会がプレパレーションである。そのため，チェック項目のように整然と並んだ情報が，どの子にも同じ方法で伝えられるということはない。

プレパレーションはオーダーメイドが基本である。情報提供のイベントとしてではなく，コーピングに焦点をあて，治癒的遊びの介入を通したコーピングの援助プロセスであることがプレパレーションを行う意義である[4]。

ように，重要なのは，子どもや家族との信頼関係が構築されたうえで，子どもの発達や成育・家族背景にあるストレスポイントについてアセスメントし，その子どもに適した方法やタイミングを個々に検討していくことであり，その一連の流れがプレパレーションである。

C. プレパレーションの本質

したがって，プレパレーションは「ガイド」や「マニュアル」のような一般化した方法として汎用できないものである。個別化を図るために，そしてその子どもにとって必要な支援をするためには，アセスメント（Assessment），計画（Plan），介入（Intervention），評価（Evaluation）の繰り返しが大切である。それによってニーズを的確に判断することで，療養中の子どもにどのような心理・社会的な支援が必要かを考える。

また，ここで注目したいのが，誰のためのプレパレーションか，ということである。「医療スタッフに協力的」であり「泣かないこと」が実施する本質や，実施評価基準となるケースがあるが，それは決してプレパレーションの本質ではない。

ここでは，著者が出会った子どもたちを紹介し，プレパレーションの本質について考えてみたい。

1）事例①：本人への説明の前に

消化器に疾患があり，ストーマ（人工肛門）切除のための手術を控えたA君（11歳男児）。A君は鋭い観察力や好奇心がある一方で，自信がもてず消極的になる一面ももち合わせていた。手術によりA君の体調や排泄機能に大きな変化が起こることが予想され，A君が主体性をもって手術に臨む必要があった。

著者は，主治医によるA君本人に対する手術の説明前に"先生に聞きたいことリスト"の作成を提案した。著者とリストをつくる過程で，「ストーマ落とした後も，ご飯食べられるかな。」「おしりが痛いって聞いたけど，痛いのやだな。」「手術の後はまたICU？」など，A君は自分で先生に質問したいことを見つけ，説明を受ける際は準備した質問をするだけでなく，わからないことを積極的に聞くことができた。

A君の性格や行動特性を踏まえて，心の準備支援を展開したことで，A君が自分のこととして大事な話を聞くという意識づけがなされた。

2）事例②：MRI検査

　初めての検査入院で，MRI検査を受けたBちゃん（5歳女児）。検査を受けた後，著者とプレイルームに来たBちゃんは，大きなブロックを積み重ね，トンネルを作り始めた。

　「Bちゃんね，MRIの検査受けたんだよ。」丸い形のブロックをタイヤにして，検査台の動くMRIの器械をつくり，Bちゃんお気に入りのぬいぐるみたちを次々に検査していった。「検査ですよ。ガッガッ。ゴンゴン。動いちゃだめですよー。」「トンネルの中，暑いね。大丈夫，もうおしまいです。」

　Bちゃんは事前に著者と一緒に行ったリハーサルと，自身の医療体験を遊びに投影させ検査での出来事を再現した。遊びを通じてそのときの気持ちを他者と共有し，遊びきることでBちゃんは感情表出の機会を得て，心理的混乱を生じることなく，初めての医療体験を乗り越えた。

　事例①と②では，対話や参加体験型のプレパレーションを紹介した。これらの方法は，受け身になりがちな「説明を受ける」「検査を受ける」などの場面で，子どもが主体的役割を担う機会となる。その場面の一連の流れや内容を客観的情報として得るだけではなく，把握したイメージを実際の場面で主体的体験として発揮する。また，支援者として子どもたちの認識や理解，受容のみに焦点を置かず，感情面のサポートにも目を向けることで，プレパレーションは子どもたちが心の準備をするだけでなく，「できた！」と困難な体験を乗り越えられたという達成感や成長を実感する機会として提供できるといえる。

3）事例③：血液検査

　「怖いとき，暴れると気持ちが落ち着くの。だからちっくん（採血）のときは暴れたの」。Cちゃん（5歳女児）が泣いて暴れた採血後の会話である。Cちゃんは手術を控えていた。そこで著者はCちゃんと「どうして，じっとしてないといけなかったか」を一緒に考え，Cちゃんがその理由や必要性を認識する過程を見守った。

　Cちゃんは，「次に怖いことをするときには，先に暴れておく。今度，年長さんになるから，"ちっくん"本当はがんばりたいの。」と解決方法を導き出した。事前に病室のベッドの布団に抱きつき手足をばたつかせて「暴れる」ことで，Cちゃんは怖いと思う処置でのがんばる力を最大限に発揮した。

　事例③で紹介したように，泣くことや暴れることを回避すべき行動だと判断する

前に，その子にとって最も受け入れやすい自己表現のひとつとして適切な場面や場所での表出を肯定的に評価する。同時に，その子ががんばりたい目標を明確にして，目標に向かっていやなことに臨んだ自分やがんばれた自分を肯定的に捉えられるよう支援する。

自己肯定感を得て，「できた！」という喜びが，子どもの成長を促すきっかけとなっていく。プレパレーションの主軸は常に子どもと家族にあり，医療スタッフはその子どもと家族がもつ本来の力や強さを発揮できるようエンパワーメントを促す存在である。

4）介入時の注意点

プレパレーションの方法には正解がないが，ここでは，著者が失敗した「時間のかけ方」について，考えていきたい。

プレパレーションの理論には，年齢と認知の発達段階によって効果的な情報提供のタイミングがある。それを知識として身に付けた後の実践でプレパレーション実施者は，対象となる子どもの状態と状況に合わせて，柔軟に対応していくことが必要不可欠である。しかし，病院はスケジュールで動いており，その中で一人ひとりの子どものペースを守り，尊重することの難しさは，小児医療の現場に立ったことのある誰もが感じたことがあるのではないだろうか。

ある子どもの血液検査に付き添った際，処置を嫌がるその子のストレスをアセスメントした。「過度の抑制を経験した過去の医療体験による拒否」と「穿刺による痛みの恐怖」を考慮した。しかし，「処置に時間がかかること」がその子にとって苦痛な時間を助長していることに著者は気づかず，アセスメントにしたがって必要だと判断した支援を展開した。その過程にやみくもに時間をかけ過ぎたことで，その子にとってつらい時間を長引かせてしまった。

時間を区切ったり，時間の制限を設けたり，休憩を提案したり，仕切り直したり……，状況や環境によって選択肢は変わるが，困難に向き合うその子にとって最善の方法は，時間をかけ，子どものペースを待つことだけではないと学んだ出来事だった。子どものペースを尊重できなかったケースでは，処置後の遊びの充実や振り返りの時間をもつことで，フォローアップしていくことの大切さを改めて学んだ。

D. ディストラクションとは

プレパレーションの一連の流れのなかにあるディストラクションについて取り上げる。

Chapter V　子どもの療養支援の理論と方法

　ディストラクションは，何らかの方法を使って気を紛らわせて，いやなことからの逃げ道を作ったり，驚かせることで痛みや苦痛から関心を逸らせたりすることではない。最も重要なのは，その子どもがコーピングの力をどのように育むかである。平田は「実際の検査・処置・治療中に，おもちゃなどを使って，子どもの興味を処置ではなく，興味あるもの・ことに集中できるようにかかわり，子どもの不安や恐怖を軽減し，痛みを少しでも感じにくくすること」[5]，また，「ディストラクションは，痛みの緩和のための非薬物療法の一つである」[5]と述べている。

　ディストラクションのための「鉄板」ツールは存在せず，100人の子どもがいれば100通りのディストラクションがあっていいと思う。しかし，より的確にその子どもにとって効果的なディストラクションツールを選択するためには，子どものがんばる力を見つけ，引き出すアセスメント力，子どもの認知発達に関する知識，それに伴った最適なツールやテクニックを選びとる技術が必要である。

　ディストラクションに使用されるツールとしては，**表2**や**図1**があげられる。しかし，ディストラクションに使われるこれらのツールやテクニックは，「ストック」として置いておくだけでは効果は得られない。子どもに使い方を提示して渡したり，子どもの関心を引き寄せる見せ方・魅せ方をしたりできる，渡し手のスキルが最も重要であると考える。

表2　ディストラクションに使用されるツール（例）

視覚的刺激	・飛び出す絵本や探す絵本 ・万華鏡 ・モビール ・動くおもちゃ ・処置室内の物を使った「ミッケゲーム」
聴覚的刺激	・読み聞かせ ・お話 ・ジョークや冗談などユーモア ・音楽 ・音の出るおもちゃやぬいぐるみ
触覚的刺激	・粘土 ・ストレスボール ・お気に入りのタオル ・ぬいぐるみ
嗅覚的刺激	・お気に入りのタオル ・アロマセラピー
想像的刺激	・数遊び（カウンティング）
その他	・風車 ・しゃぼん玉（深呼吸を促すもの） ・動画

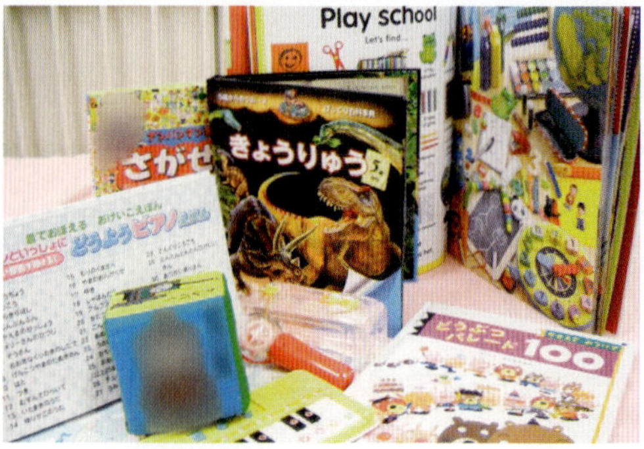

図1　外来採血室で使用されているディストラクションツール（長野県立こども病院）

1) 事例①：心電図検査

　心電図検査に来ていたD君（4歳男児）は、検査室の前で嫌だと大泣き。どんな検査か伝えた後、心電図モニターを見せてもらうため検査室の中へ。ディストラクション用に用意されていたおもちゃには関心を示さず、緊張したままだった。

　突然、スタッフの数をイチ・ニと数え始めたことをきっかけに数が数えられるとわかり、「D君、数が数えられるのね！　胸に貼るシールがいくつあるか数えながら貼ってみよう」と検査技師、付き添いの母親、CLSと一緒に声を合わせて「1, 2, 3……」と数え始めると、D君の表情が変わり、「イチ、ニイ、サン……」と数え始め、そのままモニター装着を受け入れた。D君は、次に波形を見ながら「イチ、ニイ、サン……」と数え、じっとしていることができた。検査が終了し、できたことがよほど嬉しかったD君は、検査技師や著者とハグをして退室した。

2) 事例②：処置後の遊び

　外来で化学療法を受けるため、来院のたびに輸液ルート確保が必要なEちゃん（5歳女児）。5歳になって半年ほど経った頃から、母親の車で病院へ向かう道中「（点滴の）ちっくんやだよう」と涙して、頻繁にトイレ休憩をせがむようになった。外来看護師からEちゃんの様子に関する情報が著者にも共有され、処置後の遊びを取り入れることとなった。

　『処置室での輸液ルート確保は、Eちゃんがお母さんと看護師さんと一緒にがんばる。その後の化学療法室での治療の間は、著者と一緒にEちゃんが大好きな音の出るおもちゃや絵本、手遊び歌、絵描き歌をとり入れた遊び、そしておもちゃの聴診器や注射器を使ったお医者さんごっこをする』。このように、Eちゃんにとって病院でがんばる時間と楽しみの時間のメリハリをつけられるよう処置後の遊びを展開した。

　介入導入後、母親から報告されるEちゃんの様子に変化が表れた。「今日は車の中で泣きましたが、途中で『おしっこ』と言わず、ノンストップで病院まで来られました。」「『今日は何するかな』って来たんですよ。」「泣かずに来られました。数か月ぶりかのことで驚きました。」「Eちゃんが『ちっくん（児の指をつんつんと母親の腕に突いて）痛いね。』って運転している私の腕にしてね、『でもがんばったね。えらいね。』って。そんなやり取りをしながら来たんです。」

　Eちゃんにとって病院での楽しみができたことが、Eちゃんに重くのしかかっていた心の負担をわずかながら軽減した。医療者と共に検討し、協働しながら適切な場面で遊びを導入したことで、遊びのもつ治癒力がEちゃんのしなやかな心の強さ（レジリエンス）の回復を促す結果となったと考え、経過を見守っている。

ディストラクションの項目では，心理・社会的支援を提供する専門家に求められる技術やツールの選択にばかり言及したが，保護者（家族）の存在も忘れてはならない。ここで紹介した2つの事例にも，愛情に満ちたまなざしで成長を見守る保護者（母親）がいる。

保護者の同席や協力を求めるとはどういうことだろうか。著者は，検査や処置に付き添ってきたもののどうすればいいか，どこに居ればいいかわからない……と，とまどう保護者にも出会った。子どもの普段の様子や変化を教えてもらうためだけではなく，お母さん・お父さん（保護者）として子どもに寄り添い，その環境での親の役割が果たせるように配慮をすることも，支援者として求められる視点ではないだろうか。

E. プレパレーションの効果を高めるツールの活用と環境・体制づくり

1）プレパレーションツール

国内外において多くのプレパレーションツールが開発，発売されている。プレパレーションツールは，子どもたちにとって理解することが難しい医療的な処置の状況や検査について，具体性をもってわかりやすく説明することを目的とした視覚教材といえるだろう。その多くは子どもたちが前向きに治療や検査に臨めるよう，遊びを通じて学び理解を促すことによって，その子どもが豊かな想像力のなかに描く不安や間違った認識を減らしていくために使われる。しかし，一つの参考例であって必ず使わなければならないものではなく，選択肢の一つとして考えてほしい。

2）こどもに優しい病院

療養環境に目を向けることもプレパレーションの一環としてあげられている。子どもにとって病院が「恐くない」場所になるよう配慮した空間を提案していくことも，子どもの視点を学び心理・社会的支援を展開する専門職が担うべき役割ではないだろうか。図2, 3のように施設自体の環境整備に携わることもあれば，来院する子どもたちが計測を受けやすいようモデルを作り装飾したケースもある。

プレパレーションの基本として最も大切なのは，子どもたちが目にするもの，体験することに対して「何が起こるか」「どのようなものか」などのシンプルな疑問に対していかに言語的に応じられるかであり，柔軟に子ども目線をもち続けることで

4. プレパレーション・ディストラクションの本質とその実践

はないだろうか。そのためには，医療を受ける子どもたちが敏感に感じとる非日常の違和感や，新規体験に対して抱く好奇心と不安感を感知する力を，心理・社会的支援の専門職に就いた人にはもち続けてほしい。

3) チームアプローチ

「プリパレーション過程を完璧で効果的なものにしようとするなら，そこには，さまざまな分野からたくさんの人が参加する必要がある」(Thompson & Stanford)[6]。

プレパレーションを行う際，その子どもと家族にかかわるすべての医療職種の協働が欠かせない。それぞれの職種がその特性を活かした役割を担い，互いの活躍を尊重し高め合う，それが多職種チームである。

子どもへのアプローチは答えのないものだからこそ，その子どもに合った方法は何か，情報を伝えるタイミングはいつか，その子の反応や行動，発言など細かな情報を共有することがチーム力向上の鍵ではないかと思う。また，多職種間で意見交換することで，その子への最善のアプローチが継続的に繰り出していけるのではないだろうか。

一方で，「特定の子どもや家族に対する重大なプリパレーションには一人のスタッフが責任を持つべきである。」[6]という記載がある。その候補としては，医療的な手続きについて十分な知識をもち，子どもの発達や情緒および心理・社会的なニーズを把握することのできるスタッフ，たとえば欧米で学び訓練を積んだチャイルド・ライフ・スペシャリスト（CLS）やホスピタル・プレイ・スペシャリスト（HPS），ま

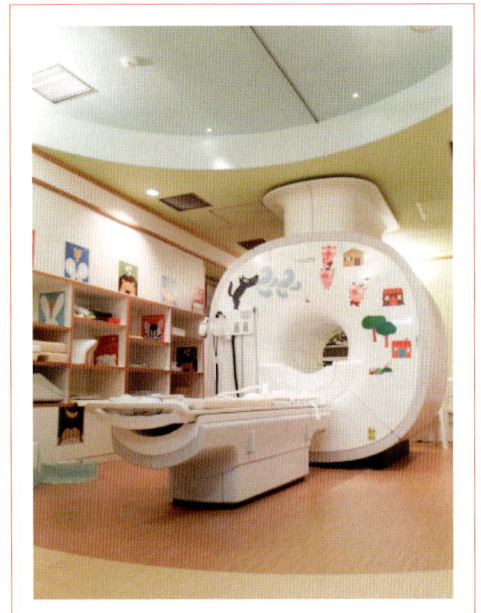

図2 当院の MRI 検査室
物語の世界に入るようなイメージの優しい色合いの空間。

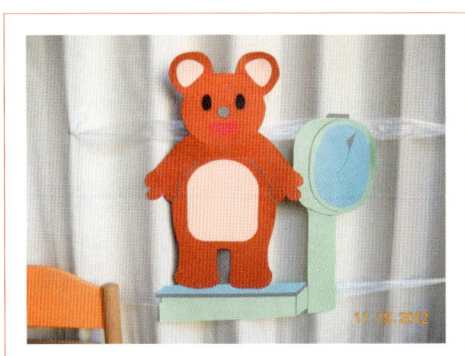

図3 当院の体重計
「くまさんみたいに，体重計に乗ってみよう。どれくらい大きくなってるかな？」計測担当の看護師が，そんな言葉をかけている。

た国内で養成され始めた子ども療養支援士（CCS）など子どもと家族のニーズを代弁（advocate）できるスタッフがあげられるだろう。しかし、国内の臨床現場での需要（プレパレーションが必要な子どもの数）と供給（心理・社会的な支援を行う専門家の数）の割合がマッチしていない場合，すべてのケースで責任をもってプレパレーションを展開することは困難であり，もし十分なフォローアップができない場合，その介入が，子どもの心理的混乱を引き起こしたり，消化不良の状態を作り出したりする危険性も含んだ状態だともいえる。そのような場合，心理・社会的支援の専門家は，スーパーバイズする立場として，チームへかかわっていくことも必要なのではないだろうか。

おわりに

　プレパレーションを学ぶあなたと医療を受ける子どもの関係をわかりやすく何か別の表現に置き換えられないかと考えた。たとえば，プレパレーションを展開するあなたは，オーケストラの指揮者のような存在で，主役である子どもはソリスト。その子がその子らしくのびのびとした音色を奏でられるよう，豊かなハーモニーを響かせる多職種からなる医療チーム（オーケストラ）と協力し，心理・社会的支援者としての役割を果たす。また，その子どもの音色の源にある家族を支えながら，かけがえのないひとりとして，その子どもが輝ける瞬間をつくっていく。

　プレパレーションをしなければと気負うことなく，プレパレーションという言葉に縛られることなく，あなたの目の前にいる子どもがその子らしくいられるように，その子にとって最もよい状態，安心できる環境，成長の機会を形づくるときのエッセンスとして，プレパレーションが取り入れられることを願う。

（塩崎暁子）

文献

1) Gaynard L, et al.: Psychological Care of Children in Hospitals: A clinical practice manual from the ACCH child life research project. Child Life Council; 1998. p.93-99.
2) Thompson RH, editor: The Handbook of Child Life: A guide for pediatric psychological care. Charles C Thomas Pub Ltd; 2009. p.160-186.
3) 新村出：広辞苑．第6版．岩波書店；2008（電子辞書）．
4) 馬戸史子：小児がんの子どもに対するチャイルド・ライフ・スペシャリストによる心理的プレパレーション．がん看護 2013；18（3）：324-330．
5) 及川郁子監，古橋知子，平田美佳責任編集：チームで支える！子どものプレパレーション．中山書店；2012．p.91．
6) リチャードH.トムソン，ジーン スタンフォード，小林登監，野村みどり監訳，堀正訳：病院におけるチャイルドライフ—子どもの心を支える"遊び"プログラム．中央法規出版；2003．p.158-160．

Chapter V 子どもの療養支援の理論と方法

5. ストレスコーピング

A. ストレスコーピングの目的

　医療とかかわることになった子どもの生活は、それまでの安定した日常生活からは一変したものとなる。検査や治療行為の数々はもちろんのこと、生活空間や対人関係の範囲が狭まる行動制限など、入院生活は子どもにとって苦痛を伴う体験のオンパレードであり、時には一時的なショック状態や退行現象を呈することも少なくない。そのような状況のなか、医療者は、少しでも子どもが前向きに治療に取り組めるよう、様々な介入を行う。

　しかし、医療という枠組みのなかで、ストレスフルな状況そのものを変化させることは、残念ながら難しく限界があると言わざるを得ない。それならば、働きかけの矛先を子どものほうに向け、子どもにストレスコーピング（ストレスへの対処法）を伝授し、ストレスへの対処能力を高めようと試みることは自然な要請であろう。

　ストレスコーピングの目的は、子どもが主体的に治療に取り組む力を育てることにある。ひとたびストレスへの対処能力が高まると、子どもは、「僕（私）は、対処できる」という自己効力感を獲得する。そうすると、自分は無力な存在であり、医療者から治療を受けるのみという受け身的な姿勢にかわって、主体的に病気や障がいに対して立ち向かっていこうとする意欲が芽生え育っていく。そのような子ども自身の内側から湧き出る力こそが、回復に向かう原動力となり、さらには再発予防にもつながると信じたい。

　発達途上にある子どもの心と体は車の両輪のようなものであるから、医療とかかわることになった子どもには、体のケアだけではなく、心理面でのケアが必要不可欠である。そういった観点からも、セルフケアに寄与するコーピングスキルを、子ども一人ひとりの発達段階に応じて丁寧に開発していく意義は大きい。

B. 効果と裏付けとなる理論

1) ストレス理論の変遷

　ストレスという言葉を初めて用いた Selye は、生体が外部から寒冷、外傷、疾病などの影響を受けたとき、これらの刺激に適応しようとして生体に一定の反応が

起こることを発見し，このメカニズムを「ストレス─金属力学での圧力に対する金属内に生じる弾力─」と名付けた（1936年）[1]。その後（1960年代以降），ストレスは人間にとって避けることのできないものであり，対処こそが適応の結果に大きな差異をもたらすものであるという認識が高まり，焦点はストレスそのものからストレス対処に移っていく[2]。

Lazarusは，ストレスを「ストレス状況（ストレッサー）」と，「ストレス反応」とに分けて捉える心理学的なストレスモデルを提唱し，「ストレッサーとして，事件は重要ではなく，対処過程こそ一群のストレスとストレスフルな条件に強い影響を与えるものである」[3]と説いた。この対処過程こそがストレスコーピングであり，コーピングの能力を高めることによって，人間は，ストレス状況の評価を変えることができるのである。

2）コーピングの種類

Lazarusは，コーピングのプロセスを次の2種類に分類している[4]。

①**問題中心型コーピング**：ストレッサーそのものに働きかけて，解決を図ろうとするもの

　例　環境に対して行動を起こす。人間の行動を変える。

②**情動中心型コーピング**：ストレッサーそのものに働きかけることはせず，ストレッサーに対する考え方や感じ方を変化させて，解決を図ろうとするもの

　例　注意を別のものに向ける。関係の意味を変更する。

コーピングの選択にあたっては，ストレッサーそのものが対処によって変化可能な場合は問題中心型コーピング，変化不能な場合には情動中心型コーピングを用いることが効果的であると考えられる。

C. 具体的な方法

1）導入

コーピングが重要だからといって，いきなり子どもにスキルを提供すればよいというものではない。一方的な押し付けは，かえって子どもの動機づけを損なう恐れがある。

同じ状況下に置かれたとしても，一人ひとりその状況の捉え方は異なるため，まずは，しっかりと子どもの不安や苦悩の状況を聴取する必要がある。丁寧に聴い

5. ストレスコーピング

てもらえたという体験だけで，ストレスが多少なりとも減少されることもあろう。その際，困りごとやストレッサーを紙に書き出して外在化し眺める作業も，ストレス状況を客観視し，そこから距離を置くのに有効である。抱えきれない思いを，一緒に受け止めてわかってくれる人がそばにいる……．こうした信頼関係が構築された後に発せられる医療者からの「重荷を減らせる方法があるのだけれど……」という言葉に，子どもはみずから耳を傾け，自分でもストレスに対処してみようと思うのである。

2）コーピングリストの作成

ブレインストーミングの手法などで，できるだけ多くの対処法を書き出した後に，視覚的に見て楽しめるコーピングリストを子どもと一緒に作成する（図1）。著者は，コーピングの数々を，困った問題を解決してくれるドラえもんのポケットから出てくるグッズに喩えたり，「お助けツール」という表現で紹介することもある。ポイントは，質より量を重視し，とにかくコーピングのレパートリーを増やすことである。

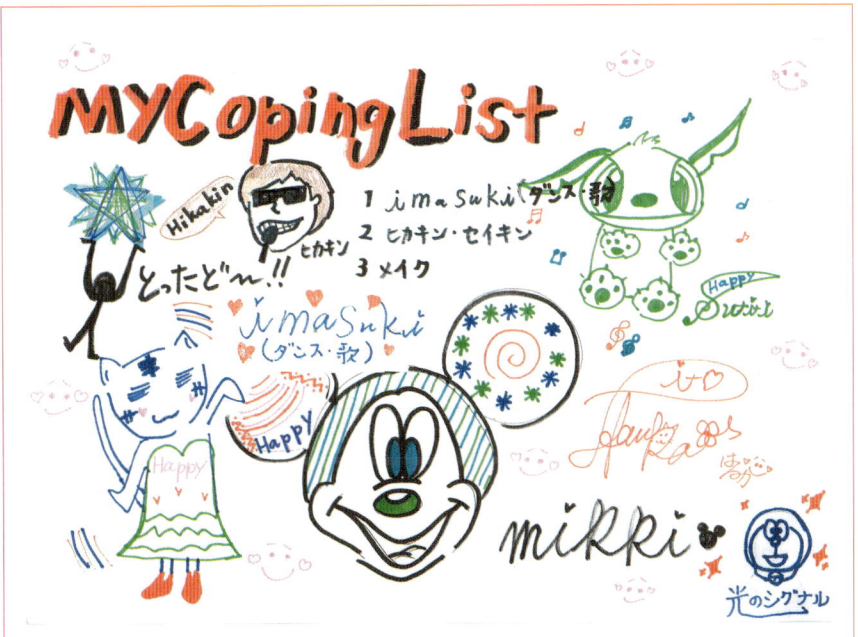

図1 11歳心臓疾患の女児：ハルキンちゃんのコーピングリスト
歌とダンスとお笑いが大好きなおちゃめなハルキンちゃん。運動制限があるなかで，楽しみながら作成したコーピングリストは，眺めるだけで彼女の笑顔を引き出してくれる

3）実践

伊藤は，「自分を取り巻くストレス状態を改善したり，ストレス状況によって生じた様々なストレス反応を緩和したりするために，何らかの対処を意図的にすることをコーピングと呼ぶ」[5]と述べ，コーピングの意図性を強調する。何となくストレスが改善されたというのではなく，子どもみずからが対処法を選択し，意図的にコーピングを実施し，効果を得ることが，自己効力感につながるのである。したがって，医療者側からの一方的な押し付けは厳禁である。どの対処法が最も効果的か，行動実験と称して科学者のように一つひとつ試してもらうのも一案であろう。

4）フィードバック

実際にコーピングを試してみた後のフィードバックは，さらに重要である。言うまでもないが，まず試してくれたことに対して心からの敬意を表す。子どもは，コーピングの効果自体を素直に喜び，それを一緒に喜びほめてくれる人がいるということで，さらにモチベーションが上がる。もしうまくいかなかった場合は，残念な気持ちに寄り添いながらも，挑戦したことを肯定的にフィードバックするとよい。

D. 事例紹介

患児： W ちゃん，15 歳女児。
診断名： 慢性活動性 EB ウイルス感染症。

1）導入

年齢に比べて，やや幼い印象の女児。入院当初より，白衣を着た医療スタッフに対して「いや，来ないで」と拒否感が強く，採血時には激しいパニック症状を来すため，医師より心理的な介入の要請があり，著者が介入した。

母親の話では，W ちゃんの採血恐怖は，病気が発症した小学校 2 年生の頃からで，前の病院でも採血時には泣き叫び，激しく抵抗を示し，そのために複数人の医療者が抑えつけて採血を行わざるを得ない悪循環が続いていたという。「不安が強く，夜も毎晩私が付き添わなくてはならないので，一人で寝てくれるようになると助かるのですが……」と，母親は疲れた表情で話した。

2）介入

　まずは，人形作りなど一緒に楽しめる活動を行いながら，信頼関係の構築に努めた。そのうちに，「実は，パニックになっちゃうのが，自分でもいや。パニックをなくしたい」と，本人から相談を受けた。Wちゃんは，自分でもパニックをなくしたいと望んでいたのだ。

　「一緒にパニックをなくす方法を考えよう」と話し，コーピングリスト作りを開始した。Wちゃんは，15歳の少女らしく，今時の人気アイドルグループや好きなキャラクターの写真をリストに貼ったり，採血時に勇気づけられるような歌詞を書き写した。書く場所や写真を貼る位置を決める際には，本人に決定権を与え，主体的に取り組めるよう工夫した。

　「散歩に行く」「百マス計算をする」「呼吸法」「私は慣れれば大丈夫」「ぬいぐるみを触る」「良いことリスト（図2）を作る」といったコーピングのレパートリーを徐々に増やしていき，リストに新しい対処法が増えるたびに，Wちゃんは，一つひとつ実践し，効果のほどを教えてくれた。それまでの抑えつけられて治療される受身的な治療態度から，コーピングを試し，ほめられ，自信がつくという積極的な態度に変化していった。

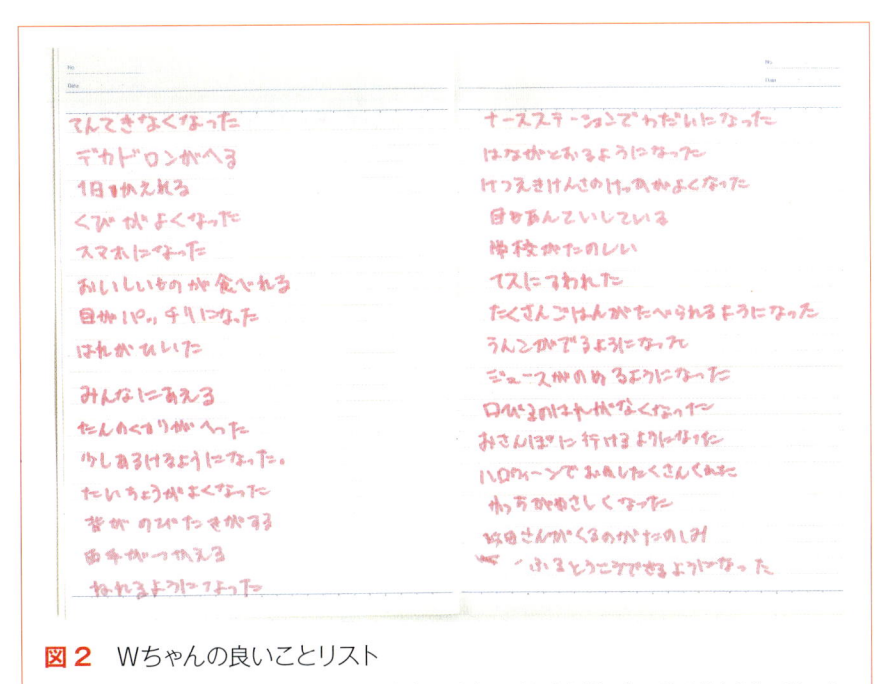

図2　Wちゃんの良いことリスト
Wちゃんは，入院生活の中で見つけたちょっとした良いことをノートに書き出し，良いことの貯金を作っていった。院内学級は，楽しみを見つける宝庫のようだ。

3）効果

医師や看護師からは、「表情がよくなり活気が出てきた。コーピングリストは役立っている。症状改善にもつながっているようだ」という評価を得た。しばらくすると、減薬が可能になり、週末の自宅への外泊も認められるようになり、さらにWちゃんのストレス状況は改善に向かった。

おわりに

本項では、子どものストレスコーピングについて論じた。くれぐれも忘れてならないのは、「ストレス」という単語に込められている一人ひとりの子どもの具体的な思いを丁寧に聴くということである。表面的にスキルを伝えるのではなく、子どもが主体的にストレスと向き合ってみようと思えるような、医療者とのしっかりとした信頼関係がベースには必要である。

（濱田純子）

文献
1) R・S・ラザルス講演, 林峻一郎編・訳：ストレスとコーピング―ラザルス理論への招待. 星和書店；1990. p.87.
2) R・S・ラザルス, S・フォルクマン, 本明寛ほか訳：ストレスの心理学. 実務教育出版；1991. p.9.
3) 前掲書. p.16.
4) 前掲書. p.87.
5) 伊藤絵美：ケアする人も楽になる 認知行動療法入門 Book1. 医学書院；2011. p.73.

Chapter V
子どもの療養支援の理論と方法

6. 治癒的遊び

A. 治癒的遊びとは

1）遊戯療法と治癒的遊び

　治癒的遊び（therapeutic play）は，遊戯療法（play therapy）とともに，家族のあり方の多様化や生活力，養育力の低下などを背景に生じている子どもの生活や発達をめぐる様々な困難に対する有効なアプローチの一つとして発展してきたものであり，幅広いフィールドで取り組まれている。医療を要する子どもに対する治癒的遊びを学ぶにあたっては，まずは治癒的遊びと遊戯療法の全体を俯瞰する視点と，遊びが子どもと家族にもたらす影響への理解をもち，その基礎のうえに，医療フィールドにおける到達点について学ぶことが求められる。

　治癒的遊びと遊戯療法の区別は必ずしも明確ではないが，治癒的遊びは遊戯療法家が行う遊戯療法の拡張として，あるいはソーシャルワーカーやプレイワーカーなどが子どもの現実世界における遊びの応用として発展させてきた技法の総称と考えられる。

　McMahonは，遊戯療法家は日常から離れた治療場面に焦点をあて，治療関係に混乱を来さないよう治療場面外で出会わず，子どもの内的世界に関心を向け続けるが，家族や専門家のネットワークを含む子どもの世界にある人々に寄り添って仕事をすることもあると述べている[1]。遊戯療法のこのような治療構造は重要である。

　対照的に，ソーシャルワーカーは子どもの現実世界の中のその子どもや関係する人々に対する役割を担うことで，外的世界とその子どものもつ感情との架け橋となる機会を得ることができる[1]。同様に，子どもと家族の精神保健，学校，小児医療など，様々なフィールドで，遊びを通した支援が行われているが，これらも子どもの現実の生活場面における支援と考えられる。

　Hubbuckは，治癒的遊びと遊戯療法は，それぞれ目的とプロセスにおいて独自のものであると考え，さらに医療の場における治癒的遊びを，その子どもが，いま抱えている困難に適切に対処することに焦点づけられたものとして検討している[2]。ここでは，治癒的遊びが生活場面における支援技法であることを押さえておきたい。

MEMO
遊戯療法における治療構造
心理療法における治療構造は多様であるが，クライエントと治療者が共有する基本的なルールとして，出会う時間と場所を守ることなどをあげることができる。
さらにAxlineは，遊戯療法では，「治療が現実の世界に根をおろし，子どもにその関係における自分の責任を気づかせるのに必要なだけの制限を設ける」と述べている。
（Axline VM. 小林治男訳：遊戯療法. 岩崎学術出版社；1972. p.95-184.）

153

Chapter V　子どもの療養支援の理論と方法

2）治癒的遊びの構造

a.「情緒的な包み込み」の重要性

治癒的遊びは困難を抱える子どもたちに創造的な遊びの経験を提供する。子どもたちは創造的な遊びを通して自分を発見し，みずからの生活を理解し始める[3]。このような経験を紡ぎ出すのは，治癒的遊びがもたらす情緒的な包み込み "emotional containment" の関係である[4]。

さらに McMahon は，こうした治癒的遊びの効果を高めるものとして，子どもを中心においた同心円状に，1つは家族・学校・専門家のネットワークによって提供される包み込み，2つ目には地域社会・諸施設・諸機関によって提供される包み込みを想定している[5]。子どもの治癒的遊びは，親や養育者が家庭で治療的遊びを提供することを助ける[6]。

子どもを支える関係を築くためには，それが現実社会に受け入れられるかたちにまとめられていく必要がある。しかし治癒的遊びが行われる生活場面は多様で，流動的な関係が生じており，安全な感情表出ができる場とは言いがたい場合がある。特に，わが国の医療現場はプライバシーを守ることが難しい側面がある。一方で，病棟の子どもたちを温かく見守る親たちの関係が自然に築かれていく場合もある。

したがって，治癒的遊びを行うものには日々変化する子どもの病状と感情，周囲の人間関係に対する観察力と計画を適切に修正する力が必要である。

b. 子どもにかかわる専門職固有の役割への配慮

McMahon は，ソーシャルワーカーが子どもの支援だけでなく，家族の支援や法廷への対応など複数の役割を担うため生ずる葛藤を例にあげて，専門職者がそれぞれに担っている役割に注意するよう促している[7]。チャイルド・ライフ・スペシャリスト（CLS），ホスピタル・プレイ・スペシャリスト（HPS），子ども療養支援士（CCS），保育士は，直接，治療を行わない立場であることから，子どもや家族に対する役割に一貫性をもたせることができるであろう。一方で，医師や看護師など，ほかの重要な役割を担うスタッフの治癒的遊びへの参加にあたっては，この時間は楽しく遊ぶ人になってもらえるような配慮が必要である。

このように，子どもを支える情緒的包み込みのネットワークを形成するには，様々な課題が存在する。したがって，治癒的遊びの専門家として実践を展開するにあたっては，子どもの病気と治療，発達と行動，家族，病棟の人間関係，地域などについての総合的なアセスメントにより，支援の手がかりをつかむことが不可欠である。

MEMO
情緒的な包み込み
"emotional containment"

containment は Bion の提唱した概念である。祖父江によれば，乳児は「母親が自分の中に投げ入れられた乳児のその不安や苦痛を包み込み（コンテインし），その不安の意味を理解し，乳児に耐えられるような形に修正して，それを子どもに戻していく」ことを通して，パーソナリティを発達させていくという。この母親の働きはコンテイナー（container），乳児の不安はコンテインド（contained）と呼ばれ，患者と分析家の間で生じている事象をコンテイナー／コンテインドという対概念で表そうとした。（祖父江典人：コンテイナー．氏原寛・亀口憲治・成田善弘ほか編：心理臨床大辞典．改訂版．培風館；2004.p.1000.）

3) 小児医療における治癒的遊びの位置づけ

　わが国の小児医療において，遊びを用いた支援は，様々な職種が実施している。それらを整理するには，検討すべき課題が少なくない。そのことを断った上で，一つの試みとして，遊戯療法，治癒的遊び，日常的遊び活動の3つの区分を提示する。それぞれの主たる対象，目的，支援の場，支援の特徴は次のとおりである。

　遊戯療法は，主たる対象は問題行動や心理的症状を抱える子どもとその家族であり，その状態の改善，解決や，抱える問題が生活に与える影響を減ずることなどを目的とする。日常から離れ，特別なプレイルームにおいて時間を設定して実施される。日常生活を支える専門職との協力が不可欠である。支援の特徴は治療的アプローチといえる[8]。

　治癒的遊びは，主たる対象は重い病気やけがなどによる強いストレス状態にある子どもとその家族であり，ストレス対処の支援を目的とする。支援の場は検査・処置を受ける場を含む生活場面である。支援の特徴は，予防的・発達的アプローチといえる[8]。

　日常的遊び活動は，心理的問題を抱えない場合はもちろんであるが，抱えている子どもも含め，日常の場で，安心と楽しみを提供することを主たる目的とする。病院環境を子どもの生活空間にふさわしい場とすることであり，子どもの生活を整えることにつながるため，基本的には入院中のすべての子どもと家族を対象としている。支援の特徴は，予防的・発達的アプローチといえる。Hubbuckは，このような遊び活動は，病院と家庭のそれぞれの環境が有するノーマルな面とそうでない面のギャップを埋めるという意味で治癒的であるとして，治癒的遊びに位置づけている[9]。広義の治癒的遊びは，上述の治癒的遊びと日常的遊び活動を合せたものと考えることができる。

　なお，いずれの専門的支援も，子どもの可能性を引き出す，つまり発達につながっていくものであるため，発達の支援という側面を有しているといえる。

4) 治癒的遊びにおける支援者のあり方

　三村によれば，遊戯療法において支援者に求められるものは次のとおりである[10]。
　①良き依存対象となる，一貫した共感的態度，②子どもの感情表出や欲求の行動化を図る，③新しい行動パターンの学習を支援する，④感情や意思を，非言語的手段を用いて表出することを心がける。

　治癒的遊びにおいても基本は変わらないが，子どもの感情表出や欲求の行動化は，場面を考えて慎重に扱うべきであろう。生活場面では，感情表出や欲求の行

動化が，子どもの心をさらに傷つけたり，人間関係に悪影響を及ぼすこともあり得る。そのため，状況を注意深く観察し，遊びの流れを作っていく機転が必要となる。

また，家族や地域の諸機関，様々な職種とのネットワークを形成するためには，子どもと家族の状態をわかりやすく伝えるコミュニケーション力，他職種に対する理解と協力の姿勢が欠かせない。

5）遊びの中での感情表出をどう受けとめるか

遊びの中で示される感情は，それを適切に受け止める人がいることで，子どもは経験を受け止め直すことができる。その表現の形態は様々であり，周りにいるものがとまどう場合もある。たとえば，大人を急に叩いたり，ものを壊すといった行動の背景に，親からの虐待であったり，交通事故の経験であったり，様々なエピソードが認められることがある。これらは支援のための重要な手がかりとなるが，人にけがをさせたり，ものを壊して修復できないということは，本人を傷つけることにもなるため，避けなければならない。特に，生活場面でこうした行動がみられた場合，その周りにいる子どもや家族への影響も考えなければならない。

したがって，場所，時間，方法などを考慮して，子どもの感情を適切に表出できるように，一緒に流れを作っていくことが必要である。

B. 病院における治癒的遊びとその実践

1）病院における遊び

子どもにとっての遊びは，その成長発達と切り離して考えられるものではない。遊びのなかで子どもは育ち，様々な経験や学びを獲得していくことは明らかである。なかでも病院における遊びについては5つの役割，①日常性を提供する（Aiding normality），②不安を軽減する（Reduction of anxiety），③回復を早める（Speeding recovery），④コミュニケーションを促進する（Facilitating communication），⑤入院や手術に対する心の準備をする（Preparation for hospitalization or surgery）があるとされている。英国ではこのような観点から"遊びも医療（Play is medicine too）"と言われ，Play（プレイ・遊び）は病気をもつ子どもにとって治療の一部としてなくてはならないものになっている。昨今は日本においても，積極的に遊びを様々な場面に取り入れる工夫がなされてきている。今後，遊びの重要性がより認識され，その実践が拡がることを期待したい。

6. 治癒的遊び

a. 治癒的遊びの目的
　Matthewsによると，治癒的遊びとは医療環境などにおいて心理的ダメージを未然に防ぐための遊びであり，**表1**のような目的をもつ[11]。また，Boligは，医療環境における遊びの目的は，予防・修復・そして治癒であるとしている[12]。

b. 治癒的遊びのゴール
　治癒的遊びのゴールについて，Delpoらは**表2**に示す5つをあげている[13]。子どものそのときのニーズによって，一番のゴールが何なのかを考慮し，遊びを工夫することが大切である。

c. 治癒的遊びの活動
　HartとRollinsは，治癒的遊びの活動を16の領域に分類・整理している（**表3**）[14]。大変に幅広い活動が考えられるので，いまかかわっている，その子どもに何が必要かをよく考え，提供すべきであろう。また活動に際して，子どもの安全に留意しながら，子どもの自立や自由を最大限に確保する。

表1　治癒的遊びの目的

- 成長発達を続ける子どもたちのニーズに合わせる
- 慣れない環境に適応するためのサポートをする
- 入院環境，治療，処置，検査などに対する子どもの理解を深める
- コントロール力，達成感，そして自尊心を高める
- 自己表出を促す
- 分離や喪失に対するコーピング力をつける

(Matthews B: A therapeutic play programme for young hospitalized children. Paper presented at the Early Childhood Convention. Dunedin. New Zealand.1991.[11] をもとに表にまとめた)

表2　治癒的遊びのゴール

- 子どもの心理・社会的，認知的，行動的側面におけるキャパシティーと能力の発達を目指す
- 子ども自身のアイデア，思い，感情，そして視点などを表現・表出する機会を作る
- 直面している困難な現状や，抱えている葛藤に対し，効果的に同化，支配，そして対応する能力を高める
- 正しい知識・学びの場が得られるようにする
- 子どもたちが自身やほかの人たちを知り，人生について理解し，年齢にあったセルフケアができるように情報開示をする

(Delpo EG,Frick SB: Directed and nondirected play as therapeutic modalities. Children's Health Care. 1988;16 (4): 261-266.[13] をもとに表にまとめた)

Chapter V　子どもの療養支援の理論と方法

> **表3** 治癒的遊びの活動
>
> - **Separation and Stranger Anxiety：分離・見知らぬ人による不安**
>   - ・情報の提供　　・個人的な空間づくり　　・家族，友人などの協力
> - **Self-Expression：自己表出，自己開示**
>   - ・間接的，象徴的なコミュニケーション　・自己認識，気持ちについて話をする
>   - ・建設的な感情表出
> - **Self-Esteem：自尊心を高める**
>   - ・自分らしさ，自分のかけがえのなさや自分のもつ力を感じることで自尊心を高める
> - **Body Image：ボディイメージ**
>   - ・より積極的なボディイメージがもてることを促す　・身体に関する探究と表現
>   - ・ボディイメージと直面することを促す　・身体に関してより意識する
> - **Group Interaction and Socialization：集団・社会性をはぐくむ**
>   - ・感情，問題や関係を共有することを促進（容易に）する　・帰属意識をもつ
> - **Desensitization to Medical Implements：医療器具に対する過敏性を減らす**
>   - ・気楽（形式的ではなく）に医療用具を探索し芸術的に表現する
> - **Tension Release：緊張や不安の発散**
>   - ・安全で許容できる方法で，怒り，欲求不満を表出できる機会をつくる
> - **Humor：ユーモア**
>   - ・病気や治療に対処することを促進する　・対人関係を高める
>   - ・子ども自身の能力を高める
> - **Death and Bereavement：死とビリーブメント**
>   - ・子どもや家族の記憶や思い出を保存することで，子どもの悲嘆をサポートする
> - **Culture：文化**
>   - ・文化を象徴する造形物作成，周囲の環境を親しみのある文化的なもので装飾する，感情表出の後押し，親しみのある慣例や信仰を認識し持続する……これらの中に複数のゴールがある
> - **Isolation and Immobilization：隔離と行動制限**
>   - ・感覚刺激，筋感覚を提供する　・時間，場所に関心をもつ
>   - ・社会との交流を促す　・自分らしさを保つ
> - **Pain：痛み**
>   - ・不安や痛みの軽減（ガイドイメージ・呼吸テクニック・Progressive Muscle Relaxation〔漸進的筋弛緩法〕・芸術・ディストラクション）
> - **Breathing：呼吸**
>   - ・咳，深呼吸，Pursed-Lip Breathing（口すぼめ呼吸）を促進する
> - **Teaching：ティーチング**
>   - ・病気や治療についてのよりよい理解を助ける（コンプライアンス向上・コントロール感の提供・仲間の理解・成人ケアへの移行の援助）
> - **Activities of Daily Living：日常生活に関するアクティビティ**
>   - ・食物や栄養について学ぶ　・食欲の増進　・日課をおくる
>   - ・清潔を保つ　・移動や動くことを促す
> - **Perceptual Motor：知覚運動**
>   - ・子どもの知覚運動能力を最大限にする　・運動，コントロール，感覚機能を高める方法を身につけられる　・行動制限や感覚の悪化によって引き起こされる影響を防ぐ
>
> (Hart R, Rollins J: Therapeutic Activities for Children and Teens Coping with Health Issues. John Wiley & Sons, Inc.; 2011. p.1-333.[14] より)

2）病院における治癒的遊びのプロセス

　医療環境において治癒的遊びは，子どもとの出会い，情報収集，どのような治癒的遊びを子どものケアに組み込むのかのアセスメント，計画といったプロセスで行う。また，支援内容について記録し，今後に向けて評価を行う。

a. 出会い・情報収集の進め方

　子どもと出会う前には，できるだけ情報収集を行うようにする。①名前（呼び名を含む），②性別，③年齢（生活年齢・発達年齢），④病状（安静度・活動制限・手術前後など），⑤入院期間，⑥これまでの経験（医療体験・過去の入院など），⑦家族の状況（両親の夫婦問題・弟妹の誕生・家族の面会など），⑧コミュニケーション（家族と・医療スタッフと），⑨特別なニーズなどについて情報を得る。看護師・医師などによる情報を口頭やカルテなどから得たり，事前に家族から情報を得ることも大切となる。子どもと出会った際の観察なども含め，情報はその先のアセスメントと計画につなげるようにする。

b. アセスメントと計画の進め方

　アセスメントでは，上記の情報に加えて，子どもの療養環境における心理・社会的ニーズを捉える必要がある。療養環境における適応度，情緒状態，病状や現状に対する理解度，これまでの経験，不安やストレスの状況，発達段階にあった成長発達のニーズ，発達障がい，視覚・聴覚障がい・治療上（気管切開など病状に伴う）のコミュニケーションのニーズ，観察を通した子どもの性格・自主性・集中力・社会性，家族（両親・きょうだい）のニーズについてアセスメントする。

　治癒的遊びの活動内容やアクティビティを選ぶ理由を明確にし，またアセスメントで特定した心理・社会的課題や目標に対応するうえで，遊び活動やアクティビティのどのような面が有効かなどについても考えて言語化し，計画に記すようにする。

c. 支援（実施）上の留意点

　支援を行う上で治癒的遊びの活動やアクティビティを提供する人（ここでは支援者とする）は，適切な場所の設定や，家族・医療スタッフとの協働なども考慮し，**表4**[15]のことに留意し，常に子どもの様子を観察しながら進めたい。

d. セーフティマネジメント

　CLS・HPS・子ども療養支援士や保育士にとって，遊びを運営・管理するうえで医療スタッフや子ども，そして自分自身に対して安全管理を行うこと，すべてのリスクを取り除くことは大きな役割となる。子どもの遊びにおけるリスクマネジメントで留意すべき事項を**表5**にまとめる。

　小児病棟，小児科外来は，アクシデントのハイリスクエリアであり，遊びにかかわるインシデント・アクシデントとして**表6**[16]に示す事項にも留意したい。

Chapter V　子どもの療養支援の理論と方法

表4　支援（実施）上の留意点

①子どもの発達のアセスメントを行い，病状と状況について常に医療従事者と相談する
②支援の目的に応じた遊びの支援をする
③子どもの感情表出を受け止められる支援者の存在は，子どもが安心感をもって遊ぶために不可欠である
④子どもをよく観察し，子どもの意思を尊重する．遊びがストレスの軽減や発達促進ではなく，ストレスを生む可能性もあることを心に留め，子どもが拒否する遊びには無理に参加させない
⑤遊びの時間は子どもの想いを尊重し，遊びとして完結するよう，情報提供や訓練などと混同しない
⑥遊びの時間を終了させる際には，急に終わらせるのではなく，あらかじめ遊び終了まで10分であるなどの具体的な見通しを与え，遊びの内容も心が落ち着けるものになるように配慮する

（夏路瑞穂：セラピューティックアプローチ．谷川弘治，松浦和代ほか編：病気の子どもの心理社会的支援入門．医療保育・病弱教育・医療ソーシャルワーク・心理臨床を学ぶ人に．改訂版．ナカニシヤ出版；2009．p.100.[15]をもとに表にまとめた）

表5　子どもの遊びの運営・管理上での留意事項

a. 子どもは本来好奇心の固まりである．適切な制限と監督により，安全であるが刺激のある環境が与えられなければならない
b. 事故やけがの傾向は，子どもの発達段階で異なる
c. 発達的な技能レベルと，治癒的活動の材料の扱いに必要な能力に差がないよう，発達レベルを評価すべきである
d. 特別なニーズのある子ども
　＊聴覚や視覚の障がいのある子どもには特別の監督が必要
　＊多動あるいは注意欠陥のある子どもは治癒的遊びによって過度に刺激されるかも知れない．アテンションスパンの短い子どもは指示に従わないかも知れないし，刺激に混乱した反応をするかも知れない．刺激の裁量の調整が必要である

（谷川弘治ほか：子どもたちに提供する遊びのあれこれ．小児看護　2004；27（3）：336．より抜粋）

表6　遊びにかかわるインシデント・アクシデント

a. 与薬⇒一職員としてエラーに気づく（シリンジポンプのアラームなど）
b. 転倒・転落
c. チューブトラブル　＜例＞遊びの場面では突発的な動きが生じやすい
d. 院内感染
e. 情報提供（遊びながら病気のことに話題が向いたとき）
f. 離棟・離院
　＜例＞感情の高ぶりを来たしやすい思春期（特に精神的に不安定なケース）

（松浦和代：リスクマネジメントとその手順．谷川弘治，松浦和代ほか編：病気の子どもの心理社会的支援入門．医療保育・病弱教育・医療ソーシャルワーク・心理臨床を学ぶ人に．改訂版．ナカニシヤ出版；2009.p.225-232.[16]をもとに表にまとめた）

6. 治癒的遊び

e. 記録と評価

　治癒的遊びプログラムの計画・支援を通して，目的に対する子どもの反応や様子を捉え，考察し評価を行うことで今後の支援につながるようにすることが大切である。この際，計画した目標は達成できたか，新たな目標や目的が見つかったか，そして今後の子どもと家族の目標や活動，アクティビティについてのアイデアについても記すように心がけたい。記録，計画の様式は施設ごとに工夫されているが，その一例として子ども療養支援協会および，英国 HPSET（Hospital Play Staff Education Trust）の実習で使用しているプログラムを巻末の付録（p.282～283）にて紹介する[17, 18]。

f. 事例紹介：入院環境によるストレスが大きかったAちゃん

●背景

　Aちゃん（5歳女児・ダウン症，家族構成：父・母）は，頸椎疾患により頭部から胸部に固定具を装着。創外固定による活動制限と処置への恐怖感により，他児に臆してプレイルームでの遊びに集中できない，物音や声への過敏性，円形脱毛症や不眠傾向がみられた。

●介入

　入院の長期化による患児と母親のストレスの増大と影響を予防することを目的として，週2回，定期的な遊びの介入を患児の生活リズムに合わせて実施した。

　Aちゃんの興味を考慮し，①音楽遊び，スヌーズレンでの感覚刺激とリラックス，②作っては壊すストレス発散ができる積み木遊び，③絵本の読み聞かせを行った。また，介入の継続性を確保するため，病棟保育士へ絵具，粘土などの遊びの提案を行ったところ，Aちゃんは遊びに集中し「あそぶ！」「する！」「すき」という言葉が聞かれるようになり，母親からも安堵する言動が聞かれるようになった。

　その後，大人に対し気をひく姿がみられるようになったが，臨床心理士・言語科の介入により，Aちゃんが身体的・精神的発達のバランスが取りにくくもどかしさを感じていることがわかった。母親とスタッフはAちゃんの言葉にできないことを代弁し，納得して気持ちを表現できるように統一してかかわり，Aちゃんの言動は徐々に落ち着いてきた。

●考察

　入院中にも安定した遊びの時間の提供と環境調整を行い，1日の中で遊びきることにより，Aちゃんの前向きな姿がみられ，円形脱毛症もなくなり，母親からも不安の訴えが徐々に減った。遊びの提供と代弁による言語コミュニケーション面の介入により，長期入院中のAちゃんの発達も促すことができたと考える。

MEMO
スヌーズレン

スヌーズレンは，1970年代からオランダで生まれた活動とその理念で，オランダ語のスニッフレン〈クンクンとあたりを探索する〉，ドゥースレン〈ウトウトくつろぐ〉から造られた造語で「自由に探索したり，くつろぐ」様子を表す。光，音，におい，振動，温度，触覚の素材などを組み合わせた心地よい感覚の刺激から，ありのままの自分が受けとめられる心地よい空間が作られる。

英国の病院，コミュニティー，学校などでは多く導入されており，日本でも活動の広がりが期待される。当院では，バブルチューブ（視覚・振動），プロジェクター（映像），音楽などでリラックスする時間をもっている。

3）他職種との協働の進め方

　他職種に対しては，計画した治癒的遊びの活動内容やアクティビティを選ぶ理由を明確にし，アセスメントで特定した心理・社会的課題や目標についても話をして共有する。また，他職種の捉えている視点についても意見・情報を交換し，遊び活動やアクティビティのどのような面が有効か，互いの役割や協力してほしいことなどについても相談・調整することが大切である。

　子どもや家族に対する支援の効果をよりよいものとするためには，医療スタッフ間での情報共有や理解を促す円滑なコミュニケーションが大切である。そのためには，個々の相談や連絡に加え，書面でのプログラムの共有，申し送りやカンファレンス，カルテ記載などを通して積極的な情報共有の工夫をするようにしたい。

4）スーパービジョンの必要性と課題

　最後に，これからの子どもの療養支援を発展させる上で重要と考えられる「臨床におけるスーパービジョン」について紹介する。「臨床におけるスーパービジョン」とは，一般的には，医師・心理職などが熟練した指導者と規則的に面接を行い，助言・示唆などの教育を受け，専門家としての継続的な訓練を行うことである。これは，日々の実践の成果について振り返り，専門性を活かした今後の業務に反映することができるため，非常に大切である。英国のNAHPS（National Association of Hospital Play Staff）によると，業務管理や病院組織のための職員評価では決してなく，個別のカウンセリングでもなく，その個人を支えて専門性の向上をめざすものであり，すべての医療専門職に必要だとされている[19]。

　日本の医療機関では，心理・社会的な遊びの支援を行う専門職は1人もしくはごく少数の配属であることも多く，悩みながら業務を行うことも少なくない。現時点ではこの「スーパービジョン」の目的と必要性が認識され，適切に実施される環境は多くはないが，職場での他職種や他施設の同職種によって，また外部の機関などを通してスーパービジョンを受ける環境が整うことを願う。

謝辞
　本稿をまとめるにあたり，資料を提供いただきました聖路加国際病院CLSの三浦絵莉子氏，事例をまとめるにあたって協力いただきました大阪府立大学大学院看護学研究科博士前期課程の山下香苗氏に深く感謝いたします。

（山地理恵，谷川弘治）

6. 治癒的遊び

文献

1) McMahon L：The Handbook of Play Therapy and Therapeutic Play. 2nd ed. Routledge；2009. p.70.
2) Hubbuck C：Play for Sick Children – Play Specialists in Hospitals and Beyond. Jessica Kingsley Publishers；2009. p.43.
3) 前掲書1）．p.69.
4) 前掲書1）．p.66, 69.
5) 前掲書1）．p.2.
6) 前掲書1）．p.71.
7) 前掲書1）．p.70.
8) 谷川弘治：病気の子どもの心理社会的支援サービス．谷川弘治，松浦和代ほか編：病気の子どもの心理社会的支援入門．医療保育・病弱教育・医療ソーシャルワーク・心理臨床を学ぶ人に．改訂版．ナカニシヤ出版；2009. p.80-94.
9) 前掲書2）．p.43.
10) 三村保子：遊戯療法．谷川弘治，松浦和代ほか編：病気の子どもの心理社会的支援入門．医療保育・病弱教育・医療ソーシャルワーク・心理臨床を学ぶ人に．改訂版．ナカニシヤ出版；2009. p.115-119.
11) Matthews B：A therapeutic play programme for young hospitalized children. Paper presented at the Early Childhood Convention. Dunedin. New Zealand.1991.
12) Rollins JH, Bolig R, Mahan CC, Meeting Children's Psychosocial Needs Across the Health-Care Continuum. PRO-ED, Inc,；2005. p.91.
13) Delpo EG, Frick SB：Directed and nondirected play as therapeutic modalities. Children's Health Care. 1988；16（4）：261-266.
14) Hart R, Rollins J：Therapeutic Activities for Children and Teens Coping with Health Issues. John Wiley & Sons, Inc,；2011. p.1-333.
15) 夏路瑞穂：セラピューティックアプローチ．谷川弘治，松浦和代ほか編：病気の子どもの心理社会的支援入門．医療保育・病弱教育・医療ソーシャルワーク・心理臨床を学ぶ人に．改訂版．ナカニシヤ出版；2009. p.100
16) 松浦和代：リスクマネジメントとその手順．谷川弘治，松浦和代ほか編：病気の子どもの心理社会的支援入門．医療保育・病弱教育・医療ソーシャルワーク・心理臨床を学ぶ人に．改訂版．ナカニシヤ出版；2009. p.225-232.
17) 子ども療養支援協会：子ども療養支援士認定コース 実習プログラム．
18) BTEC Professional Development Certificate in Hospital Play Specialism Portfolio of Evidence SECTION 5 Programmes of Play.
19) NAHPS, 2002, Guidelines for Professional Practice, No 2, Clinical Supervision

参考文献

1) Save the children：Hospital；A deprived Environment for Children? The Case for Hospital Play Schemes. London. SCF；1989.
2) Rollins JH, Bolig R, Mahan CC, Meeting Children's Psychosocial Needs Across the Health-Care Continuum. PRO-ED, Inc,；2005.
3) NAHPS, 2002, Guidelines for Professional Practice, No 3, Risk Management
4) Hart R, Marther PL,et al.：Therapeutic Play Activities for Hospitalized Children. Mosby-Year Book；1992.
5) Hart R, Rollins J：Therapeutic Activities for Children and Teens Coping with Health Issues. Wiley；2011.
6) 谷川弘治：多職種合同ワークショップ「病気の子どものトータルケアセミナー」研修プログラム集．その1 子どもと家族の心理社会的問題の理解と支援．2014.
7) 日本スヌーズレン協会．http://snoezelen.jp

Chapter V 子どもの療養支援の理論と方法

7. 小児集中治療におけるCLSの活動

A. 小児集中治療室の特徴

絶え間なく聞こえるモニター音と人の声。目を開けると，まぶしい光とマスクをした人の顔。起き上がりたいけれど，痛いし，ぼうっとするし，うまく体を動かせない。誰かを呼びたいけれど，うまく声が出ない。誰かが来てくれたけれど，「大丈夫だよ」って言って行っちゃった……。

『大丈夫じゃない！ ここはどこ？ お母さんとお父さんは？ ずっとこのままなの？ これから，どうなっちゃうの？ 怖いよ，助けて！』

これは，小児集中治療室（Pediatric Intensive Care Unit：PICU）に入室した子どもが経験する可能性のある一場面である。

小児集中治療室は集中治療医学，「主要臓器の臓器不全に陥り生命の危険にさらされた患者の全身管理を行う医学」[1]が小児に対して行われる場である。また，様々な職種が連携して急性期の高度な医療を提供する場でもある。

日本国内では，PICUと名のつく病床は少なく，大人と一緒のICUに子どもが入室することもある。入室する子どもは，計画された手術前後の患者と，突然の出来事や疾患症状の急性の悪化により救命処置が必要になった患者に分けられる。入室の経緯は異なっても，集中治療を受けるということは，その子どもにとっても，家族（きょうだいも含む），また親戚においても，大きな衝撃とストレスを受ける経験であり，心理的にも社会的にも大きな混乱を招くことが少なくない。

PICUに入室する子どもの心理・社会的なストレスには，主に死を意識するような恐怖感，様々な制限，日常からの唐突な変化，プライバシーが守られにくいことがあげられ（表1），そのストレスの度合いは発達段階によって変化する。

B. CLSの介入の目的と方法

PICUにおける心理・社会的な支援に関心が向けられるようになったのは最近であり，そこでのチャイルド・ライフ・スペシャリスト（Child Life Specialist：CLS）の活動も発展途上の段階にあるといえる。

CLSは，PICUで過ごす子どもと家族に対して衝撃やストレスをできるかぎり緩和し，子ども自身がその状況に向き合い始めることができるように，子どもと家族

表1 PICUに入室する子どもの心理・社会的なストレス

死を意識するような恐怖感	・命の危険にさらされる出来事 ・激しい苦痛や違和感 ・覚醒する過程での不快感 ・たくさんの医療機器 ・ベッドに横たわる子どもの姿 ・侵襲的な処置 ・緊迫した雰囲気 ・外見上の変化　など
様々な制限	・家族や友だちと自由に会えないこと ・ベッドから動けないこと ・飲めないこと，食べられないこと ・身体的機能に関するコミュニケーションの制限 ・精神的なコミュニケーションの制限　など
日常からの唐突な変化	・初めてのことの連続 ・できるはずのことができないこと ・医療ケアが優先されること ・家族ときょうだいに会えないこと　など
プライバシーが守られにくいこと	・常に人の気配を感じること ・いつ何をされるかわからないこと ・かかわる職種の多さ ・医療者への依存度の高さ　など

表2 PICUにおけるCLSの介入目的

・子どもが安心感を得ることができる
・子どもが自分らしく過ごし，居場所を見つけることができる
・子どもと家族が経験していることに向き合う準備ができる
・子どもの声を医療者に届ける
・入院中の子どものきょうだいが，子どもの様子を知ることができる

の心理・社会的ニーズに即した支援を行う。高度な医療が行われるなかでも，子どもの主体性や権利，成長が守られる介入，さらに子どもが楽しみを感じられる介入により，PICUでの経験が子どもの人生において1つの成長になるよう長期的な視点をもち，今できることを大切にしながらかかわる。

本項では，PICUにおけるCLSの介入の「目的」と「方法」について，実際にPICUでCLSとして介入した著者の経験と文献から得られた知見をもとに述べていく。

1) 介入の目的

PICUにおけるCLSの介入の目的は，**表2**に示したとおりである。これらは小

児病棟でのCLSの介入目的と基本は大きく変わるものではない。しかし，PICUという環境においては，表1に示したようなストレスが生じることから，子どもの安心感という点を重視した介入が求められる。

2）介入の方法

PICUでのCLSの具体的な介入は，安心感の提供，信頼関係／ラポールの形成，遊び／活動，プレパレーション，家族支援，きょうだい支援，看取りのケアである。

a. 安心感の提供
● 子どもの周囲の環境を整備する

初めての場所で，命の危険さえ感じている可能性のある子どもが安心できるように，子どもの周囲の環境を整える。意識があるなかで入室する子どもは，受傷の衝撃や痛み，初療での不安や恐怖など，様々な苦痛を経験している。その後もPICUの見知らぬ環境，継続される処置や治療など，絶え間なく不安にさらされる。医療者は救命と，少しでも早く苦痛を取り除くためのケアに集中するため，子どもの気持ちに十分に対応できない場合がある。

● 常に子どもの気持ちを支える

CLSは，入室直後からかかわる場合でも，入室後時間を経てからかかわる場合でも，子ども自身が「この場所は安全で守られている」という感覚をもてることを最優先に考える。ここに集まってきた人たちはあなたを守ってくれ，けがや苦しいところを治してくれる人であること，周囲の機械もあなたを守るためのものであること，医療者が行っていることやその理由を子どもの状況と発達段階に合わせた方法で伝える。同時に，子どもが知っているものを見つけたり，関心をもちそうな物や話題を提供し，子どもの気持ちに余裕ができるように促す。

一方で，苦痛や恐怖を経験していることも事実であるため，子どもの「痛い」「怖い」「いやだ」などの表出も大切なものと捉え，その気持ちを受け止めながら原因となる刺激が小さくなるように環境を整える。

● 家族の気持ちも支える

子どもに意識がない状態でも，家族とともに，ベッド周囲を子どもが好きなものや大切にしているもので飾るなど，その子らしい雰囲気になるような環境をつくる。家族は，子どものことを考え，子どものために何かをすることをきっかけに，落ち着きを取り戻し始めることが多い。

b. 信頼関係／ラポールの形成

PICUでは，様々な人が子どものベッドサイドに足を運ぶ。子どもは，たくさんの人から"何かをされる"と感じ，繰り返される「痛いところある？」「これ，わかる？」

7. 小児集中治療における CLS の活動

「大丈夫だよ」などの言葉にうんざりしているかもしれない。また，ベッド上で過ごす子どもにとっては，ベッドサイドに来る人を拒否することは難しい。

したがって CLS の介入は，拒否も含めた子どもの希望を聞くこと，子どもの表出を受け止めることから始める。一緒にいてもいいか？　それとも，今は一人になりたいか？　子どもの希望を尊重しながら，そのときの子どもとの適切な距離をみつける。また，子どもの表出の中から子どもが伝えたいメッセージを拾う，子どもが考えをまとめて表現するために必要な時間を待つなど，子どもを尊重し，子どもの声を聴く姿勢を保つ。

この過程で，その子らしさや個性，子どもが今どんな気持ちでいるのかをアセスメントし，それを次の介入に活かしたり，受け持ちの医師や看護師に伝えて医療者が子どもの気持ちを尊重した治療やケアを行うサポートをする。

c. 遊び／活動

遊びや年齢相応の活動は CLS の介入の基礎をなし，PICU においても不可欠なものである。

PICU 入室直後や鎮静からの覚醒後は様々な制限がある。そのため，子どもは混乱していたり，周囲を警戒しているためみずから遊び出すことが難しい状況であることが多い。しかし，視覚・聴覚・触覚に働きかけるおもちゃや活動に対しては表情を和らげることがある。

そこで CLS はまず，子どもに遊び道具を見せ，関心を示したもので遊んでみる（図 1）。すると子どもは，その様子を見ながらこの場で遊んでもいいことを理解し，

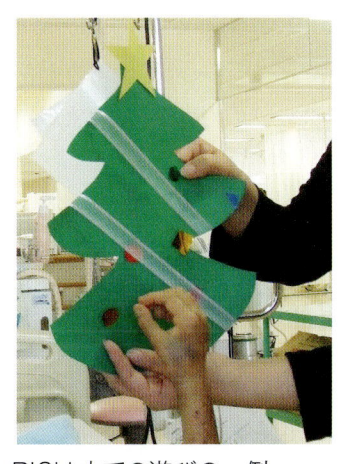

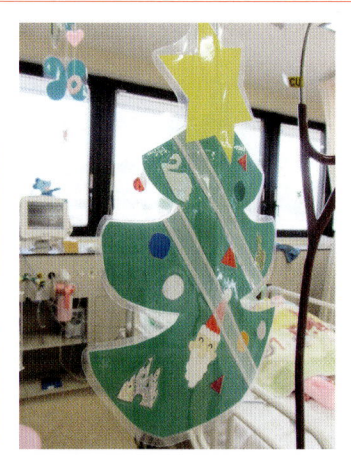

図 1　PICU 内での遊びの一例

5 歳のＣ君は，慢性疾患治療中に症状が悪化したため PICU に入室となり，人工呼吸器や透析の機械を使いながらの治療が進められた。回復の兆しが見え始めたころ，母親が形づくったクリスマスツリーに腕を伸ばす様子がみられたため，ツリーをシールで飾る遊びを提案。腕を上げるだけでも疲れてしまう状態だったが，遊ぶ意欲が出てきた。完成したツリーは，Ｃ君の意向で他児のベッドサイドに飾られたり，友だちへのプレゼントとなった。

「やってみたい」という意欲を高めていく。子どもの意欲を捉えて遊びを手渡すと，子どもは遊びを通して，気持ちの発散や気持ちの整理を行い，ストレスが高い状況に対応していく。

遊びの中での「簡単な選択」や「自分の意思を伝えること」，これらの積み重ねが子どもの自信となり，日々の処置やケアの中でも主体性やコントロール感を発揮できるようになる。

d. プレパレーション

● 治療に対する正しい認識をもつことをサポートする

PICUでは，状態の変化に随時対応するため，そのつど，かかわる医療者が子どもに何をするのかを説明している。そのためCLSは，子どもが医療者から聞いたことをどう捉えたか，誤解はないかを確認する。また子どもが医療者は自分にきちんと話をしてくれる人だと認識することをサポートする役割を担う。

● 子どもに伝わる言葉・方法を選ぶ

その子に何が起こったのか，今の身体の状態，これからの治療方針については，様々な人から随時伝えられることを統合し，子どもの状態に合わせて適切なときに伝える必要がある。子どもに対して統一した対応ができるように，医療者は家族と共に，伝える内容，伝え方，伝えるタイミングを検討する。

CLSはその際，子どもの状況認識，混乱・不安・さみしさの程度，子どもの認知発達段階などから，その状況において子どもが理解できる力をアセスメントし，子どもに届く言葉や方法を選定する。

子どもなりに状況や今後の予定を把握できたら，子どもと一緒に対処方法を考え，子どもが意向を表現できるように促す。ひとたび子どもが，自分はどうしていこうかと考え，こうしたいと決めて表現することができると，それが前向きであれ逃避にみえるものであれ，その結果を踏まえた次の対応を，子ども自身で考えていくことができる。

● PICU入室前後もかかわる

PICUに入室中だけでなく，入室前のPICUに関するプレパレーションや，退室後に関するプレパレーションも重要な支援となる。

e. 家族支援

PICUで治療を受けている子どもを目の当たりにしている家族も，計り知れないストレスを抱えている。PICUに入室している患者の家族は，適切なときに，正直で率直な理解できる情報を求めており[2]，患者の状態やケアについての説明と同時に，家族ができることの提示，感情の共有も求めている。これらのニーズを満たすためには，様々な職種の専門性や介入できるタイミングに合わせてチームで支援していくことが必要となる。

CLSは，子どもに対して何もしてあげられないと感じ，役割を見失っている家族に対し，子どもが安心できる環境を家族と共に整えたり，看護師と相談して家族がケアに参加できるように調整し，家族が子どものために動き出すことを支える。

f. きょうだい支援

PICUに子どもが入室する経緯は様々であるが，家族の日常や保護者の様子が大きく変化するため，きょうだいも大きな影響を受けている。また，入室に関する出来事をきょうだいが目の当たりにしている場合もある。緊迫した状況のなか，家族の注意の多くは入院している子どもに向けられ，きょうだいは自分に気持ちを向けてもらえないさみしさだけでなく，聞きたいことも聞けないほど萎縮しているかもしれない。さらに，きょうだいの面会が制限されていることが多く，きょうだいは入院中の子どもに関して様々な想像を膨らませて，心配や不安を大きくしている可能性もある。

CLSは，家族にきょうだいの様子を伺いながら状況をアセスメントし，家族がきょうだいに対してできることを考える。家族との話題は，きょうだいの日常をどのように保つか，きょうだいに子どもの状況をどのように伝えるかという内容が中心となる。

入室直後は家族の混乱が大きく，きょうだいのことまで考えが及ばない場合もあるが，少しずつきょうだいに関する話題を増やすことで，家族の目はきょうだいへ，さらに日常へ向けられ，今置かれている状況をみる視野が広がっていく。

きょうだいの面会が可能な場合は，きょうだいがPICUの環境に圧倒されないように，目にするすべての人と機械が，子どもを守ったり元気にするために必要なものであることを伝えたり，きょうだいがベッドサイドでできることを伝えるなど，きょうだいが安心して面会できるようなプレパレーションを行う。

g. 看取りのケア

PICUに入室する子どもは，命の危険にさらされた重篤な状態にあり，ときに救いきれない命もある。家族にとって，子どもに死が訪れるという現実を受け止めることは困難であり，急激な予期しない展開であれば，それはより難しくなる。一方で，臓器移植の選択など，心理的負担の大きい決断をしなければならない場合もある。

手厚いケアのうえで最期のときを過ごすなか，CLSは，その子らしい様子が少しでも感じられ，それを家族・きょうだいと医療者が共有できる環境をつくることを考え，介入する。

C. PICUにおける CLSのかかわりの実際

a. 遊びを通じたCLSのかかわりのケース

4歳のA君は，腹部の手術後にPICUに入室となった。回復は順調だったが，表情は硬く，声をかけると体をこわばらせて動こうとしなかった。おもちゃを見ても「やらない」の一点張りだったが，パズルをじっとみる様子があった。

CLSがそのパズルで遊び始めると，A君はチラチラと見て，パズルのピースに手を伸ばした。そのままA君はパズルを完成させ，次の遊びを要求してきた。ほかのおもちゃを見にいくために車椅子に乗ることもできた。遊びを通じて医療者と会話を始め，処置の際は痛いところなどをみずから伝えるようになった。

b. 安心感の提供をしながら治療を進めたケース

8歳のBさんは，全身に熱傷を負い，意識がある状態で病院を転々とした後にPICUに入室となった。入室直後からBさんを取り囲んでの処置が始まり，CLSはBさんの顔の横に座って，ゆっくりと穏やかに，周囲にいるのは医師や看護師で，痛みや火傷をよくしてくれることを伝えた。

「今まで痛いのをがまんしてきたんだね」と声をかけると，Bさんは大粒の涙をこぼしてうなずいた。CLSはそれにうなずいて応え，これから薬を使って痛みをなくすこと，眠っている間に体を見てもらえることを伝え，そばに居ること，目が覚めたらまたお話をしようという約束をした。

BさんはCLSの目をみてうなずきながら聞いていたので，CLSは話の内容がBさんに届いたと判断し，音楽をかけながらその曲に関することに話題を移した。曲の内容についてBさんと話している間に鎮静と処置が進められていった。

D. 今後の課題

成人を対象とした研究では，入院環境による強いストレスはICUを退室した後でも患者の精神状態に影響を及ぼしている[3]という報告があり，子どもにおいても，PICUの環境をストレスが小さいものに整えること，PICU退室後のフォローが必要であることが示唆される。

CLSは，子どもの気持ちや感情，そのときに体験していることに注目し，子どもが安心できるサポートをしたり，子どもの表出を受け止め，子ども中心の活動を通じてストレスの軽減を図ることで，子ども自身が状況を受け止めて動き始めることを支えている。しかし，これらの支援に関する評価は十分とは言えず，また評価

方法も定まっていない。

　今後，PICUにおける子どものストレスに対するCLSの心理・社会的支援の影響，PICUで心理・社会的支援を受けた子どもの回復および情緒面の経過，加えてPICU入室前の受傷に関する心理的影響とその影響への適切な対応について追究し，急性期の高度医療のプロセスのなかに，心理・社会的な支援を組み込む根拠を明らかにしていくことが求められる。

（桑原和代）

文献

1) 植田育也：本邦における小児集中治療の現状と問題点．ICUとCCU 2011；35（11）：991-999.
2) Jee RA, Shephrd JR, Boyles CE, et al.：Evaluation and comparison of parental needs, stressors, and coping strategies in a pediatric intensive care unit. Pediatric Critical care Medicine 2012；13（3）：166-172.
3) 久米翠，叶谷由佳，佐藤千史：救命救急センターICUに入室した患者の不安とストレスに関する研究．日本看護研究学会誌 2004；27（5）：93-99.

参考文献

1) 舟橋敬一：子どもの医療をめぐるトラウマ―子どもにとって病気であることの意味―．トラウマティック・ストレス 2009；9（2）：96-103.
2) Rollins JA, Bolig R, Mahan CC：Meeting Children's Psychosocial Needs, Across the Health-Care Continuum. Pro-ed；2005.
3) Shudy M, de Almeida ML, Ly S, et al.：Impact of Pediatric Critical Illness and Injury on Families：A Systematic Literature Review. Pediatrics 2006；118（3）：S203-S218.
4) Thompson RH：The Handbook of CHILD LIFE, A Guide for Pediatric Psychosocial Care. Charls C Thomas Pub Ltd；2009．p.220-237.

Chapter V 子どもの療養支援の理論と方法

8. グリーフケア

はじめに

　病棟で子どもが亡くなったとき，親やきょうだい，親戚，入院中のそのほかの子どもやその家族は年齢にかかわらず様々な反応を示す。ただただ泣いている親，亡くなったことを実感できずにただ立ちすくむ親。いつもとは表情がまったく違う親を見て，そわそわしているきょうだい。

　また，入院中の子どもたちは，「D君はどうしたの？」「お母さんたちが悲しい顔をしている……。なにかあったのかな？」「聞きたいけど，聞いちゃいけないかな……」などと反応を示す。それと同時にその親たちも動揺する。「ずっといっしょにがんばってきたのに，信じられない……。自分の子どもも同じようになってしまうのではないか」という声をよく聞く。

　本項では，発達段階に応じた子どもの死の理解と子どもの反応，それに対する介入，死の受容過程について言及するとともに，具体例から様々なグリーフケアの介入方法を紹介していく。また，病院スタッフ自身のセルフケアについても述べたい。

A. 喪失，死別，グリーフ（悲嘆）

　「喪失（loss）」は引越しや卒業，失恋や離婚など大切な人や物などを失った状態をいい，「死別（bereavement）」は大切な人が亡くなった状態をいう。「グリーフ（悲嘆）」は何かを失ったこと，つまり喪失に対する心の反応であり，人それぞれの形があり，正しいも間違いもない。

B. 子どもの死の理解

　子どもは大切な人との別れを理解するよりも，行動，感情（情緒），身体的な反応，思考によって悲しみを表す。子どもの理解に影響を与える要因は，子どもの年齢や発達段階，故人との関係，子どもや家族のコーピングスキル，死の状態，葬儀参列などの経験があげられる。年齢ごとの死の理解や子どもの反応，それに対する介入方法は**表1**のとおりである。

8. グリーフケア

表1 年齢ごとの死の理解と子どもの反応，それに対する介入方法

年齢	死の理解	子どもの反応	介入
0〜3歳	・死の理解はできない ・家の中でざわめきがあるのは気がついている。いつもとは違い，何かが起きているということは感じている ・パパやママの悲しそうな顔や涙目に気づいている ・家のなかの誰かがいないことを感じている	・睡眠や食事のパターンが変化する ・イライラしている ・親にくっついている	・身体的な安心を与える ・できるかぎり，日常のルーチンを保つ
3〜6歳	・死は一時的なものであり，もとの状態に戻せるものと思っている ・どっちつかずの感情，ごちゃまぜの感情がある ・死は自分のせいだと思う	・混乱，罪の意識 ・故人の体調を思いやる（温度，呼吸，食事など） ・ごっこ遊びのなかで心肺蘇生の場面を再現する ・同じ質問を繰り返す ・引きこもる ・イライラする ・退行する	・感情を言葉に置き換える。発達段階にふさわしい方法で，怒りや悲しみを表現することを許す ・悲しいときに泣くのは自然なことだと伝える ・本を読んだり，絵を描く ・遊びで感情を表出する。適切なスーパーバイズの下，死をテーマにした遊びを展開する ・子どもの疑問に具体的に正直に答える ・そばにいる
6〜9歳	・死の概念（不可逆性，普遍性）を理解し始める ・迷信的なものを信じることもある ・感情を表すことは苦手なことも多く，行動に表すことが多い ・また自分の大切な人が死ぬかもしれないと思う ・死をおばけなどに具現化・擬人化しやすい	・表面上は気にしていないようであるが，内面では動揺している ・否定という対処方法をとることもある ・親の親になろうとする ・学校や家庭で派手な行動をとる ・死にまつわる遊び（葬式ごっこ）をする	・「悲しんでいいんだよ」と言葉で伝え，保障する ・子どもの疑問に具体的に正直に答える ・より複雑な感情（落胆，混乱など）を特定する ・粘土遊びや絵を描くことで感情表出を促す
9〜12歳	・死は終わりであると理解する ・死に対してその子なりのおそれを抱く ・骸骨や暴力致死に病的に興味をもったりする	・一見，強そうに，おもしろおかしくみえるように振る舞う ・怒りや悲しみの感情を時には強調して表現することもある ・大人のように振る舞うこともあれば，年齢より幼い感情表現をすることもある ・学校の成績や友人関係に問題が起こりうる	・必要であればより詳しく伝える。特に死の原因を生理学的に説明する ・感情表現を奨励する ・サポートグループやピアサポートを探す ・記念日にある儀式に参加させる（バルーン飛ばし，クリスマスのオーナメント作りなど）
12歳以上	・大人と同じように死を理解できるが，喪失に対する対処能力は経験や発達要因による ・現在に焦点を当てる ・哲学的視点が発展する。「生きる意味」「死ぬ意味」を探す	・家族よりも友だちに依存することが増す ・イライラしたり気分屋 ・危険行動を取ろうとする ・テストで落第点を取る ・常識なく行動し，非行で感情を処理しようとする場合もある	・ピアサポートを奨励する ・個別またはグループでの悲嘆表出を提案する ・手紙や詩を書いたり，音楽や絵画などで感情を表出する

(Rollins JA, Bolig R, Mahan CC : Meeting Children's Psychosocial Needs Across The Health-Care Continuum. Pro-ed ; 2005. p.226-229. より一部抜粋)

C. グリーフケアの具体例

1）手形・足形

子どもが亡くなったときに，家族全員の手形や足形を取り，思い出に残す（図1）。手形を取るときに，亡くなった子どもの好きな色を家族で相談したり，きょうだいが亡くなった子どもの手に絵の具をつけたりと家族で最期に取り組めるアクティビティである。手形を取った家族に後日，話を聞くと，「手形を見るたびに家族みんなで歩いた6年間を思い出します。楽しかったこと，苦しかったこと」という感想があった。

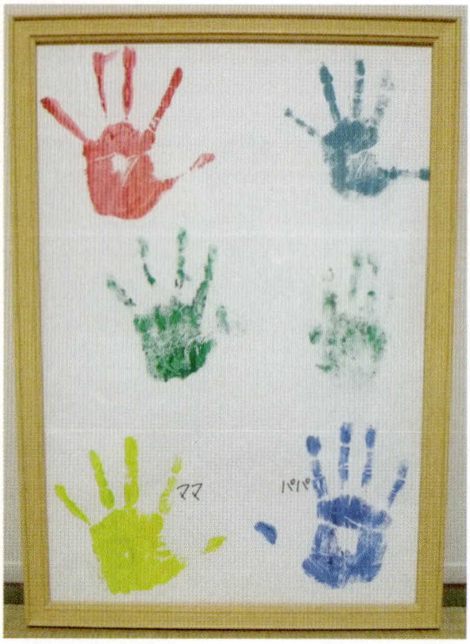

図1 手形の例
緑（中段）が患児，赤（上段左）が妹，水色（上段右）が弟，黄色（下段左）が母親，青（下段右）が父親と，家族全員の手形が並んでいる。

2）メモリーボックス

亡くなった子どもの思い出の品をボックスに入れて残す。ここで実際の事例を紹介する。

事例

心疾患で長期入院していた，1歳になったばかりの弟を亡くした5歳の姉と両親でメモリーボックスをつくることになったきっかけは，弟は亡くなったけれど「これからも4人で暮らしていくんだよ」と姉に伝えたいという両親の思いからだった。初めは両親から主治医にどのように伝えたらいいのかと相談があった。主治医からチャイルド・ライフ・スペシャリスト（CLS）に相談があり，メモリーボックスの作成を通じた姉へのグリーフケアを行うことになった。

姉と会ったとき，CLSは初対面だったので，まずは粘土遊びをし，関係作りをした。2色の粘土を用意し，一つは弟に関するもの，もう一つは姉に関するものを作ってもらった。すると，弟に関するものは「かき氷」で，病棟の夏祭りのときに弟がおいしそうに食べていたかき氷を思い出した話をしてくれた。姉に関するものは，CLSと会った翌日が幼稚園の運動会だったので，晴れるようにと「てるて坊主」を作っていた。2つの作品ができたところで，2色の粘土を混ぜて何か

8. グリーフケア

作ってみるように話すと，亡くなった弟が好きだった「アンパンマン」を作った。

粘土遊びをしながら関係ができたところで，真っ白な箱を出し，自由にデコレーションしてもらった（図2）。蓋の部分に自分の顔を描き，その下に亡くなった弟の顔，両サイドにパパ，ママの顔，底には飼っていた金魚の絵を描いてくれた。

このグリーフケアに両親も参加してもらいたいと思い，亡くなった子どもと一緒に写った思い出の写真をもってきてもらい，両親にはスクラップブックをつくってもらった（図3）。自宅で亡くなったお子さんとお風呂に入ったことなど，思い出話をしながら作業が進んだ。両親が作ったスクラップブックと，自宅で姉が描いてきてくれた絵，みんなで書いた弟への手紙，姉が弟のために折った折り紙の作品を箱の中に入れた。

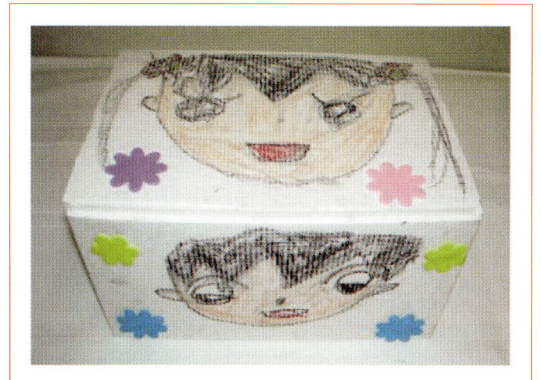

図2 きょうだいがデコレーションしたメモリーボックス

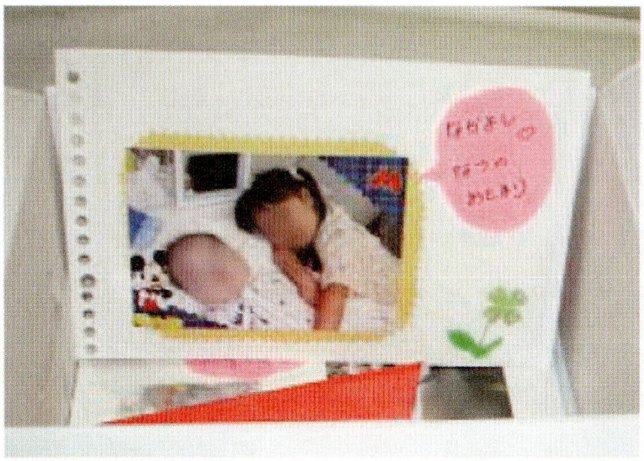

図3 両親が製作したスクラップブック「なかよし，なつのおとまり」

メモリーボックスができたときに，「弟は目には見えなくなってしまったけれど，これからもお姉ちゃんのそばにいること，これからも弟はパパ，ママ，お姉ちゃんといっしょにいること」をCLSから姉に伝えた。

3）病棟における友達の死とメモリーアルバム

a. 病棟で子どもが亡くなったとき

病棟で子どもが亡くなったときには，その家族だけでなく，そのほかの入院中の子どもやその家族にも影響が及ぶ。「Cちゃんの部屋がないんだけど，なんで？どこに行ったの？」，著者の経験では，4歳の男の子でさえも友だちが突然いなくなったことを心配して，母親に質問してきた。また，同時に親たちも動揺する。「友

Chapter V　子どもの療養支援の理論と方法

だちが亡くなったことを子どもにどう説明したらいいのか。どう話せばいいのか」「治療をがんばっているわが子に，友だちが亡くなったなんて言えない」「親である私自身がショック」という声をよく聞く。

また，近年のメールによるコミュニケーションの普及により，このような動揺は病棟内にとどまらず，外来通院中の子どもや家族にも及び，さらに亡くなった子どもが在籍していた訪問学級にも影響が及ぶ。

こうした子どもや家族の反応を医療スタッフはどうサポートするのか，また友だちが亡くなったという事実をどう伝えるのかを考えることは大切である。

その一方で，亡くなった子どもの親の気持ちを考えることも重要である。入院中の子どもやその親が様々な反応を示すように，子どもを亡くした親も様々な考えに思いを巡らせる。たとえば，医療スタッフが入院中の子どもや家族に亡くなった子どもについて聞かれたときにどう答えたらよいか，亡くなった事実を伝えてもいいのかを尋ねたときには，「亡くなったことを伝えたら，闘病中の子どもたちに不安を与えてしまうのではないか。治療をがんばれなくなってしまうのではないか」と話されたり，「E子のことを聞かれたら，『転院した』と伝えてほしい」と希望されたりもする。入院中の子どもやその家族のサポート，亡くなったという事実を伝えることを考えることも重要だが，子どもを亡くした親の様々な意向を考慮することもまた大切である（表2）。

b. 事例

ここで事例を紹介する。Aちゃん（15歳女児）とBちゃん（13歳女児）は，同室で入院生活を送り，よく話をしたり，訪問学級の発表会に向けて一緒に練習などをして過ごし，病院の外にいる中学生と同様に友人関係を深めていった。治療に対しても，ともに励まし合いながら闘病生活を送っていた。

ところが，Bちゃんが一時退院中にAちゃんの容態が急変し，亡くなった。一時退院から戻ったBちゃんは，Aちゃんが病棟からいなくなっていることに気づき，病棟スタッフにAちゃんがどこにいるのか尋ねて回った。初め，病棟スタッフは「おうちに帰ったよ」と答えたが，Bちゃんは納得していない様子だった。

病棟スタッフは，事実を伝えたい半面，双方の両親の意向，医療者としての個人情報保護義務との間で葛藤があった。病棟スタッフは議論を重ね，信頼関係を保つためにも事実を伝えたほうがいいだろうという結論に達し，AちゃんとBちゃんの両親の意向を確認したうえで，BちゃんにAちゃんの死が伝えられた。

事実を知ったBちゃんは，病棟スタッフに質問したり，時に怒りを表出した。そのようなBちゃんに対してCLSはAちゃんの死をオープンに話すことを促していった。すると，Bちゃんは「（亡くなったAちゃんのために）何かしたい」と言い出し，CLSと「メモリーアルバム」を製作することにした。

8. グリーフケア

> **表2** 病棟における友だちの死に子どもが直面したときに検討すべきポイント

▶ **子どもが亡くなったとき，入院中のほかの子どもに死を伝えるか？ 伝えないか？**
- 入院中の子どもの性格，年齢，発達，亡くなった子どもとの関係の深さ，亡くなった子どもが病棟にいないことへの反応をアセスメント
- 亡くなった子どもの親の意向を伺い，話し合う
- 入院中の子どもの親の意向を伺い，話し合う

▶ **亡くなった子どもの親，入院中の子どもの親の同意を得られたら，**
- 誰から伝えるか？→子どもが信頼している人から
- いつ伝えるか？→子どもの「知りたい！」というニーズに応じて，できるかぎり早く伝える
  - ただし，治療中は避けたり，子どもの病状に応じて伝えるタイミングを配慮する
- どのようなことを伝えるか？→子どもの発達段階に応じた内容を伝える
  - 亡くなった子どもはとてもよくがんばったこと
  - 同じ小児がんでも，一人ひとり病状は違うこと
  - 亡くなったことを知らない子どもたちも病棟にいること
  - 亡くなった子どものことをいつでもオープンに医療スタッフと話ができること

※ **死を伝えた後，子どもの様々な喪失反応があることを認識して観察する**
例）医療スタッフへ死について質問する子，泣くなどして悲しみを表出する子，悲しんでいてもいつものように振る舞う子，イライラしたり問題行動を起こしたり，行動化する子など（個別性への配慮）

※ **子どもの悲嘆の表出の具体的方法を検討する**
⇒児童心理を専門とする医療スタッフを含めた多職種で構成されたチームで，上記のことを検討するのが望ましい

病棟行事で撮った写真を集めて，2人の思い出を言葉にしたり，Aちゃんへの手紙を書いた。一緒にゲームをしたことなどを振り返り，「そんな何気ないことが楽しかったな。また遊んでくれる？」「もっと話したいことがあったのに。でも，また話せるよね」と書かれていたり，写真の周りにシールなどでデコレーションをした場所にAちゃんが食べたがっていた食べ物の写真の切り抜きも載せていた。また，最後のページには「Aちゃん，ありがとう」というメッセージとともに，2人を表した切り絵が描かれており，2人が手をつなぎ，友だちとしての絆の強さが表れていた。

亡くなったAちゃんの両親からは，このアルバムを送った後，「亡くなった後もAのことを覚えていてくれて嬉しい」と後日，お手紙をいただいた。

D. 病院スタッフのセルフケア

　病棟で子どもが亡くなったとき，グリーフケアが必要なのは家族やそのほかの病棟の子どもやその家族だけではない。亡くなった子どもにかかわってきた病院スタッフにもグリーフケアは必要である。「あんなにいい子がどうして……」「もっとこんなことができたはず……」という思いが残ることがある。かかわったスタッフ同士で亡くなった子どもとの思い出を語り合ったり，自分自身のセルフケアを見つけることもバーンアウトを防ぐために有用である。

おわりに

　子どもは大切な人との別れを理解するよりも行動，感情（情緒），身体的な反応，思考によって悲しみを表す。また子どもは悲嘆，亡くなった大切な人への思いを単に話すことだけではなく，遊ぶことや何かを作ることで表出する。そのため，その子自身にあった悲嘆の表現の方法を見つけて介入することが重要である。

（早田典子）

参考文献
1) Rollins JA, Bolig R, Mahan CC：Meeting Children's Psychosocial Needs Across The Health-Care Continuum. Pro-ed；2005．p.226-229.
2) 早田典子：同室児の死に直面した思春期女児へのグリーフケア．小児看護　2011；34（3）：333-338．

Chapter V
子どもの療養支援の理論と方法

9. 思春期患者への支援

A. 思春期患者の特徴

1）思春期患者が抱える問題

　思春期の子どもたちは，病院の状況によって，小児病棟に入院したり，成人病棟に入院したりと入院形態も様々であり，また，病院における対応もおろそかにされがちである[1]。

　しかし，思春期の子どもたちは複雑かつ大きな変化の中にいる。急激な身体の成長，性的成熟，自分という主体な存在に気づき出す自我の発現，進路選択，親子関係に変化がみられ始め，また友人という存在が自己形成，人間観や価値観の形成，社会スキルの習得などに重要な意味をもち始めてくる[2]。たとえば，学校に行けないこと，遊べないこと，入院により親や周囲の大人に頼らざるを得なくなること，思うように友人と連絡が取れないこと，急激な体の変化の中でプライバシーが確保されないことなどは，思春期患者にとってどれも非常に苦しいことである。また，治療がおよぼす将来の生殖機能への影響についても，思春期の患者は親が考えている以上に不安に思っている[3]。

　このように思春期患者は，病気や治療に対する不安だけではなく，成長過程における特有な不安とも戦っている。そのため思春期患者に携わる医療関係者や親，周囲の者は，思春期の発達の特徴と特有のニーズを理解して支援していくことが大事である。思春期の患者が適切な支援を受けることで，入院によるストレスや心理的ダメージを減らし，対処能力を促進することができる[1]。

2）発達ステージによる違い

　思春期の発達ステージは個人差もあるが，思春期初期（11〜13歳），中期（14〜18歳），後期（19〜21歳）のおおよそ3ステージに分けられる[4]。このうち，思春期中期にいる子どもが最も入院環境へ適応する力が低いといわれている[5]。その理由についてThompsonとStanfordは，思春期中期の子どもは，生理的発達がある程度成長し，性への関心が急激に高まることと，彼らの自尊心や独自の価値観，外見のイメージや社会生活そのものが友だちと密接につながっていることにより，彼らは入院によって親や周囲の大人に頼らなければならないことに苦

Chapter V 子どもの療養支援の理論と方法

しみ，友だちと交流できないことを脅威に感じることをあげている[1]。一方，思春期初期の子どもは，中期に比べて発達がまだその段階まで達していないため，たとえば入院によって周囲の大人に頼ることなどはさほど問題にならない。思春期後期の子どもも，上記の自立や性などの課題を中期の間に乗り越えてきているため，院内環境にも比較的適応しやすい。

健康な子どもであっても思春期の時期を歩んでいくことは大きな挑戦であり試練もある。したがって，この時期を病気や入院生活の中で過ごすということはより大きな試練を抱えることになるのは想像に難くない。私たち医療関係者は，思春期患者の特殊な状況を理解し，それを支える存在にならなければならない。

B. 思春期患者に対するCLSの役割

思春期患者に対するチャイルド・ライフ・スペシャリスト（CLS）の役割は，医療現場の中で複雑な成長過程にいる思春期の子どもを理解し，彼らのニーズを見つけ，様々な資源を利用しながら支援をしていくことである[1]。また，思春期患者の家族や治療にかかわるすべてのスタッフの理解を得ながら，一緒に患者を支えていくことが必要である。

思春期患者の支援におけるCLSの役割について，『Child Life in Hospital』[1] の著者であるThompsonとStanfordは**表1**のように述べている。

このことからもわかるように，思春期患者の発達段階の特徴や個々の状況を理解し，彼らのニーズを満たせるように様々な社会資源なども利用しながら，かかわ

表1 思春期患者の支援におけるCLSの役割

- 可能であれば思春期患者病棟を設置する
- 思春期の患者同士が集まって話したり，音楽を聴いたり，読書や手芸，工作ができておやつが準備してある部屋を用意する
- 病院内の思春期患者の交流が促進されるよう，患者同士が集まって対話できるような定期的な活動を提供する
- 思春期の患者にとって必要な，病院の外にいる仲間とのつながりを保つために，自由な面会や電話への適切なアクセスを確保する
- 思春期の患者が抱く急激な身体の変化による懸念に配慮し，最大限のプライバシーを保護する環境を提供する
- これらの思春期患者のニーズに対して，病院内で注意が払われない場合は，チャイルド・ライフ・スペシャリスト（CLS）が勉強会を設けるなどして啓発していく

(Thompson R, Stanford G：Child Life in Hospital：Theory and Practice. Charles C Thomas Pub Ltd；1950. p.36.[1] を表にまとめた)

るスタッフ全員で支援していくことが大切である。そうすることで，思春期患者の入院による不安とストレスを軽減して，心理的ダメージを少なくし，彼らの対処能力を促進することができる[1]。

C. CLSによる思春期患者の支援方法

　思春期患者の支援の具体的な方法について，ここでは米国ニューヨーク州にあるStony Brook Children's Hospital of Long Islandの「チャイルド・ライフ・プログラム」の事例や学びを中心に紹介する。

1）ティーンルームの設置と運営

　米国の病院では，子どもたちが遊べるプレイルームのほかに，思春期患者用にティーンルームを設けているところが多い。ティーンルームの目的は，思春期の患者が彼ららしくいられる場所を提供し，彼らの自立感や，病院内の思春期同士のグループ交流を促進することである[1]。ティーンルームには，テレビやステレオが用意してあり，患者が家から持ってきたCDなどの音楽を聞いたり，部屋の家具やデコレーションを自分たちの好きなように変えることができたり，またグループ活動や友だちが面会に来た際に会える場所でもある[1]。

　Stony Brook Children's Hospital of Long Islandのティーンルームには，コンピューター，盤上ゲーム，映画DVD，オーディオ機器，音楽CD，テレビゲーム機，本や雑誌，教科書，手芸や工作の材料が完備されており，貸し出しも行っている。ほとんどの思春期患者が，ゲーム機，パソコン，音楽プレイヤー，映画DVDの貸し出しをリクエストしてくる。

　皆で映画やゲームを楽しめるように，ティーンルームには大型テレビとソファーが準備されている。大きなテーブルも用意されており，そこでは日中に勉強支援を行ったり，皆で盤上ゲームを楽しんだり，夕食を取ったり，誕生日会やピザパーティーなどを行ったりしている。

　同院には，ティーンルームとは別にプレイルームもあり，プレイルームにはCLSやボランティアが9時から19時まで常駐し，開放されている。ティーンルームも同じように開放したいが，部屋の中にある様々な機材の管理上，患者からのリクエストによって部屋を開けるルールになっている。また，ティーンルームを使用する際は，必ずCLSやボランティア，補助看護師，保護者の監督のもとに利用するルールもある。

Chapter V　子どもの療養支援の理論と方法

　別の例をあげる。アイダホ州にある St. Luke's Children's Hospital のティーンルームは，同病院にがんのために入院していた13歳の患者の働きかけによって設置された。彼は，フットボールの試合のチケットを持っていたが，病気のために観戦に行けなかった。チケットを無駄にしたくなかった彼は，地元のラジオ局に連絡して，そのチケットのオークションを行う。目的は，病院内でほかの同年代の仲間と過ごせる場所「ティーンルーム」の設置のための募金活動であった。同院にはプレイルームはあったが，彼はその部屋は少し「子ども向け」過ぎると感じていて，自分と同年代の子どもたちが誰の監視もなく集まれる「ティーンルーム」がほしいと思っていた。そこで彼が集めた資金と，彼のプロジェクトを知って賛同した人々からの寄付や協力により，同病院のティーンルームの設置が実現した。発起人の彼は，ティーンルーム開所前にこの世を去ってしまったが，彼の意思を引き継ぐために同院の CLS が働きかけ，元思春期患者の8人の子どもたちと共にティーンルーム設置委員会を発足した。思春期の子どもたちが思春期の子どもたちのために，部屋の仕様や中に設置するもの，そして利用上のルールを考えた。このティーンルームを利用する思春期患者やその関係者は，そのルールを理解して同意したうえで利用することになっている。そのため同院のティーンルームは，CLS が頻繁に部屋を監視するが常駐はしていない。子どもたちが主体的になって動き，それを支える大人がいたからこそ実現した，病院における子ども参加のすばらしい事例である。

2) 音楽や絵画などに触れさせ，感情を表出する機会をつくる

　思春期患者同士がグループで行える定期的な活動を提供することも，CLS の重要な役割の一つである。前述の Stony Brook Children's Hospital of Long Island でも，これまで何度も思春期患者を対象にした活動を行おうと試みてきたが，なかなか患者が集まらず実施できないことが多かった。その大きな理由は，活動を計画した時間帯に患者が就寝中であったり，活動自体に興味をもてなかったり，隔離中のために参加できないことなどがあげられる。思春期の患者は午前中遅くまで寝ていることが多いため，活動は午後の時間帯に計画することが大事である。

　そのような中で，同院で思春期患者の心をつかんでいる活動は，毎週金曜日の午後に行われる地元音楽家による生演奏（図1）である。音楽家が楽器を持って各病室を訪問し，生演奏とともに歌を歌う活動が，思春期患者には好評である。病院内で音楽を提供することで，患者と音楽家，周囲の人々とのコミュニケーションを促進することができ，また患者がいつも聞いている音楽を病院で聞くことで，

慣れない環境への適応をうながす意味もある[6]。さらに、思春期患者にとって自分の聞きたい曲や歌いたい歌を選んで音楽家にリクエストする行為も、物事に対する自分の要望を表出する機会が限られている病院内においては、大切な行為の一つである。

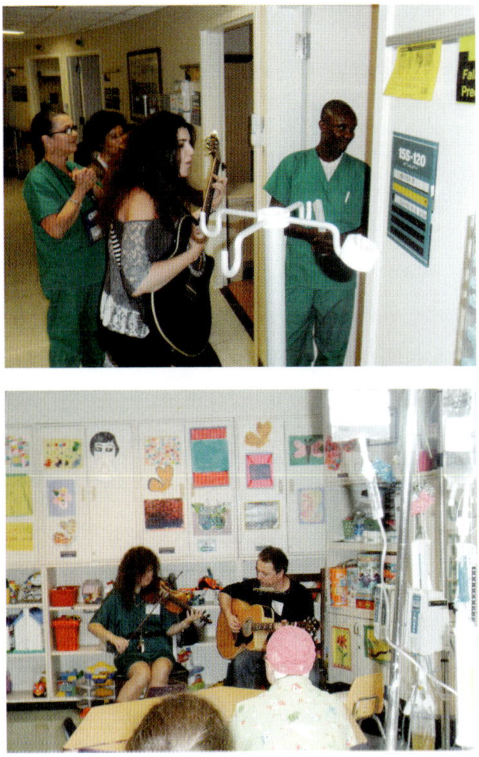

音楽には、音波により感情を誘い出したり、痛みの認知を軽減したりして、不安を少なくする力があると、様々な研究で報告されている[6]。特に感情を表に引き出す伝達物質のような強い力がある[7]といわれている。また音楽だけではなく、絵画、彫刻、ダンスなどの表現芸術においても、自分では気がつかない内面奥深くにある思いや感情を引き出すことを助ける[7]と考えられている。その引き出された思いや感情に向き合う過程が、自身を癒す機会となる[7]。思春期患者を支える様々な意味や要素が、音楽や絵画といったとてもシンプルな活動の中に含まれているといえる。

図1　地元音楽家による生演奏の様子

思春期患者に対して、音楽や絵画などの活動を地元のリソースを活用しながら取り入れていくのはとてもよい取り組みだと考える。

3) 治療時の子どもの支援

治療時の支援も CLS の大切な役割である。治療の際に思春期の患者を落ち着かせる方法としては、感覚的刺激が少ない環境を作る、数を数える、しゃぼん玉を吹く、深呼吸をする、治療中に家族などの手を握る、ゲーム機を利用する、イメージ誘導法を使うなどがある[8]。イメージ誘導法にはいろいろな種類があるが、感情誘導イメージ (Guided Affective Imagery) では患者に横になって目をつぶってもらい、リラックスするよう伝える[9]。外部からの刺激をできるだけ少なくするた

Chapter V　子どもの療養支援の理論と方法

> **表2**　感情誘導イメージ（Guided Affective Imagery）の目的
>
> 患者が自主的に夢を見るようなデイドリームの状態に入っていく過程で，患者自身が課題に思っていることと関連する，強い潜在的感情が呼び起される。この手法によって患者が望んでいる変化を導き出して，実生活における感情や態度に影響を与える
>
> (Leuner H：Guided Affective Imagery (GAI)：A Method of Internsive Psychotherapy. American Journal of Psychology 1969；23(1)：4-22.[9] より)

めに照明も薄明にして部屋を静かに保ち，深くリラックスできるように，たとえば草原など何か象徴的な場面を思い浮かべてもらうように言葉でガイドしていく[9]。感情誘導イメージ（Guided Affective Imagery）を創始した Leuner は，その目的について**表2**[9] のように述べている。

　著書が米国の病院で CLS のインターンをしていたときも，イメージ誘導法を使用していた。MRI 検査を受診した経験のある思春期初期の男子患者が，以前受診した際に受けた MRI の音が原因で再検査をいやがっていた。CLS は，検査関係者と調整して彼に耳栓を用意した。また，彼が釣りを好きなことを聞き，MRI 検査中に釣りのことを考えるよう促し，検査前に釣りのビデオを用意して検査中に釣りのことを考える練習を行った。検査を終えた彼は耳栓がよかったこと，検査中父親と最近行った釣りのことを考えていたので，検査をうまく乗り越えられたと明るく教えてくれた。

　ほかには，初めて受けた CT スキャンで怖い経験をして再受診を怖がっていた思春期女子患者がいた。CLS は CT スキャナーのベッドに横になって不安気に検査を待っている患者のとなりに座り，彼女に用意していた「マジックスティック」を渡した。「マジックスティック」は 20 センチほどのガラス棒の中にきれいな色をした，きらきらとした粉が入っており，棒を上下に動かすと，中の粉がゆっくりと動くのが見える。その棒を少しの間見つめながら会話を交わした後，CLS は静かに患者に目を閉じるように伝えた。その患者が「ティンカーベル」を好きなことを事前に知っていたので，「ティンカーベルを思い出して」とゆっくりとした優しい口調で語りかけていきながら，用意していた詩集を読み始めた。この患者は CLS のイメージ誘導のもと，CT スキャン検査を一人で不安に待つことなく，落ち着いた状態で検査前を過ごし，検査に挑むことができた。

　また，反復性腹痛の小児患者が，イメージ誘導法やリラクセーションテクニックのトレーニングを受けることで痛みに対しての訴えが減った[10] などといった報告もあり，子どものもっている力を利用した非薬物的方法が病気の回復へ貢献している。そしてなにより，CLS がその患者のことをよく知り，信頼関係が構築されているからこそ，こういった働きかけが大きな意味をもたらしているといえる。

9. 思春期患者への支援

おわりに

　思春期患者の支援において，かかわるすべての大人が思春期の子どもの特殊な状況を理解することが大事である。思春期患者が主体的に治療に参加して病院生活を送れるような環境づくりを行い，彼らがもっている力を引き出す手助けや感情の表出を支援することで，彼らの対処能力を促進することができる。そして，子どもたちが病院の中でも自分たちの権利を行使できるよう，それぞれの発達段階や能力を考慮しながら適切な支援を行うことが，私たち大人の役目である。

Special thank you for Paulette Walter, MA, CCLS at Stony Brook Children's Hospital of Long Island, NY and Miranda Melnyk, CCLS at St. Luke's Children's Hospital Boise, ID

（赤坂美幸）

文献

1) Tompson HR, Stanford G : Child Life in Hospitals : Theory and Practice. Charles C Thomas Pub Ltd. 1950.
2) 二宮克美, 大野木裕明, 宮沢秀次：ガイドライン生涯発達心理学. ナカニシヤ出版；2006. p.73-88.
3) Quinn GP, Knapp C, Murphy D, et al : Congruence of Reproductive Concerns Among Adolescents With Cancer and Parents : Pilot Testing an Adapted Instrument. Pediatrics. 2012；129. e930.
Originally published online, March 19, 2012.DOI : 10.1542/peds.2011-2568.
4) American Academy of Child and Adolescent's Facts for Families : Development, Stages of Adolscents. HEAD START An Administration for Children and Families Early childhood Learning and Knowledge Center (ECLKC).Retrieved from Junuary,10 ,2014.
http://eclkc.ohs.acf.hhs.gov/hslc/tta-system/teaching/eecd/Curriculum/Planning/_34_Stages_of_adolescence1.pdf.
5) Hofmann AD, Becker RD, Gabriel HP : The Hospitalized Adolescent. The Free Press, 1976.
6) Preti C, Welch GF : Music in a hospital setting : a multifaceted experience. Cambridge University Press. 2004；21(3)：329-345.
7) Ashley A : Improving the Quality of Life in Pediatric Oncology Patients using the Expressive Arts as an Occupational Therapy Intervention : A Single Case Study. The Sage Colleges Division of Health and Rehabilitation Sciences. May, 2003. p.1-70.
8) U.S. National Library of Medicine Pub Med Health. National Center for Biotechnology Information,U.S.National Library of Medicine : Adolescent test or procedure preparation : Test/procedure preparation adolescent ; Preparing adolescent for test/procedure ; Preparing for a medical test or procedure-adolescent.
Retrieved from Junuary,30,2014
http://www.ncbi.nlm.nih.gov/pubmedhealth/PMH0002755/.
9) Leuner H : Guided Affective Imagery. (GAI) : A Method of Internsive Psychotherapy. American Journal of Psychology 1969；23(1)：4-22.
10) Ball TM, Shapiro DE, Monheim CJ,et al. : A pilot Study of the Use of Guided Imagery for the Treatment of Recurrent Abdominal Pain in Children. Clinical Pediatric. July/August 2003. p.527-532.

Chapter V
子どもの療養支援の理論と方法

10. 介入効果の検証

はじめに

チャイルド・ライフ・スペシャリスト（CLS），ホスピタル・プレイ・スペシャリスト（HPS），子ども療養支援士（CCS）等が医療分野において一専門家としての立場を確立していくためには，その存在意義を科学的効果の検証のもと示していくことが必要である。本項では欧米で行われてきた検証の概要を紹介し，日本での課題について言及する。

A. 包括的介入の検証 [1]

プレパレーションや治癒的遊びなど，各介入の有効性に関する研究は広く行われているが，CLS/HPS サービスを総合的に検証したものは，2 件に限られている。

1) Carson ら（1985 年）の報告

4～15 歳の緊急入院をした子どもたちのグループを対象に，CLS プログラムの小規模実験的研究を行った。その結果，介入群では，入院生活に対する情緒不安が入院期間を通じて有意に緩和したのに対し，対照群の子どもたちの情緒不安は増幅していたことがわかった。

2) フェニックススタディ

Wolfer ら（1988 年）は，小児保健協会（Association for the Care of Children's Health：ACCH）の協力を受け，米国フェニックス市にあるフェニックス小児病院（Phoenix Children's Hospital）内で，経験豊富な CLS らと共に検証を行った。CLS の包括的な介入の一環として，一人遊びやグループ遊び，入院生活で子どもたちが抱えるストレスへの対処，また子どものケアへの保護者の参与などが盛り込まれたプログラムを考案し，3～13 歳の外科治療を要する小児 68 名を対象に検証が行われた。結果，介入群は非介入群と比較し，入院生活におけるストレスレベル，対処能力，適応能力，身体回復状態になどを含む 18 の項目で数値に

有意に向上がみられたと報告している。この研究により北米ではチャイルド・ライフ・プログラムの普及が拡大していった。

B. 療養生活における子どもたちの反応

1）入院というイベントが与える心理的反応[1]

　Jessenerら（1952年）は，入院や手術経験は子どもの心理に重大な影響と心理的混乱を及ぼすと報告した。このような心理的混乱とは，状況の急激な変化を受容できないことが原因で起こる不安，恐怖，抑うつ，日常生活やしつけのくずれなどであるとしている。

　Vermonら（1966年）は，post-hospital behavior questionnaire（入院後行動アンケート）を考案し，子どもたちは入院に対して精神的ストレスを感じやすく，さらにその不安は退院後もしばらく適応行動に影響するものと報告した。

　Thompson（1994年）は，子どもたちが入院後にみせる典型的な情動反応は「不安」であるとし，その他の情動反応としては，攻撃性や高揚などの感情的変化，また睡眠障害や摂食障害などがあると報告している。

　年齢別にみた療養生活にまつわる子どもの心理発達への影響を**表1**のようにまとめる。

表1　年齢区分別にみた心理的反応

乳児期	激しい啼泣や母親以外の人を拒否する，水分や食事を拒否する
幼児期	親にしがみつく，泣く，絶叫する，言動によって処置を拒否する，顔を隠す，おびえる
学童期	涙ぐむ，泣く，医療専門職者に対する敵意や攻撃性の表出，親やきょうだいに対する批判，暴力的な行為，寡黙，無気力・虚脱，疲労感，活動量の減少，不安傾向，抑うつ
思春期	寡黙，批判や無視，不安傾向，抑うつ
全時期を通して	退行行動（指しゃぶり，チック，排泄の失敗），自閉的傾向，反復動作，体重増加不良，無関心や多動，感情の表出が乏しいこと，言葉や思考力の発達も遅れる可能性

(Hollon E: Reserch in Child life. Thompson RH: The Handbook of Child life: A Guide for Pediatric Psychosocial Care. Thomason: 2009.[1] より)

2) リスクファクターの検討[1]

　療養生活において子どもたちが表す情動反応の要因は様々であるが，なかでも子どもの年齢は重要であると考えられている。特に，生後6か月～4歳までの子どもが入院および医療行為により精神的ストレスを受けやすいとされており，継続的な研究により数多くの証拠が報告されている。

　さらに，子どもの性別，保護者の不安，子どもの気質，過去の治療経験，症状の度合い，医療介入の侵襲度合いも，子どもが表す反応に影響を及ぼす要因の一つと考えられる。

　Zurlinden（1985年）は，子どもたちの入院生活への適応に関連する要因を，3次元ホスピタル・クライシス・モデルにより分類した。同モデルに設けられた項目は，①患者の年齢，②コーピングスキル（例：病院での出来事に対する受け止め方，周りのサポート，対処技能），③入院による影響（気持ちのコントロールの損失，行動制限，親しい者との離別，今後の見通しの不確実さ，身体の損傷）である。

3) 長期的にみた心理的変化の検討

　ThompsonとVernon（1993年）は，post-hospital behavior questionnaireを使用した26の研究を対象にメタアナリシスを実施し，非介入群では，ほとんどのケースにおいてその変化は2週間以内におさまるが，なかには半年間以上にわたって情緒機能の低下を示す子どもたちもいることを報告している。そのような子どもたちのなかには，心的外傷後ストレス障害を発症するものも少なからずいると報告されている[1]。また，てんかん，二分脊椎，口唇口蓋裂，慢性腸疾患など，慢性疾患をもつ子どもたちは成人期の気分障害の発症率が高いという報告もなされており，身体疾患をもつ子どもたちへの心理社会的支援の必要性が拡大している[2]。

4) ストレスコーピングに関する検証[1]

　コーピング方法としては，能動的な方法（情報やサポートを積極的に求めるなどの行動）と回避的な方法（ある特定の出来事に対する情報や，その話題を避けるなどの行動）の2種類に大きく分類される。

　Ritchieらは，対処行動を評価するための方法として，情報探究，直接行動，行動の抑制，他者の介助や慰めの要求および受容，自立や成長に関連する行動，そして精神内部の葛藤の6つのサブ・スケールに行動を分類できるように設定した評価方法（CCSC-IP）を作成した。その評価方法を使用して，入院中の未就学

10. 介入効果の検証

児の対処行動を観察したところ，対処行動としては「情報探究」と「直接行動」が最も頻繁に観測され，また「高ストレス」状況下よりも「低ストレス」状況下において，より多くの対処行動が観察されたとしている。

また，子どもたちの対処行動の選択傾向は，年齢によって異なり，年齢の高い子どもほど能動的な対処行動をとる傾向が強く，直面化を回避するタイプに分類された子どもたちは相対的に年齢が低いことがわかった。Petersonらは，能動的対処行動の一つである「情報探究」に携わった子どもは，ほかの子どもたちと比較して，より多くの情報を入院前に理解していたとし，また医療的処置の際により多くの対処行動を示したと報告している。これまでの知見をまとめると，子どもに対するストレスコーピングの支援は，療養生活の中の子どもたちの考えを理解・尊重し，適切なケアを子どもたちに提供することで，よりその効果が増強される。

5）病気を理解する過程

こども自身の病職の理解については，Piagetの4段階の認知発達理論を用いて，小幡らが**表2**のように示した[3]。つまり感覚運動期である2歳未満では病気の理解は難しいが，前概念期である2～7歳では「どこが痛いから病気なの」といった現象的理解をするようになる。その後，理論的な理解（たとえば，「バイ菌やウイル

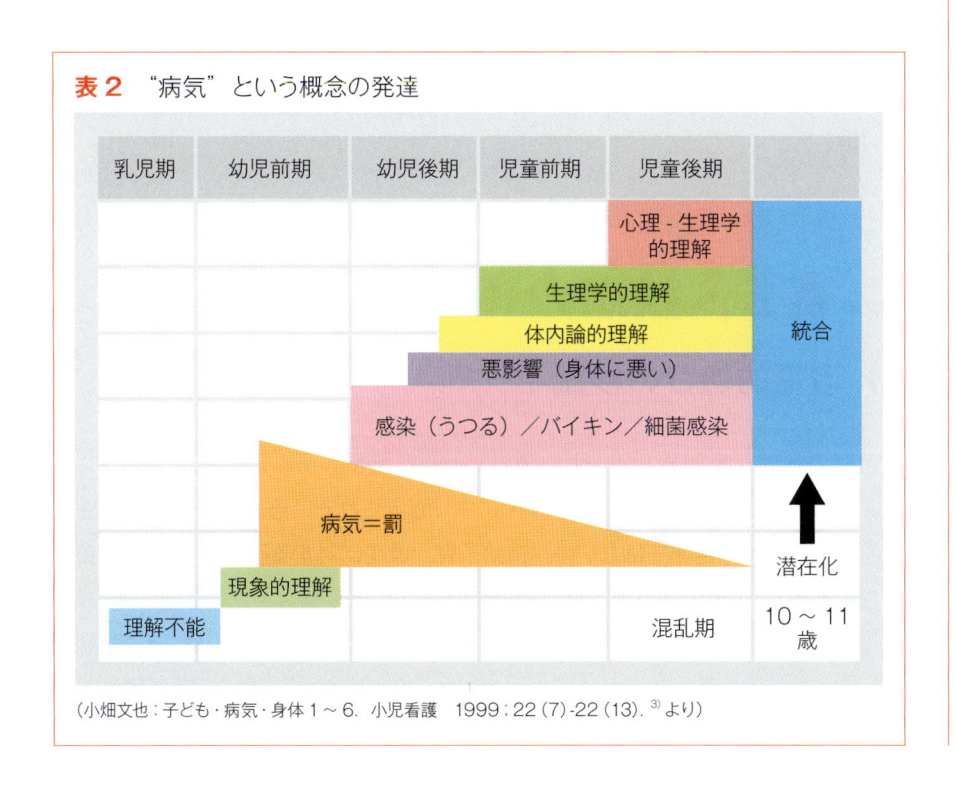

表2 "病気"という概念の発達

乳児期	幼児前期	幼児後期	児童前期	児童後期	
				心理‐生理学的理解	
			生理学的理解		統合
			体内論的理解		
		悪影響（身体に悪い）			
		感染（うつる）／バイキン／細菌感染			
	病気＝罰				↑潜在化
	現象的理解			混乱期	10～11歳
理解不能					

（小畑文也：子ども・病気・身体1～6. 小児看護 1999；22（7）-22（13）.[3] より）

スがついて喉についてただれたから，のどが痛くてセキが出る」など）が始まるのは7歳以降といわれている[4]。

また「病気の概念」を考えた場合，「外延」と「内包」という2つの側面に分けられる。「外延」とは概念の広がりを意味するもので，「内包」とはその概念の特性や機能に関する情報を意味する。「病因」に関する知見は，このうちの「内包」の一側面を表すものである。子どもの場合，内包の理解が芽生えるのは3歳後半からであり，3歳から少しずつ表面的な理解が始まるが，その概念は生活体験と強く結びついていることが推察される。ただし，それらは「概念」としては未成熟なものであり，単にその「もの（部位）」が身体の中にあることを知っているという段階である。その具体的操作期である7歳からが病気の内包的理解が深まるとされる。ほぼ成人と同様の理解が得られるのは12歳以上といわれている[5]。

また，Brewster（1982年）は，5〜12歳までの入院児を対象に面接調査を実施しており，その結果として，次の3段階を設定している[6]。

① **7歳未満の段階**：代表的な考え方として，病気は自分の悪い行いの結果として生じる。
② **7〜10歳**：細菌によって病気が生じることを理解している。
③ **11歳以降**：病気が複数の原因で起こることや，心身の相互作用によって病気が起こることも理解できるようになる。

上記のように7歳未満の幼児期では，「病気になった原因は，自分が悪いことをした罰」という誤認識の存在があげられ，プレパレーションはこのような誤解を解決し，病気を正しく理解したり，自分の感情を表現する機会を与える重要な要素となり得る。

C. 各介入技法の有効性

1) 治癒的遊びの検証[1]

遊びの行動が病院生活下で抑圧されていることを示唆する結果が，BursteinとMeichenbaum（1979年）の研究により報告されている。遊び行動が抑圧される原因の特定は容易ではないが，情動不安，環境に対する不親近感，保護者の不在，身体の不自由もしくは病状などが関与していると考えられてきた。その後，CLS/HPSの介在によって，病棟のみならず，緊張のより高い集中治療室や救急科，そして外来などを含む様々な状況においても，子どもたちの遊び行動が増加することが報告されてきている。

> **表3** 治癒的遊びの効果
> ・療養生活に関連する様々なストレスは，子どもの遊び行動を一時的に中断する
> ・大人の立ち会いや参与によって，子どもの遊びの行動が増加する
> ・不安の度合いが極端に高くないかぎり，自身の境遇に関連する遊びを選択する
> ・自身の境遇に関連する遊びを自発的に選択する行為と，苦痛緩和には関連性がある
> ・メディカルプレイの機会を体系的に与えることが有益な結果につながる可能性がある
>
> (Hollon E : Reserch in Child life. Thompson RH : The Handbook of Child life : A Guide for Pediatric Psychosocial Care. Thomason : 2009[1] より)

　また，メディカルプレイの機会が多いほど，退院後の苦痛が少なくなるという結果がいくつかの研究によって報告され，歯科領域でも歯科治療用器具を使った遊びに携わった経験が多い子どもほど，治療前の不安行動が少なかったとの報告がある。Clatworthy（1981年）は，メディカルプレイセッション（30分／日）を入院中の子どもたちを対象に行った結果，遊びによって子どもたちの情緒機能は入院期間を通して安定していたのに対し，参加しなかったグループの不安度は増加したことを報告している。

　治癒的遊びの有効性に関する研究について**表3**にまとめた。

2) プレパレーション

　この項目に関する研究は最も歴史が長く，最も古いものは，1950年代にまで遡る。過去50年間にわたる研究から得られた結果は，患者の不安緩和におけるプレパレーション介入の有効性を示唆するものであるといえる。

　Saileら（1988年）が，プレパレーションの有効性を検討した75の研究を分析した結果，子どもの不安や苦痛を緩和することにおいてプレパレーションの有効性は，弱いながらも有意であったと結論している。さらに，プレパレーションの有効性は，大規模手術を控える子どもや，治療が複数回におよぶ子どもたちに，特に顕著であったと報告している[1]。

　また，「ストレスポイントプレパレーション（stress-point preparation）」は子ども自身がどの時期にどのような不安や苦痛を感じるのかをアセスメントし，正確な情報提供，モデリングやリハーサルなどを行いながら心理的支援を行うといった包括的プレパレーションである。単なる口頭による情報提供ではなく，知覚（痛みの有無など）や，より具体的な生活にまつわる情報提供，また個々に適したコーピング法などアドバイスを提供するストレスポイントプレパレーションは，より子どもの不安軽減効果があることが報告されている[1]。

　以上の検討を統括すると，以下がプレパレーションの効果を上げる要点としてあ

げられる．
- 口頭のみの情報提供ではなく，視覚的に示すこと
- モデリングを行う（ロールプレイにより想像の中で体験することの意義と効果）
- 家族と共に行う
- リラクゼーション法など，コーピング法を具体的に提案する
- 状況によっては処置後の遊びを活用し，体験された一連のエピソードに関するロールプレイを行い，感情表出を促すこと

3）保護者の立ち会いと付き添い[1]

　1990年以降，子どもの権利条約の制定などが大きく影響し，子どもたちの入院にかかわる事情や，家族サービスが多様化されてきた経緯の中，親が病院に同宿することの全体的影響の検証から，ある特定の医療処置がなされる際に親が立ち会いおよび参与することの影響を検討する方向性に変化してきている．特に近年は麻酔，救急領域や集中治療室などにおける親の立ち会いの影響を検討したものが多い．スタッフが親の立ち会いをどの程度サポートするかについては，スタッフの熟練度や手術の規模によると報告する研究もあるが，親が自分の子どもに対して心理的サポートを提供する最善の方法を解明するべく，引き続き研究を続ける必要がある．

D. 日本での検証

　わが国においてはまだ包括的な検討を行ったものはない．一方，主に看護研究領域においてプレパレーションを題材とした効果が検討されてきている．著者らは消化管内視鏡施行児に対し，心理的プレパレーションを施行し，その有効性の検討を行った結果，①精神的ストレス反応を予測する唾液中クロモグラニン（CgA）は，モデリング施行群においても検査直前に上昇，②モデリング施行群（図1）では，検査後CgAが有意に低下，児の対処行動が有意に高値を示した，③全例がプレパレーションは必要と回答，以上3つの要点をあげ，モデリング介入は子どもの理解をサポートし，より長期的な精神的安定につながる可能性を示唆するものと報告している[7]．しかし当検討においては，対照群の設定法や評価方法の妥当性等，解決すべき課題は残る．ほかに，症例報告などを通じた効果の検証が散見されるが，特に平成24年度厚生労働科学研究（成育疾患克服等次世代育成基盤研究事業；主任研究者：田村正徳）重症の慢性疾患児の在宅での療養・療育環境の充実に関

10. 介入効果の検証

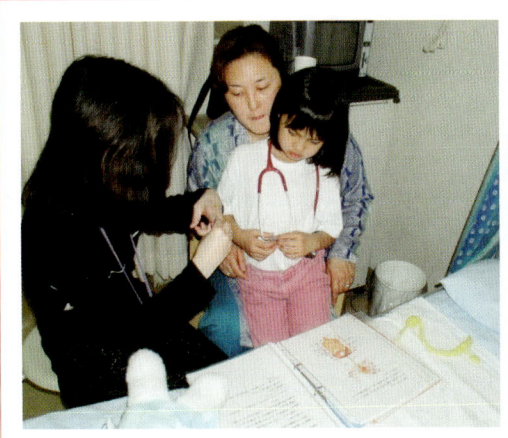

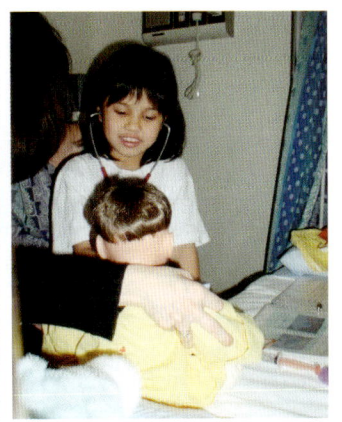

図1 ガイドブックを一緒に読みながらモデリングを行う

する研究報告書[8]には，塩崎らが専門的支援の具体的方法とその効果をタイトルに複数の症例報告をまとめており，参考にされたい。また湧永らは，わが国におけるプレパレーションに関する59の研究報告をレビューし，わが国における研究の方向性の課題として，エンドポイントの設定，研究デザイン（特に無作為化比較試験の導入）の検討を取り上げている[9]。

E. 今後の課題

　小児の病床を有する99%の病院ですでにCLSが雇用されている現在の北米においても，CLSの行う支援の効果検証の研究が大きな課題とされている。最新の研究で注目すべきものとして，MRI検査においてPSPプログラム（preparation and support procedure）により子どもの対処能力を向上させることで鎮静剤使用頻度を減少できるという研究報告[10]が発表されたが，このように医療分野における対費用効果の検証や，救急医療においてCLSの視点を共有しながら協働することで子どもの対処行動が増すといった研究などが示されてきているのは，注目すべき動向である。

　研究を行う上で解決を要する課題として，サンプルサイズ，対照群の設定，無作為抽出の履行，広範囲な介入群設定（年齢や医療条件など），査定方法の信頼性や妥当性，交絡因子の除外，自己申告の過重視，などがあげられる[11,12]。また，研究を行う上で必須である研究組織の構築も重要な要素であり，そのためには当該職種の増加，心理職，医師，看護師などの医療職の参与による多角的評価の実現など，解決すべき要点としてあげられるだろう。わが国においても，最良の子ど

Chapter V 子どもの療養支援の理論と方法

も支援方法の探求,介入の医学的エビデンスの構築(対費用効果も含めて)を目指した,効果の検証が急がれる[13]。

(田中恭子)

文献

1) Hollon E: Research in Child life. Thompson RH: The Handbook of Child Life: A Guide for Pediatric Psychosocial Care. Thompson; 2009.
2) Pinquart M, Shen Y: Behavior problems in children and adolescents with chronic physical illness: a meta-analysis. J Pediatr Psychol. 2011 Oct; 36(9): 1003-1016.
3) 小畑文也:子ども・病気・身体 1~6. 小児看護 1999; 22(7)-22(13).
4) 田中恭子編著:小児医療の現場で使えるプレパレーションガイドブック―楽しく効果的に実施する知識とポイント. 日総研出版; 2006. p.44-52.
5) Perrin E, Gerrity P: There's a demon in your belly: children's understanding of Illness. Pediatrics 1981; 67: 841-849.
6) Breaster A: Chronically ill hospitalized children's concepts of their illness. Pediatrics 1982; 69: 355-362.
7) Tanaka K, Oikawa N, Terao R, et al.: . Evaluations of psychological preparation for children undergoing endoscopy. J Pediatr Gastroenterol Nutr 2011; 52: 227-229.
8) 平成24年度厚生労働科学研究(成育疾患克服等次世代育成基盤研究事業;主任研究者:田村正徳). 重症の慢性疾患児の在宅での療養・療育環境の充実に関する研究報告書. p.113-172.
9) 湧水理恵ほか:効果の研究的な評価. 及川郁子監, 古橋知子, 平田美佳責任編集:小児看護ベストプラクティス チームで支える!子どものプレパレーション. 中山書店; 2012. p.72-80
10) Cejda KR, Smeltzer MP, Hansbury EN, et al.: The Impact of Preparation and Support Procedure for Children with Sick Cell Disease Undergoing MRI. Pediatr Radiol 2012; 42(10): 1223-1228.
11) 田中恭子:介入効果のエビデンス. 厚生労働科学研究費補助金(成育疾患克服等次世代育成基盤研究事業)(分担). 研究年度修了報告書平成23年度「重症の慢性疾患児の在宅と病棟での療養・療育環境の充実に関する研究」. p.50-145
12) 田中恭子:介入の効果. 平成25年度子ども療養支援士講義資料集.
13) 田中恭子:全国雇用希望調査. 厚生労働科学研究費補助金(成育疾患克服等次世代育成基盤研究事業)(分担)研究年度修了報告書平成23年度「重症の慢性疾患児の在宅と病棟での療養・療育環境の充実に関する研究」. p.57-209

Chapter VI
子ども療養支援士・CLS・HPSと他職種との連携

Chapter VI
子ども療養支援士・CLS・HPS と他職種との連携

1. 看護師の立場から

はじめに

　子どもの療養支援に携わる専門職としては，米国やカナダで資格が取得できる「チャイルド・ライフ・スペシャリスト（CLS：child life specialist）」や，英国等で資格が取得できる「ホスピタル・プレイ・スペシャリスト（HPS：hospital play specialist）」，およびわが国で養成が始まった「子ども療養支援士」があげられる。これまでは，CLS や HPS の資格を海外で取得してきた人が，病院で働いているということが主であった。一方で，2011（平成 23）年からは，国内で「子ども療養支援士」の養成が始まり，現在 2 期生が卒業したところである。現状では，子ども療養支援士の卒業生はまだ少数ではあるが，今後，わが国の病院において，この職種の役割が認識され定着していくことで，職種の充実が図られるものと期待している。

　さて「子ども療養支援協会」のホームページでは，子ども療養支援士の主な活動について，表1のように掲げている。ところがこの内容は，看護師教育の「小児看護概論」で教えている内容と重なる部分でもある。看護師とは，保健師助産師看護師法の第一章総則第五条で規定されているように，「厚生大臣の免許を受けて，傷病者若しくはじょく婦に対する療養上の世話又は診療の補助を行うことを業とする者」をいうのであり，小児にかかわる看護師についていえば，第一に子どもの

表1　子ども療養支援士の活動

- プレパレーション（検査や処置の事前の説明・心の準備とリハーサル）
- 痛みや苦痛を伴う検査，処置中の精神的サポート
- 治癒的な遊び
    - メディカルプレイ（医療資材へ慣れ親しむ遊び）
    - 感情表出遊び
- 成長発達支援
- 家族（兄弟姉妹を含む）への支援
- 子どもと家族の危機的状況への支援とグリーフケア
- 療養環境への援助（おもちゃの提供・環境づくり）
- 親が病気の子どもへの支援

（子ども療養支援協会のホームページより引用　2013 年 12 月 20 日）

1. 看護師の立場から

入院生活を支え，第二に医師が行う診療の補助を行うことを業とする。このことから，看護師である著者は，子ども療養支援士とどのように仕事上の役割分担をしていくか，あるいは連携するのか，やや途方にくれてしまうところもあるが，ここでは，著者が小児病棟で働いていたときに感じたこと，「看護師だけ（自分だけ）では子どもの入院生活は支えられない」と思ったときのことを振り返りながら，子ども療養支援士と他職種との連携のあり方について，稿を進めたい。

A. 子ども療養支援士が小児病棟で働くということ

1) 子ども療養支援士がかかわる職種

子ども療養支援士が小児病棟で毎日かかわる職種は，医師，看護師，保育士，看護助手，清掃担当者などである。また毎日というわけではないが，事務職，レントゲンや心電図などの検査技師，医療ソーシャルワーカーなどの福祉職，理学療法士（PT）や作業療法士（OT）などのリハビリテーションの関係者などとも接することになる。

病院の中の職種はそれぞれに必要があって生まれたものであり，その職種特有の見方や感じ方，対処方法がある。子ども療養支援士は，子どもが病院で生きていくことを支援するときに，これらの職種特有の見方や感じ方，対処方法を統合して，その子どもと保護者に適した形を模索することが望ましい。この統合するプロセスにおいて連携が求められるといえる。ただし，すべての事象に連携が必要とは限らない。

2) 他職種との連携で求められること

連携とはある出来事に対し，立場や視点，対処方法が異なる人たちが，フラットな関係で意見交換し，同じ目標に近づくときの一つのスタイルである。したがって他職種との連携において，子ども療養支援士は何をするのか，誰のために行うのか，どのような方法を得意とするのかをみずから伝える努力と，ほかの職種の立場・視点・対処方法を理解し，尊重する態度が大切である。

また，子ども療養支援士が看護師とは違うし，保育士とも違うという部分を，折に触れて説明し，それを実践し，周囲の納得を取り付けなければならない。なぜならば，小児病棟で働いている人たちは，これまで子ども療養支援士がいなく

MEMO
本項では，子ども療養支援士・CLS・HPSを総称する形で「子ども療養支援士」を用いている。

Chapter Ⅵ　子ども療養支援士・CLS・HPS と他職種との連携

ても，それなりに子どもの入院生活を支えてきたという自負をもっている実践家たちだからである。その実践家にわかってもらうためには，建前を口で説明するだけではだめで，子どもとのかかわりを実際に見せ，感じてもらい，今までのケアと何が違うかを認めてもらう必要がある。特に保育士との異同についての相互理解が重要になるだろう。

子ども療養支援士を採用している病院でもその多くは，はじめは疑心暗鬼で「試しに」に採用したと言ったら言い過ぎであろうか。要するに，子ども療養支援士は，すでにある病院の習慣・考え方のなかに新たに1人で入っていくわけであるから，そこには理解してくれる人ばかりがいるわけではないこと，思ってもいない誤解が発生するかもしれないこと，その活動が認められる割合は「1割」に満たないかもしれないことを覚悟しながら，焦らずに10年先を見据えて謙虚に取り組む姿勢も必須であろう。ただ現状を見ていると，幸いというべきだろうか，子ども療養支援士は受け入れられつつあるように思う。

3）うまく連携するために心がけたいこと

まず自分が新人であることを認識したうえで，新人として受け入れてもらうための努力が必要になる。新人の仕事の第一は，「今後もその場に居続けても構わない，違和感がなくなった状態，そこに居ることが普通」になるように努力することといえる。言い換えれば，その集団に融け込む努力が，新人側により多く求められるのである。

このことに関しては，参考になる多くの啓発本が出ている。そのなかで著者が勧めるのは，D. カーネギーの『人を動かす』（創元社）である[1]。本書は，1958年に和訳されて以来，今日まで版を重ねている本である。わかりやすく説明されており，あまりにもあたり前の内容にも思われるが，読み進めると自分のマイナス部分がわかってきて，自分で自分に説教ができる本である。大人になると，他人からの忠告を素直に聴けなかったり，反発したり，恨んだりと，美しくない自分に遭遇することが増える。この本は，ふふっと笑いながら自分を反省できる点がいい。

さて話を戻す。新人として受け入れられるために心がけたいことについて，これらは多分に著者の独断と偏見の部分もあると思うが，3点述べたいと思う。

a. あいさつをする

朝のあいさつ，初対面の人への自己紹介，廊下ですれ違ったときの黙礼，場を離れるときの連絡，帰るときのあいさつなどである。特にその場の中心人物には，勤務中の居場所を把握してもらうことが信頼関係を築いていくための第一歩となる。

「私がどこに居たっていいでしょ。ちゃんと仕事はしています」というような独善

的な態度は，特に新人には許されない。「ちゃんと仕事をしている」とは，何をしたら「ちゃんと」としたことになるのか，周りの理解を得られる説明をするのは難しいだろう。さらにいえば「ちゃんと仕事している」かどうかは自己評価ではなく，他人による評価によるところもあるといえる。

b. メモをとる

　新しい職場では，右も左もわからないといった状況もあると思うが，聞いてわかったことはメモし，同じことを何度も聞かないようにする。著者は以前，入院してきたある小学生の子どもに3回同じことを聞いたらしく，ひどく軽蔑された経験がある。大人の場合，この小学生ほど露骨な態度は取らないかもしれないが，同じ状況があれば相手からの「信頼度」は下がると覚悟したほうがいい。

　また病棟のルールについては，善し悪しがあったとしても，とりあえずはそれを覚えることである。どんなルールもそれなりに理由があってできている。そのルールが合理的でないと感じても，まずは取り込み，それからなぜ「A」ではなく「B」というルールになったのかを考えたうえで，新人らしく教えてもらう。そのときに，自分の考えを控えめに伝えるのがよいだろう。

　「メモをする」ことに話を戻すが，メモにより手を動かすことで頭も活性化し，また忘備録にもなるので仕事の無駄が減って，周囲への迷惑も少なくてすむ。さらに一生懸命にがんばっているという姿を示すことにもなるため，好感度が上がり，周りからの信頼を得ることにつながる。

c. 場の空気を読んだコミュニケーションをとる

　コミュニケーションには，言語的コミュニケーションと非言語的コミュニケーションがある。つまりコミュニケーションにおいて，言葉を重視するか，行動を重視するかである。このときの「行動」は言葉以外の，（言葉の）トーン，目つき，手足の動き，顔の向きなど指す。仕事の場ではとかく「ああ言われた」「こう言われた」と言葉を重視する向きがあるが，実際にはこの「行動」を考慮することも重要である。そのことを示す例をあげる。

　ある病棟に緊急入院した女性が「こんな病院，いつでも出ていってやる。ここの看護師は本当にひどい」と3日間言い続け，そのことに看護師が困っていた。夜勤師長が「この病院は救急病院だから，あっちのドアもこっちのドアも開いているのだから，いつでも出ていけるのに出て行かないね」と病棟看護師に感想を伝えた。そして「どうして出ていかないのだろうか」という話になった。その後，この患者は，実は前に入院していた病院を無断離院し，この病院を救急受診し入院となったこと，そのため，ここに入院し続けていいのだろうかという不安から，試し行動として看護師をどやしつけていたことがわかった。このことからもわかるように，特に言葉と行動がちぐはぐな場合には，言葉に踊らされるのではなく，行

Chapter VI 子ども療養支援士・CLS・HPSと他職種との連携

動を観察することを勧めたい。

別の例である。検査室で子どもの状態がおかしくなり，病棟へ応援依頼の電話が入った。ところが電話をかけてきた新人看護師が冷静にゆっくりと話したために，緊急事態であることがわかるまでに時間がかかった。緊急ならば緊急の話し方が求められる。これも状況と言葉のミスマッチである。これらの例からもわかるようにコミュニケーションでは場の空気を読むということが非常に大事である。

一方，「言葉」のコミュニケーションについてである。相手に不信感や心の壁をつくらせずに，自分の考えを受け取ってもらうことは，新人側と受け入れ側の双方が質のよい仕事をする上で大事である。しかし実際のやりとりでは，気をつけていても思わぬ方向に進んで，気まずいことになってしまうことがある。そのようなときに，どこで風向きが変わったかをあれこれ考えたりするが，実はベースには，説明不足や相手の早とちり，あるいはどちらかが感情的になっていたことがある場合が少なくない。

感情に走った表現というのは洋の東西を問わず好まれない。このような状況を回避するためにも，アサーティブなコミュニケーションが推奨される。これは平たくいえば「冷静なコミュニケーション」ということであるが，すぐに身につくものでもない。感情的になっている自分に気がついたら，深呼吸をして，相手の目を見ながら，時に下をみて，ゆっくりと本を読むように話すというのも，一つの方策である。

> **MEMO**
> **アサーティブ**
> 自分も相手も尊重した自己主張・自己表現をすること

B. 子ども療養支援士に期待されるミッション

1) 院内での配置場所における役割

子ども療養支援士が配置される部署は，看護部であったり，子どもの生活を支える福祉職である介護職員や保育士と一緒であったりする。現実的には，初めて採用する1人職種に対して，病院で部署を新設することはない。したがって，所属が看護部であれば看護職からの依頼や看護師長からの指示が，福祉職の部署への所属であれば介護職や保育士から日々の業務の手伝いを要請されることもあるかもしれない。

しかし，子ども療養支援士が受けた教育では，保育士とは異なるし，看護師とも異なることが教授される。ここに，仕事に対する互いの意見調整が必要となり，現場での悩みが生じることになる。つまり，専門性への理解ということである。

他職種による専門性の理解ということでは，伊藤ら[2]が，これは保育士に対す

る他職種（看護師）の認識についてだが，調査を行っている。そのなかで「ベビーシッターやお預かり係としてみられている」「看護師長からの一言で決まる業務」「遊びの捉え方の違いを理解してもらえない」「子どものペースに合わせて待つことが受け入れてもらえない（検査が始まる時間を待ってもらえない）」「安静度について，なぜ，どのくらい必要なのかという情報が得られない」「治療および病気の見通しがわからない」等の悩みをあげ，看護職が保育士の専門性を理解できていないことや，双方のコミュニケーションがスムーズでないことを課題としている。

　同様な状況が子ども療養支援士にもあるかもしれない。たとえば，子ども療養支援士とのコミュニケーションにおいて，「保育士よりも高級な仕事」というニュアンス，または「看護師は子どもをいじめる職種。子ども療養支援士は子どもを助ける職種」というニュアンスを感じることがある。もちろんこれは多くの子ども療養支援士にはあてはまることではない。しかし，一部の人たちに，たとえば保育士の業務におむつ交換や，食事の介助，歯磨きや入浴の介助が含まれていることについて，それを行わない子ども療育支援士は高級と考えているのではと感じることがある。

　看護師が「子どもをいじめる」ということについては，これは医療処置での対応のことを言っているのだと思う。確かに痛い処置を担当するのは，医師や看護師である。まだ心が決まらない子どもの抵抗を抑えて，泣きわめく子どもを動かないようにしながら実施せざるを得ない状況があるが，単純にこれをいじめていると表現するのはどうかと思う。医師も看護師も「早く元気になってほしい」と思いながら，よい医療を提供するために一生懸命なのであり，決していじめることを目的にはしていない。また，子どもも4歳くらいになれば，その子なりに状況を理解するようになる。泣き騒いだ後に看護師や医師と仲良く遊び始めるといったことは日常的である。そのため医師や看護師は「現状で大丈夫」「待たなくても（押さえつけても）大丈夫」と錯覚し，医療処置に対する子どもの恐怖心を考えないできた。したがって子ども療養支援士のミッションの第一は，子どもの恐怖心を代弁することであり，そのための変化を各小児病棟に起こすことである（p.204「コラム」参照）。

2）専門職の視点からの情報提供

　病棟では，看護師たちが毎日，病児のケアに関するカンファレンスを行っている。これは情報の共有，スタッフの教育などが目的であり，得られる情報は多岐にわたる。子ども療養支援士が知りたいこと，たとえば子どもの病状や安静度，最近の子どもの反応，家族の状況などといった情報もその場で得られることが多い。

　子ども療養支援士は，そこに参加し，看護師とは違う視点，自分が見たこと，

感じた点について情報交換すると喜ばれるだろう。そのときに自分たちの専門職としてのミッションを織り込むようにする。「織り込む」というのとは、相手に意識させない、壁を作らせないで納得を得る方法である。もちろん一方で、病棟会などの公式な場での発言も必要である。そのため、意図的に発言の硬軟を使い分けられるようになると、職場や人間関係に変化が見えて仕事が楽しくなる。

C.「連携」を具体的にどう浸透させるか

　医療現場における「連携」や「協働」に関する著作を読むと、第1にフラットな人間関係が、第2に互いを尊敬し合うことが重視されている。要するに上下関係がない状態で意見交換し、役割を分担し、互いの専門家としての意見と決定事項を尊重することが求められている。

　一方、わが国において子ども療養支援士は、病院内部からの必要性から生み出されたというよりは、外国から輸入された職種であり、病院内の職種としては後発組である。後発組の子ども療養支援士が、現状で先頭に立って他職種とフラットな関係を築けるかは疑問である。たとえば、看護師長から「○○をするように」と言われれば従わざるを得ないのではないだろうか。そこで異論を唱えれば、現場からはじき出されるというのが現実だろう。

　では、子ども療養支援士がどのようにすれば他職種との連携を築いていけるのか、そのためのヒントについて、いくつか述べたいと思う。

1）顔の見える関係づくり

　先日、熊本県のPRキャラクター「くまモン」が定着するまでの苦労についてテレビで放映していた。そのなかで述べられていたのは、県庁というヒエラルキーが明確な職場において、フラットな立場で意見交換することに成功したのは、「会議室で会議をしない」「相手の座席で立ち話をし、仲間を自然に集める」ことがコツだったそうである。これを子ども療養支援士の動きと照らし合わせてみると、たとえば昼ご飯は1人でなく誰かと一緒に食べる、仕事が終わった後の談話室でのお茶の場に顔を出すなどが、当てはまるかもしれない。何はともあれ、非公式な意見交換にも参加することで、自然に相手との距離を縮めることができ、やがては顔が見える関係となる。

　ここでいう「顔が見える関係」とは、起きている課題を解決する際に、「Aさんに相談すれば、ここまでやってくれる」という、期待する内容が具体的に描ける関

係を指す。「Aさんに頼んでもこれしかやってもらえないよ」などと期待が低い場合には，Aさんの顔を思い浮かべることはあっても，「顔が見える関係」とは言わない。著者が聞いた話だが，他職種との連携を日常的にとっている訪問看護師は，連携がうまくいくときには「顔が見える関係がBさんとはあるから。絶対にここまではやってくれるしね」という状況があるそうだ。

「顔が見える関係」のつくり方は様々だが，そう簡単に短時間でつくれるものではない。しかし，連携する頻度が高い人と「顔が見える関係」を築ければ，子ども療養支援士はその病棟に定着した存在になったといえるだろう。

2）連携のカギとなる4つのカテゴリー

連携の内容については，松尾ら[3]は，保育士の調査から「情報共有と活用」「遊びの支援」「日常生活の支援」「家族とのかかわり」「治療と検査に対する支援」の5カテゴリーをあげている。これらは看護師向けにあげられたカテゴリーであるが，これを参考に，ここでは子ども療養支援士との連携の場合について考える。子ども養育支援士は「日常生活の支援」，つまり歯磨き・入浴・食事・排泄等の支援は行わないので，残る4カテゴリーでみていく。

a. 情報共有と活用

共有する情報は，入院した子どもの情報，急変のときの子どもの病状，子どもの安静度等が主であろうか。これらの情報を入手するのは，看護師が勤務交替するときの申し送りが最適である。しかし，そこで飛び交う言葉は，子ども療養支援士には聞き慣れない医学用語であり，始めはチンプンカンプンであろう。ひたすらメモし，質問し，不明点が自分の中に落ちるまでしっかり確認し，その用語を使ってみるなどして自分になじませていく。そうすることで得られる情報の意味がわかるようになり，スムーズに子どもとの日常的なかかわりの方向性がキャッチできるようになる。そうなれば看護師からの一方的な情報提供という段階から，連携に結びつくようになる。

b. 遊びの支援

入院している子どもの場合，医学的にやってはいけないことがあるため，必ず看護師と打ち合わせを行う。たとえば血小板が減少している子どもと遊ぶときには，ハサミなどの刃物を持つ遊びはしない，白血球減少中の子どもは廊下に出さずに室内で遊ぶなどということがある。

子どもは死の直前でも遊ぶ。前日に楽しくベッド上で遊んでいた子どもが，翌日に死亡退院していたということもある。しかしながら，その子どもが至福の時間を過ごしたことを，家族の言葉から知ることもある。

Chapter Ⅵ 子ども療養支援士・CLS・HPSと他職種との連携

　また，子どもは，医療職ではない人と遊ぶなかで，看護師や親に見せる顔とは違う顔を見せることがある。この「違う顔」を見せたことに対して，「私に秘密を打ち明けてくれたと」いうような意識をもち，子ども療養支援士が自分と子どもに特別な関係ができたと喜ぶケースを見受けることがあるが，必ずしもそうでないこともある。まずは，どの顔もその子どもの真実であること，子どもであってもいろいろな顔をもっていることを冷静に，理解することが基本である。

　なかには気になる子どももいるだろう。そのときは，丁寧に継続的な見守りを重ねて，子どもの不連続な気持ちを見極めることが必要である。連携は競争ではない。

c. 家族とのかかわり

　子ども療養支援士は子どもが元気になるように保護者（親）にもかかわるが，治療的にかかわることは控えたほうがよいかもしれない。

コラム　病棟文化に変化を起こそう

　著者が小児病棟で働いていた1970年代には，システムとして病棟保育士は認められていなかった。私立の病院には保育士が在職しているところもあったが，国公立の病院には不在であった。著者は当時国立病院に勤務しており，看護部長に保育士の採用について何度か掛け合ったが，その必要性についてまったくわかってもらえなかった。この看護部長は小児病棟へラウンドした際に，ガラス窓にクリスマスの絵が描かれているのを発見し，「不潔だからすぐにもと通りにするように。ここは病院です」と激怒した人である。30年前はそのような時代であったのである。それが2002年度の診療報酬改定では，保育士の採用が認められるようになった。

　しかしながら，子ども療養支援士の採用・活用についてのシステム化はこれからである。システム化に向けて子ども療養支援士に求められるのは，保育士との違いを伝えること，そしてこの職種は小児病棟に「有効である」ことを知らしめるための変化を起こすことである。

　Lewinは，変化の導入に関して，解凍（Unfreezing），変化（Changing），再凍（Refreezing）の3段階で説明している[4]。ここでは，この3段階に即しながら，病棟文化に変化を導く方法について述べていく。

1）解凍

　変化を起こす準備の段階である。病棟の皆を覆っている考え方を整理して，「こっちのほうがいいよ」と水を向け，今までの考え方を「溶かす」プロセスである。解凍によって日常の行動，習慣，伝統の見直しが始まる。変化を起こそうと考えている人は，変化が必要と思った事柄について，この人なら聴いてくれると思う仲間にお茶を飲みながら非公式の場で話してみる。そのときに，よく理解してもらえないと判断したら，しつこいと思われない程度にその話を繰り返す。あるいは，別の仲間にも話してみる。そうして徐々に賛同者を増やしていく。始めは「そんな話初めて。考えたことないわ」と無関心であった仲間も，耳慣れてくると考え始め，「この間，考えてみたよ」という程度に溶けてくる。そうなったら次の行動に移る。この段階は"種まき期"と言ってもよい。芽

家族は治療などで利害関係のない人間と話をしたいと思っていることが少なくない。そのようなときの話し相手として子ども療養支援士を選ぶことも多いだろう。家族の話のベースには，本当に子どもが回復に向かっているのか，そうではないのかを知りたい気持ち，あるいは医師や看護師への不満や苦情があるかもしれない。病気に関することは看護師との連携，不満や苦情は中立的な応答でかかわるとよいように思う。

d. 治療と検査に対する支援

治療と検査に対する支援とは，プレパレーションに関することが中心であり，子ども療養支援士が最も期待されていることであろう。従来とは異なる「子どもを尊重したかかわり」を見せる好機であり，看護師，レントゲン技師，検査技師，医師に対して「目からうろこ」的変化を起こすことができるかも知れない。

が出る種がある一方で，芽が出ないこともある。芽が出るまでには数か月をかける。

2) 変化

周囲が変化する気になったということは，新しい考え，あるいはやり方を受け入れる準備ができつつあるということである。次の行動としては，病棟会等の関係者が出席している場で提案し，変化を公のテーマにするということである。そうして個人の関心から病棟全体の関心として広げていく。まずはできる人からやってみせる。次々にやっていくなかで基本な形（モデル）ができあがっていく。その変化が病棟に浸透していくなかで，種まきは成功し，花が咲く開花期を迎えたということもできる。

3) 再凍

新しく獲得された行動や考え方が，関係者のパーソナリティのなかに組み込まれた，ないしは定着した状況を再凍という。新しく取り入れた考え方や行動が社会的に支持を得ている間，当人のなかで持続し続ける。

しかし，これで安心していいのだろうか。変化を起こす，あるいは個々人の行動変容には，絶えず「水やり」や「お世話する人」が必要である。中心になっていた人がローテーションして異動したり退職したりすると，咲いていた花が枯れてしまう例をときどき経験する。水やりする人やお世話する人も次を担う人材を育成する必要がある。子ども療養支援士の場合，ローテーションすることは考えにくいが，あきらめることなく水やりに徹する必要がある。その場合，1人で水をやり続けるのではなく，病棟で最も影響力がある看護師，通常は看護師長の支援が得られるように動くことである。そして看護師長がローテーションし，新しい看護師長がやってきた場合には，また看護師長の解凍を試みる。変化には燃えるエネルギーよりも持続するエネルギーが必要であり，そのためには，やはり10年はかかるであろう。

おわりに

　冒頭でも述べたが，現在，わが国ではCLS，HPS，子ども療養支援士と称する専門職による子どもの療養支援活動が行われている。中にはこれらの専門職間で教育背景が違うので同列ではないという意見も聞かれる。著者は看護師であるが，看護師も大学院卒業者，大学卒業者，短大卒業者，専門学校卒業者など教育背景はまちまちであるが皆，看護師という。著者は，専門職は学歴や教育背景の違いよりも，社会に出たときにどのように働くかが問われるものだと考えている。現場では，教育背景ではなく，何を考えているのか，何ができるのかで伸び方が変わるし，評価も変わる。現場とはそういうものである。米国の外務情報職員を調査した結果でも，学力とは関係のないスキルの数々が卓越した能力として示されている[5]。

　子どもの療養支援にかかわる3つの専門職が協働して，医療下にある子どもの人権に関する活動を根付かせていただきたい。

（蝦名美智子）

1. 看護師の立場から

文献

1) D. カーネギー，山口博訳：人を動かす．創元社；1958.
2) 伊藤孝子，深谷基裕，江本リナほか：子どもが入院する病棟における協働に向けて保育士が看護師に期待すること．日本小児看護学会誌　2008；17(2)：32-38.
3) 松尾美智子，江本リナ，秋山真理恵ほか：子どもが入院する病棟の看護師と保育士との連携に関する文献検討―現状と課題―．日本小児看護学会誌　2008；17(1)：58-64.
4) Hersey P, Blanchard KH, Johnson DE, 山本成二，山本あづさ訳：第15章　計画と変革の実施．入門から応用へ行動科学の展開―人的資源の活用．生産性出版；2000．p.398-407.
5) Spencer LM, Spencer SM, 梅津祐良ほか訳：コンピテンシー・マネージメントの展開―導入・構築・活用．生産性出版；2001．p.3-10.

Chapter Ⅵ 子ども療養支援士・CLS・HPSと他職種との連携

2. 医療保育士の立場から

はじめに

　病気の子どもとその家族に対しては，医師・看護師などの医療職だけでなく，子どものための専門職の存在が不可欠である。病気をもつ子どもたちも健康な子どもたち同様，その子らしい成長発達をとげることができるように，各々の職種が専門性を発揮し，協働していかなければならない。

　ここでは，医療保育の目的や保育士の役割・専門性，子ども療養支援士・CLS・HPSとの連携などについて，病棟保育を中心に述べる。

A. 病棟における保育士配置の変遷

　医療の現場で働く保育士が初めて導入されたのは1954年，聖路加国際病院であるといわれている[1]。また，1997年に行われた病棟保母導入事業の際のアンケートによると，その当時保育士は約120か所に配置されていた。その後，2002年度の診療報酬改定では80点の保育士加算が認められ，2006年度の改定では100点へ引き上げられた。現在では，約350か所の医療施設に保育士が配置されている。

B. 保育士の役割と専門性

　日本医療保育学会では，医療保育を「医療を要する子どもとその家族を対象として，子どもを医療の主体と捉え，専門的な保育支援を通じて，本人と家族のQOLの向上を目指すこと」と定義している。ここでいう保育支援とは，医療を要する子どもと家族に対して行われる保育士による保育（養護と教育）の支援すべてを指す。

　医療現場における保育士は，子どもを取り巻く環境が変化し，保育のニーズが多様化するなかで，医療を要する状況の子どもたちに対して，子どもの豊かな生活を保障し，発達を支援する役割を専門性としている。また，子どもの最善の利益を保障するために専門職として質の高い保育を提供する必要がある。

　『保育所保育指針（2008年）』では，児童福祉法第18条の4の規定を踏まえ，

保育士は「専門的知識及び技術をもって，児童の保育及び児童の保護者に対する保育に関する指導を行うことを業とする者をいう」としている[2]。専門性としては，子どもの発達に関する専門知識を基盤として，①成長・発達を援助する，②生活を援助する，③保育環境を構成する，④様々な遊びを豊かに展開していく，⑤子ども同士や子どもと保護者のかかわりなどを見守り，適宜必要な援助をする，⑥保護者への支援，などである。

医療保育の場においても，前述のような専門性をベースに，子どもの身体的・心理的状況を把握し，子どもに保育を提供し，保護者に保育に関する指導を行うことに変わりはない。しかし，対象とする子どもが医療を要する状況にあることから，発達の促進（教育的側面）よりも心理的安定（養護的側面）のためのかかわりを重視する場合もある。そのため，保育を実施する際に，子どもの心身の状況に合わせて，何のために遊びや生活支援を，どのような方法で展開するか，個々の子どものニーズに合わせて判断していくことが求められる。

C. 病棟保育の実践

保育支援を行うにあたっては，看護師との連携が最も重要である。互いの情報や意見，考えを共有していくなど，日々のコミュニケーションが大切である。

支援を行う前に，子どもと家族の情報収集（観察も含む）をし，保育的視点で分析し，個々の子どもの全体を捉えておく。保育支援の内容は，①発達支援（生活の支援・遊びの支援・学習支援），②環境の構成，③心理的サポート，④保護者に対する支援，⑤きょうだいへの支援，である。**表1**に，具体的な保育支援の内容について述べる。

Chapter Ⅵ　子ども療養支援士・CLS・HPS と他職種との連携

表1　保育支援の内容

1）発達支援	**a. 生活における支援** 生活の支援には，生活を整える，基本的な生活習慣の援助があげられる。 ●**生活を整える** 子どもの病状や安静度，病棟での生活規範を考慮に入れて，年齢相応の通常の生活リズムとなるように意識的にかかわる。学童期の子どもたちにおいては，自分で1日の生活を計画し，実行ができるように支援していく。 ●**基本的な生活習慣の援助** 年齢や発達段階に応じて基本的な生活習慣が獲得できるように支援を行う。支援項目は，睡眠・排泄・清潔・食事・衣服の着脱である。入院することで，できていたことができなくなってしまわないように，回復に伴って，次の発達課題へのチャレンジを促していく。食事を例にとってみる。食事の介助はもちろんであるが，咀嚼や嚥下の状況を観察し，形態が適当であるかを判断する。見守りの子どもたちには，発達に応じた道具が使えているか，病状による食欲や嗜好の変化などを観察し，看護師と情報交換し，相談しながら必要に応じた支援を行っていく。 **b. 遊びにおける支援** 子どもの生活の中心は遊びである。子どもにとっての遊びは，生活そのものであり，遊びを通していろいろなことを経験し，生きていく術を学んでいく。入院という制約された環境では，遊びの時間や空間の確保，遊具の素材，友だち，遊びの内容など多くの要素を考慮し，各々の発達に応じた準備をしていかなければならない。 遊びの本質の一つとして，「自主的・自発的に取り組む活動」があげられる。しかし，入院初期で慣れていない，病状や処置・治療などにより遊びがままならないなどの理由により，自主的・自発的に取り組めない場合が多い。そのため，まずは「日常性を取り戻せるものや楽しいもの」「受動的なものから能動的な遊び」などの配慮を行う必要もある。一人ひとりの子どもの心身の状況に応じて，集団と個別保育を使い分けていく。 集団保育には，集団のねらいと個別のねらいがある。小麦粘土遊

D. 保育士と子ども療養支援士・CLS・HPS との連携

　ここ数年，保育士と子ども療養支援士・CLS・HPS といった職種が一緒に活動している施設が増えつつある。うまく連携がとれている施設もあれば，まだその段階に至らない施設もあるなど，状況はまちまちである。

　今後，これらの職種と保育士が協働していくにあたっては，互いの職種の専門

1) 発達支援	びを例にすると，集団のねらいは粘土の感触を楽しむことであり，個別のねらいは一人ひとりに応じて，①手指の微細運動を促す（ちぎる・伸ばす・丸める），②色の名前がわかる，③道具を使って遊びを展開する，④ごっこ遊びへの発展，である。それらを念頭に置きながら，保育士は直接的なかかわりや時として見守りながら，遊びを支援していく。 **c. 学習支援** 病気の子どもにとって学校に通うということは，治療と同様に重要である。院内学級に通える場合だけではないため，日課の中に学習時間を設ける必要がある。 学習時間は勉強するだけではなく，日常性を取り戻す，クラスの友だちと同じことをしているという安心感や所属感が生まれるなど，子どもにとっての意味は大きい。保育士は，学習時間を生活のなかに取り入れることの大切さを医療スタッフに伝え，病状が安定してきたら参加を促す。
2) 環境の構成	病棟は治療と同時に，生活をする場でもある。まずは，病棟に慣れ，安心してくつろげる環境を構成する。
3) 心理的サポート	保育士は家族から離れた寂しさや不安を軽減し，心身の安定を図り，子どもらしい生活や遊びが展開できるように支援を行う。そのためには子どもや家族との信頼関係を早期に構築することが重要である。また，子どもが病棟に慣れ，安心して入院生活を送れるようにする。そのことが基盤となり，診察や処置，検査などがスムーズに受けられるようになる。 さらに，ストレスや精神面への支援も行っている。
4) 保護者への支援	保護者への支援として，不安やストレスを軽減する，子育て支援，ソーシャルサポートにつなげることがあげられる。支援を行うにあたり，保護者に寄り添い，信頼関係を構築し，日々の子どもの様子やかかわりの意図を伝えていくことが必要である。
5) きょうだいへの支援	直接的なかかわりは少ないが，きょうだいに関する保護者の相談にのったり，きょうだいの不安への対応として入院中の子どもとプレゼントなどを作る，などの間接的なかかわりを行っている。

　的な知識や技術について伝え合い，理解し合うことが重要である。しかし実際には，保育士自身も専門性を明確に伝え，他職種に理解を求めるまでに至っていない場合もある。

　理想的には，対象となる子どもの目標は同じであるが，目標に向かって，それぞれの職種の専門性を発揮した子どもとその家族へのアプローチを行い，かつ日々情報交換しながら進めていくことで，子どもとその家族にとってよりよいものとなることが望ましいと考える。

そのためには，日々の業務のなかで，互いに忌憚なく考えや意見を共有できる関係でありたい。

E. 今後の課題

保育士としての専門性を明確にし，他職種に理解を求めることができるようにしていくことが必要である．また，互いに尊重し合いながらよりよい関係を形成できるように，各々の施設で相互の専門性を理解する勉強会の機会をもつこと，互いの研究会，学会などがリンクして，情報交換や共有化を図り，相互理解を深める機会をもつことが望まれる．

（中村崇江）

文献
1) 帆足英一：全国の病棟保母の実態と課題：入院児のQOL向上をめざして．1997．
2) 厚生労働省：保育所保育指針．2008．

参考文献
1) 日本医療保育学会編：医療保育テキスト．日本医療保育学会；2009．
2) 飯村直子：看護師と保育士の協働に関する両者の意識調査の現状．小児看護 2009；32(8)：1024-1029．
3) 厚生労働省：保育所保育指針解説書．フレーベル館；2008．

Chapter VI 子ども療養支援士・CLS・HPS と他職種との連携

3. 臨床心理士の立場から

はじめに

近年，小児科領域において，チームの一員として貢献している臨床心理士も少しずつ増えてきた。しかし，その業務は明確ではなく，心理職の国家資格化をはじめ，不確定・未解決の部分が大きい。

このような状況において，子ども療養支援士・CLS・HPS といった職種と臨床心理士の連携について述べるのは難しいが，ここでは，近未来の小児医療の姿をイメージしながら，整理したい。

A. 臨床心理士の業務

井口[1]は，臨床心理士の仕事を「心理学的な知識・技法を用いて，人々を援助すること」とし，また，日本臨床心理士会のホームページによれば，臨床心理士の専門的技術として，①臨床心理査定（アセスメント），②臨床心理面接，③臨床心理的地域援助，④調査・研究，が示されている（**表1**）[2]。しかし，小児医療の現場においては，他職種との明確な分担ができているわけではない。

また，山田[3]は，チーム医療の中で医療者に求められる資質として，「チームとしての問題解決能力」と「専門職種としての知識と技術」をあげている。臨床心理学においては，「問題解決」の枠組みとして，「問題解決療法」[4]，「援助の諸段階」[5,6]などが参考になる。いずれも，問題を明確にし，当事者の価値観，希望に沿った目標を設定（**図1**）し，計画を立て，実施し，その結果を評価し，新たな目標を設定，計画へと進む，といった段階が共通している。このような枠組みをチームで共有し，ケースの共通理解，目標の共有，それぞれの専門性に基づいた介入の役割分担，介入計画（いつ，どこで，誰が，どのように働きかけるかなど）の共有，共通の基準により結果を評価することなどによって，より具体的で，実現可能な介入が実施しやすくなる。実現可能な目標設定が基本となっていることは，目標達成の可能性を高め，問題解決が生じやすく，当事者自身も自己効力感を高め，ひいてはチームの効力感を高め，よりよいチームになることに役立つと考えられる。

「問題解決のステップ」は，大きく5つのステップからなる（**表2**, **図2**）。

Chapter VI 子ども療養支援士・CLS・HPS と他職種との連携

表1 臨床心理士の専門的技術

①臨床心理査定
②臨床心理面接
③臨床心理的地域援助
④調査・研究

(日本臨床心理士会ホームページ．2013年11月30日　http://www.jsccp.jp/person/support.php[2]より)

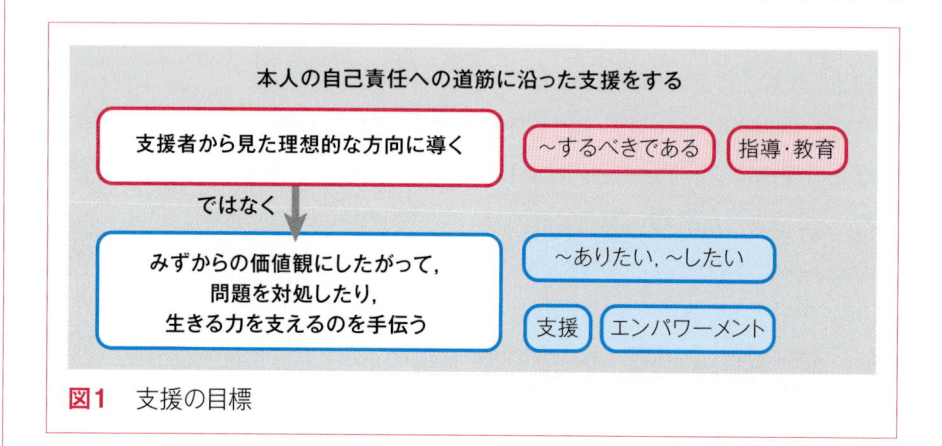

本人の自己責任への道筋に沿った支援をする

支援者から見た理想的な方向に導く　　〜するべきである　指導・教育

ではなく

みずからの価値観にしたがって，問題を対処したり，生きる力を支えるのを手伝う　　〜ありたい，〜したい　支援　エンパワーメント

図1 支援の目標

表2 問題解決のステップ

①問題を取り上げる（問題提起）
②問題の明確化と定式化
③解決策の産出
④意思決定
⑤解決策の実施と検証

(D'Zurilla TJ：Problem—Solving Therapy—A social competence approach to clinical intervention．1986．丸山晋監訳，中田洋二郎，椎谷淳二，杉山圭三訳：問題解決療法―臨床的介入への社会的コンピテンスアプローチ―．金剛出版；1995．p.22-50．より)

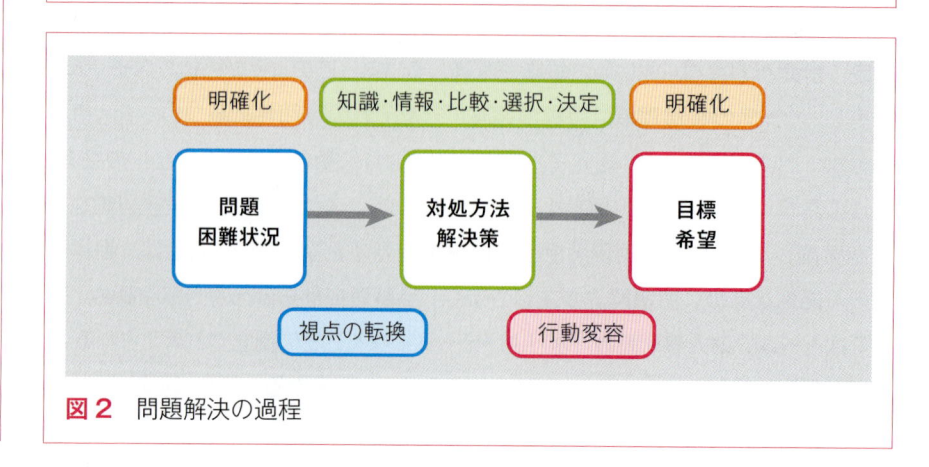

明確化　知識・情報・比較・選択・決定　明確化

問題
困難状況 → 対処方法
解決策 → 目標
希望

視点の転換　行動変容

図2 問題解決の過程

問題解決の過程

1) 問題・困難状況の明確化，目標・希望の明確化

今，どのような状況にあるのか，どうありたいのか，を明らかにする。状況は「見えていない」ことが多く，「心の声」も聞こえていないことが多い。「面接」の中で，「耳を傾け」「観察し」「質問し」「問題を整理」して，クライエントと共に明確化していく。臨床心理学の知識と技術の中で，「力動的理解」「人間性心理学的理解」「行動主義的理解」「認知論的理解」「円環的理解」「発達心理学的理解」などを活用し，知能検査，性格検査などの「検査法」を活用する。

また，多職種が事例を把握する共通の枠組みとして，WHO の提唱する ICF の考え方[7]が有用である。

2) 解決策の産出，意志決定

1）で把握した状況と目標に沿って，各時点で実現可能な対処方法，実際の働きかけの候補をあげ，クライエントの「価値観」「希望」に沿った「自己選択」「自己決断」を支援する（**図1**）。医師，看護師，子ども療養支援士・CLS・HPS，保育士，院内学級教師など，かかわるスタッフ全体として，それぞれの専門知識と技術を提供し，検討する。また，臨床心理士は，心理学，基礎心理学，臨床心理学を総動員して対処法を提案・説明し，チームで検討する。

3) 解決策の実施と検証

2）で決定した「解決策」を実施することを支援する。「動機づけ」「行動変容」「自己制御」などの知識と技術が有効である。

B. チームへの貢献

チームの力を発揮するためには，「集団療法」の知識と技術が有用である。集団療法の担当者の役割・機能（**表3**）[8]や，グループ・リーダーシップのスキル[6]は，チーム全体がよりよい成果を上げるためのヒントとなる。

C. 心理学の中の臨床心理学・心理臨床

以上，臨床心理士が専門性を発揮できそうな知識と技術を整理したが，臨床心理学は，精神神経心理学，行動主義心理学，認知心理学，発達心理学，パーソナリティ心理学，社会心理学，などの知見を応用して心理臨床を学術的に支える学問

MEMO
ICFの考え方
世界保健機関（WHO）は，国際生活機能分類（International Classification of Functioning, Disability and Health: ICF）を提案した。これは「障がいのある人だけではなく，すべての人の健康に関連した生活状況を記述するためのツール」である。その背景には，「障がい・健常」にかかわらず，個人の「特性」と「環境」の相互作用によって，健康状況と健康関連状況が影響を受けるという発想がある。当事者または支援者がもっている「知識」「技術」「態度」などの個人の特性から影響を受ける「困難」「強み」などと，「当事者」「支援者」を取り巻く環境「ソーシャルサポートの受けやすさ」「医療機関までの距離」「気楽に受けられる家事サービス」などから影響を受ける「困難」「強み」などの相互作用として，その個人の状況を捉える見方である。個人の特性としての「知識」と「技術」だけではなく，「活用できるリソース」「ソーシャルサポート」などの影響も念頭におき，環境要因を整備することで，改善できる部分にも意識を向けて検討することは有用である。また，職種を越えて，当事者の状況を検討するツールとして活用することができる。
（文献7）をもとにまとめた。）

Chapter VI 子ども療養支援士・CLS・HPSと他職種との連携

表3 集団療法の担当者の役割・機能

1. 2つの視点をもつ（集団全体の状況を把握することと，集団における個人の状況を把握すること）
2. 安全感・信頼感が高い雰囲気形成（集団療法は基本的には安全感・信頼感がベースなので，そのような雰囲気をつくること）
3. 理解したことの伝達（個人，相互作用，集団について理解できたことを言語化すること）
4. サポート（個人が集団から落ちこぼれたりスケープゴートにされたりしないように支えること）
5. 活性化（集団の動きがマンネリ化したり深まらないときに活性化するような発言を行うこと）
6. ブレーキ（メンバーが過度に話し過ぎるようなときにはそれを止めること）
7. フィードバック（個人，集団について思ったことや感じたことを伝えること）
8. パイプ役（メンバー同士のコミュニケーションがうまくいかないときにつなぐこと）
9. 率直な自己表明（担当者自身も自己開示すること）
10. タイムキーパー（開始と終了の時間をきちんと守ること）

（野島一彦：集団療法．日本心理臨床学会編：心理臨床学事典．丸善出版；2011．p60-61.[8]より）

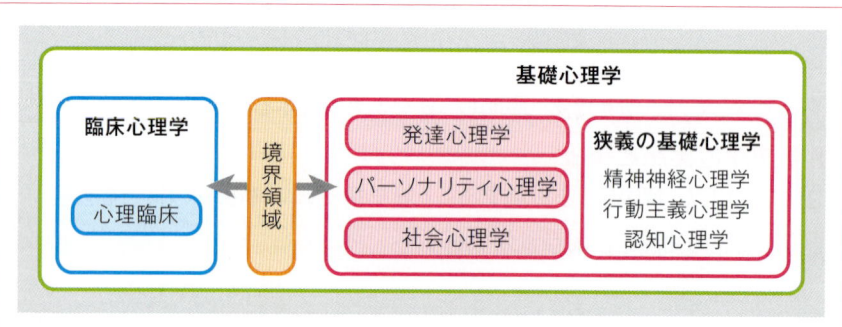

図3 心理学・基礎心理学・臨床心理学の枠組み

（杉山崇，坂本真士，伊藤絵美：これからの心理臨床—研究と臨床のコラボレーション．坂本真士，杉山崇，伊藤絵美編：臨床に活かす基礎心理学．東京大学出版会；2010．p.1-16.[9]より）

体系である（図3）[9]。心理臨床家は，狭義の臨床心理学を学ぶだけではなく，心理学，基礎心理学の様々な知見を常に更新し，わかりやすい言葉で説明し，実践に活かすよう努めたい。

D. 研究での貢献

心理・社会的支援は形に表しにくい。しかし，医療のなかでは，エビデンスや効

率が求められるため，介入を「意識化」「言語化」「数値化」する工夫が必要である。心理学研究法として「心理尺度」「発達研究」などの知見がヒントになる。

E. 子ども療養支援士・CLS・HPS との連携

　以上，小児科チーム医療の中で臨床心理士が提供できるサービスをまとめてみた。最後に，子ども療養支援士・CLS・HPS との連携を考えたい。

　生物・心理・社会モデル[10]で考えると，子どもやその家族とのかかわりにおいて，子ども療養支援士・CLS・HPS，臨床心理士は，共に「心理・社会的な領域」を担当しているといえる。心理学的，教育心理学的，発達心理学的，臨床心理学的な知見は，その活動の基盤として重なる部分が多い。その立場から重要な役割は，「子どもの声」「保護者の声」に耳を傾け，「本当はどうしたい？」「本当はどう感じている？」ということを大切にしてかかわることである。医療スタッフに伝えてもいいかを含めて，本人とその家族の「望み」「意向」に沿った医療の提供をめざして，力を合わせたい。

　一方，役割分担について考えると，その業務の境界を示すことや，すべての領域について網羅的に示すことは難しいが，病気の療養をしている子どもたちの困難を整理した場合に，大きく「病気の療養に直接関連する領域」と「間接的に関連する領域」とに分けることができる。「直接関連する領域」はさらに「病気であることから生じる苦痛・困難」と「病気の療養を妨げるもの」とに分けて考えることができる (表4)。子どもの療養生活が順調に，より実り多いものとして，子どもたちに体験されるためには，病気であることから生じる苦痛・困難をなるべく軽減し，軽減できない場合には覚悟して受け止められるようにし，療養を妨げる要因をなるべく減らすことが支援となる。

　さらに，療養生活とは別に，本人の問題，家族の問題，学校適応の問題などを抱えている場合もある。これらの要因は，個別にその影響の強さが異なり，療養への影響力が大きく，配慮することが支援につながる場合もあれば，療養とは別に考えることができる場合もある。しかし，直接の関連がない場合も，子どもとその家族のQOLを全体的に考え，その支援を組み立てる必要がある。そのうえで，あえてその役割の区別を示すとしたら，臨床心理士は，子どもとその家族が抱える困難を，より広い範囲で明確化し，整理し，その軽減に役立つ心理的な知見と技術を活用する。一方，子ども療養支援士・CLS・HPS は，病気の子どもと，その家族が主に療養中に遭遇する困難を明確化し，その知見と技術を活用することがある。

MEMO
生物・心理・社会モデル
生物・心理・社会モデル (bio-psycho-social model)とは，個人の発達や身体的・精神的健康に影響する様々な要因を「生物」「心理」「社会」という3つの側面でまとめ，効果的な介入を行うための枠組みである。このモデルを導入することによって，多様な要因を統合的に捉えることができ，多様な側面からの統合的介入ができるようになる(Engel, G. 1977)。様々な専門領域が連携して効果的に介入を進めていくうえで役立つ枠組みである。
(文献10)をもとにまとめた。)

Chapter VI　子ども療養支援士・CLS・HPSと他職種との連携

表4　病気療養における子どもの心理・社会的困難とその関連領域

病気の療養に直接関連する領域			病気の療養に直接関連しない または間接的に関連する領域	
病気であること から生じる困難		痛み・苦しみ・不安 検査・治療に伴う痛み・苦しみ 教育の空白 学校不適応 経験不足	本人の要因	知的な側面 身体的な特性 発達上の問題 精神的な障害 行動の問題 性格の特性
病気の発症・維 持に関連すると 考えられる要因		ストレス（家庭・学校） トラウマ 条件付け	家庭の要因	経済的な問題 家族の不和 不適切な養育 家族の精神的疾患
療養を妨げる要因	本人の要因	治療に前向きになれない 治療を理解して協力できない 完全主義・強迫的傾向 不安・恐怖 分離不安	学校の要因	不登校 いじめ 学習の問題
	家庭の要因	医療ネグレクト 経済的な問題 不適切な養育 病気・障がいを受け入れら れない 家族の精神的疾患		
	学校の要因	学校での不適切な理解・対応		
	医療スタッ フとの関係	医療不信		

　したがって個別の事例において，それぞれの立場から把握している関連要因，見立てなどを共有し，活用することが，よりよい支援に結びつくだろう。

　現在，臨床心理士は小児医療を担う職種として，まだ認められているわけではない。小児医療施設に臨床心理士が勤務していない場合も多く，他機関の臨床心理士として連携が行われる場合も多い。そのため，各々の「専門性」を意識することも大切ではあるが，たとえ入院していても，子どもの生活，遊び，学びが保障され，発達促進的な環境を常に提供し続けることを目指して，互いに情報を共有し，もてる知識と技術を提供し合いたい。

おわりに

　小児科領域におけるチーム医療は大きく前進しているが，まだまだ道半ばである。子ども療養支援士・CLS・HPSといった職種の人たちと共に，病気をもつ子

3. 臨床心理士の立場から

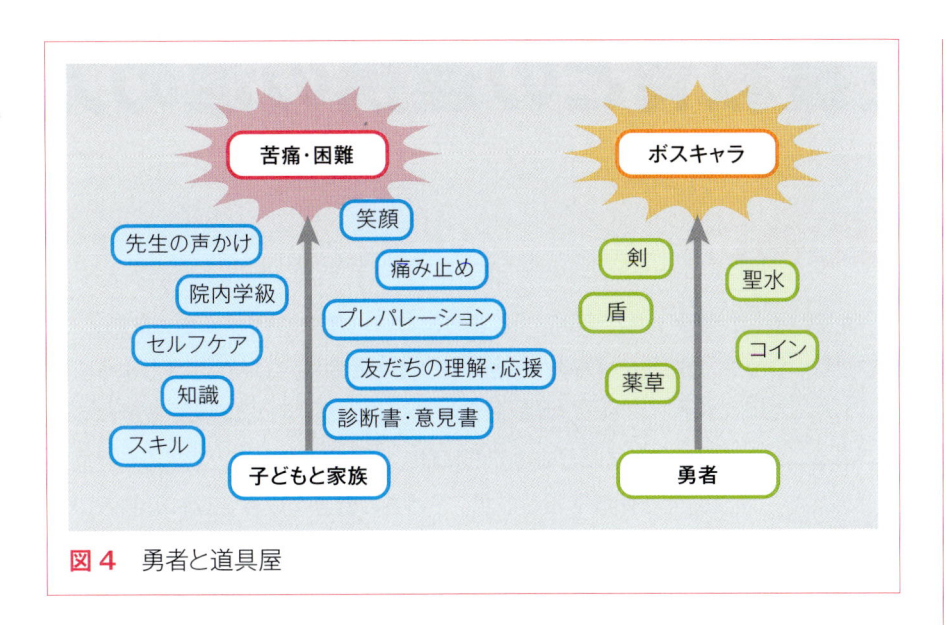

図4 勇者と道具屋

どもとその家族が，みずからの意思と決断を伴って，その苦痛・困難を少しでも減らし，減らすことのできない苦痛・困難は覚悟して受け止めることのできる，サービスの提供を目指したい。病気という"ボスキャラ"を倒そうとしている子どもたちと，その家族を，サポートする道具屋として，役に立つ道具（アイテム）を差し出したいと思う（図4）。

（松嵜くみ子）

文献

1) 井口由子：新しい時代の小児保健活動．3．小児保健と関連領域．⑦臨床心理士の活動．小児科臨床　2000；53：131-134.
2) 一般社団法人日本臨床心理士会．臨床心理士とは（2013年11月30日）．2013．
http://www.jsccp.jp/person/support.php
3) 山田冨美雄監，津田彰編：シリーズ　医療の行動科学Ⅱ　医療行動科学のためのカレント・トピックス．北大路書房；2002.
4) D'Zurilla TJ：Problem—Solving Therapy—A social competence approach to clinical intervention. 1986. 丸山晋監訳，中田洋二郎，椎谷淳一，杉山圭子訳：問題解決療法—臨床的介入への社会的コンピテンスアプローチ—．金剛出版；1995．
5) Eagan G：The Skilled Helper—A Systematic Approach to Effective Helping. 1986. 福井康之，飯田栄訳：熟達カウンセラーとめざす　カウンセリング・テキスト．創元社；1992．
6) Corey MS, Corey G：Becoming a helper. 3rd.ed. 1998. 下山晴彦監訳，堀越勝，堀越あゆみ訳：心理援助の専門職になるために—臨床心理士・カウンセラー・PSWの実践テキスト—．第3章　援助過程を構成する諸段階．金剛出版；2004：p.90-102．
7) 世界保健機関編：ICF 国際生活機能分類—国際障害分類改訂版—．中央法規出版；2003．
8) 野島一彦：集団療法．日本心理臨床学会編：心理臨床学事典．丸善出版；2011. p.60-61．
9) 杉山崇，坂本真士，伊藤絵美：これからの心理臨床—研究と臨床のコラボレーション—．坂本真士，杉山崇，伊藤絵美編：臨床に活かす基礎心理学．東京大学出版会；2010. p.1-16．
10) Engel GL：The need for a new medical model：A challenge for a biomedicine. Sience　1977；196：129-136.

Chapter VI 子ども療養支援士・CLS・HPSと他職種との連携

4. 特別支援教育との連携の進め方

はじめに

MEMO
病院の子ども憲章
→p.52参照

「病院の子ども憲章」の一節に，「こどもたちは，年齢や症状に合ったあそび，レクリエーション，および，教育に完全参加するとともに，ニーズに合うように設計され，しつらえられ，スタッフが配置され，設備が施された環境におかれるべきである」とある。病気のある子どもたちには，家庭にいるときとできるだけ同じ生活環境を，病院内でも保障することが，子どもの健全な成長発達に必要ということであろう。

日本のこども病院でも，実現すべき目標だと思う。長期療養が必要な慢性疾患のある子どもは，入院中だけでなく，在宅療養も視野に入れた支援が必要となる。特に学齢期の子どもには，教育分野との連携は欠かせない。日本における，この分野（病弱教育とよぶ）の歴史は古く，現在，病弱教育に従事する教員数は，全国で千人単位に上る。彼らのすべてが，病院で働き，直接子ども療養支援士・CLS・HPSと連携を取ることができるわけではないが，復学時などに病気の子どもを支援するうえでも連携を行う重要なパートナーとして意識すべきである。

ここでは，病弱教育について説明し，連携相手としての教員の機能を理解する一助としたい。

A. 病気の子どもを支える病弱教育の仕組み

特別支援教育では，病気で入院しても学校教育を継続できるように，病弱教育という仕組みが用意されている。全国の大学病院やこども病院にある学校は，学校の仕組みからみると，特別支援学校（病弱），特別支援学校（病弱）の分教室または訪問教育，病弱以外の特別支援学校の分教室または訪問教育，近隣の小中学校の病弱特別支援学級（いわゆる院内学級）と様々である。

特別支援学校（その分校，分教室，訪問教育）は，施設・設備が充実し，教職員の配置も多い。一方，いわゆる院内学級は，教員配置が少なく，高等学校レベルの対応は基本的にできない。特別支援学校では，高等部を設置していれば，高校生でも対応可能となる場合がある。このように，高度な治療をする小児の病院

といっても，教育施設の実態に差があるのが現状である。

また，小児がんのように入退院を繰り返す必要がある場合は，在宅療養期間でも，特別支援学校からの訪問教育を受けることができ，制度上切れ目のない仕組みが用意されている[1]。また，平成 26（2014）年 4 月より，共生社会の形成に向けたインクルーシブ教育システム構築のための特別支援教育を推進するために，就学先を決定する仕組みが見直される。本人や家族の意向を尊重しつつ，最終的には市町村教育委員会が決定することになるが，子どものためになる就学先の決定のプロセスに，医療関係者が適切な情報提供とアドバイスができるようになる[2]。さらなる連携を図る好機到来である。

B. 特別支援教育の進展と病弱教育の課題

近年，少子化傾向にもかかわらず，特別支援学校や特別支援学級に在籍する児童生徒数が増加している。平成 24（2012）年 5 月現在，特別支援学校（幼稚部，小学部，中学部，高等部）には，全体の約 2.4% が在籍し，義務教育段階だけをみれば，全体の約 2.9% となっている[3]。

一方，特別支援学校（病弱）単独校は，在籍者の減少で他障がいとの併置校に移行し，いわゆる院内学級も漸減傾向である[3,4]。また，平成 24（2012）年度に病気を理由に年間 30 日以上欠席した小学生は 20,355 人，中学生は 18,510 人で，平成 24（2012）年 5 月 1 日現在の全国の特別支援学校の在学者数が，小学部 37,619 人，中学部 29,554 人であることと比較すると，病気を理由に長期欠席している児童生徒数の多さが理解できる[5]。病気で長期欠席している多くの子どもは，小中学校に在籍しており，病弱教育の対象になりうるが，実際に病弱教育を受けている子どもは，最近では，この 10 分の 1 程度で推移している。今後は，市町村教育委員会や保護者が，病弱教育の制度をうまく活用し，少しでも病気による長期欠席者数が減少し，慢性疾患のある子どもの教育の保障を進めることが病弱教育の課題と考える[6]。この状況を改善するには，病院内の支援だけにとどまらず，訪問教育や通級による指導など，在宅児までアウトリーチできるように支援サービスを伸ばす必要があると考えている。

MEMO
共生社会の形成に向けたインクルーシブ教育システム

「障害者の権利に関する条約」の批准に向け，改正された障害者基本法第 16 条第 1 項の「……可能な限り障害者である児童及び生徒が障害者でない児童及び生徒と共に教育を受けられるよう配慮しつつ，……」の部分を受けて，学校教育法施行令第 22 条の 3 の表に規定する程度の「障害のある子どもがほかの子どもと平等に『教育を受ける権利』を享有・行使することを確保するため，学校の設置及び学校が必要かつ適当な変更・調整を行うもの」を合理的配慮とよび，就学先では「合理的配慮」の程度に努める必要がある。

C. 教育との連携の進め方
―個別の教育指導計画・教育支援計画の作成―

1) 個別の教育指導計画の作成

　学校教育の目的は，健全な人格形成の保障（健康な心の成長・発達の保障）である。そのために，特別支援学校であっても，小学校や中学校等と同様に，各年齢段階に応じて定められた教育目標を達成するために，系統的に配列された教育内容と授業時間数（教育課程とよばれる）が，学習指導要領に規定されている。

　しかし，病気や障がいがあるために小学校や中学校等の教育内容では調和的な発達が難しい場合，個々の子どもの教育的ニーズに応じて，基礎的な学習や障がいの状態および特性を考慮した，より専門性のある教育内容を用意する必要があり，特別支援学校では，小学校や中学校等の領域・教科に加えて自立活動の領域が特別に設けられ，個別の指導計画を作成することになっている[7]。レジリエンスの育成は，病弱教育における自立活動の大きなテーマとなる。目の前の子どもに何をどのように指導・支援するかは，学校現場の裁量に委ねられる部分も多い。その分，教員の責任は重く，教員の専門性と指導力が問われる。個別の指導計画作成は，子ども療養支援士・CLS・HPSが教員と連携する糸口となろう。

2) 院内における学習支援での協力

　病院における子どもの生活は，ベッド上で時間を過ごすことが多い。やることがなければ，テレビゲームをするしかない。本当に暇をもてあましているのである。長期療養で遅れた学習を取り戻すよい機会と捉えて，学習支援にも力を貸していただきたい。また，思春期にもなれば，単にプレイルームでの遊びではなく，学校での放課後のクラブ活動での気分転換も必要となる。学校で活用できるものは，教員だけではない。教室やそこにある教材・教具も活用できる。同じ病気のあるもの同士，仲間との交流も重要である。少し広い視野で学校という組織を捉えて，そこにある「人材，設備，資金」を上手に活用いただきたい。

　学校教育法では，現場の教員を支援する仕組みとして，特別支援学校のセンター的機能（要請に応じて必要な助言または援助を行うよう努める）が規定されている。特別支援学校は，複数の障がい種に対応できる総合的な学校になり，重複障がいにも対応できるようになった。また，校長により指名された特別支援学校の特別支援教育コーディネーターは，小中学校等からの教育相談を通じて，または地域の福祉・医療等の関係機関との間の連絡調整役として，地域の特別支援教育のセン

ター的機能の中核を担うことが求められる。このように，病院にある学校の教員を支援する特別支援教育の仕組みを活用する工夫も重要となろう。

3）個別の教育支援計画の作成と活用

　連携を進めるツールとしては，個別の教育支援計画が重要である。これは，乳幼児期から学校卒業後までの長期的な視点に立って，医療，保健，福祉，教育，労働等の関係機関が連携して，障がいのある子ども一人ひとりのニーズに対応した支援を効果的に実施するための計画である。言い換えれば，障がいのある子どものニーズ，支援の目標や内容，支援を行う者や機関の役割分担，支援の内容や効果の評価方法が，関係機関の合意のもと書き込まれた「覚え書き」である。障がいや病気があれば必ず作成されるもので，医療関係者は，学校生活における配慮事項がある場合に活用していただきたい。

　学校現場では，医療情報は保護者を通じて得られる場合が多く，不正確で断片的なことが少なくないため，正確なコミュニケーションが難しい。また逆に，観察力の高い教員では，学校現場にある有用な医療情報を得てはいるが，その情報発信力が弱く，医療には届き難い。個別の教育支援計画作成は，医教連携を進めるための絶好の機会なのである。医療関係者が，教育機能を十分に活用してこそ，すべての障がいや病気のある子どもに対応できる学校教育を実現できる第一歩が踏み出せるのである。

D. 復学支援
―支援冊子『病気の子どもの理解のために』の活用―

　学校教育の中での情報の流れは，縦には流れやすく横には流れにくい。これは，病弱教育にも当てはまる。病院での得がたい経験を，子どもの前籍校までつないでいただきたい。このような学校教育における情報の流れの欠点を補うために，入院中から Web 会議システムを活用し，前籍校との交流を進め，復学を容易にする実践が進められている[1]。

　病気による長期欠席者という教育的対応が届かない隙間が生じた理由は，もともと学校教育は学校に来ない子どもへの指導には弱い点と，病気であればまず病気を治すことが先決であるという一般的な考え方があるからである。小児科医であれば，退院後前籍校に復帰するときに不登校に陥る子どもが多いことに気付くだろう。

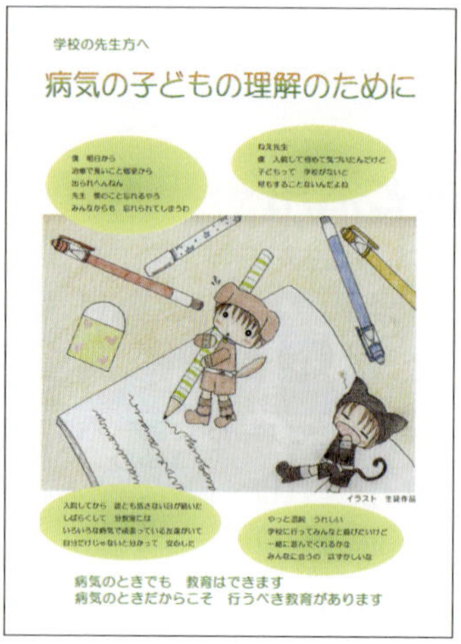

Chapter Ⅵ 子ども療養支援士・CLS・HPS と他職種との連携

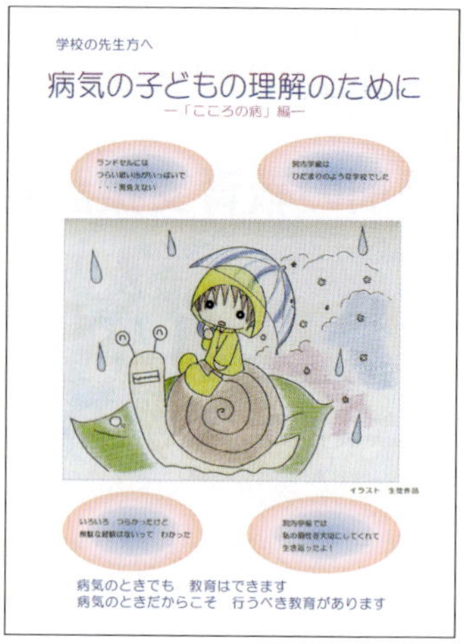

図1 支援冊子『病気の子どもの理解のために』

からだ編　　こころ編

　そこで，全国特別支援学校病弱教育校長会では，支援冊子『病気の子どもの理解のために』を作成し，特別支援学校（病弱）のセンター的機能を利用して，小中学校に在籍する病気の子どもの理解啓発に努めている（図1）[8]。これは，医療の専門家や親の会のスーパーバイズを受け，特別支援学校教員が小中学校等の教員のために作成したものである。支援冊子で検索すれば，誰でも利用可能である。今まで説明した病弱教育についても詳しく書かれているのでご活用いただきたい。

（西牧謙吾）

文献

1) 文部科学省：病気療養児の教育の充実について（通知）24 初特支第 20 号．平成 25 年 3 月 4 日．
http://www.mext.go.jp/b_menu/hakusho/nc/1332049.htm
2) 文部科学省：学校教育法施行令の一部改正について（通知）25 文科初第 655 号．平成 25 年 9 月 1 日．
http://www.mexl.go.jp/a_menu/shotou/tokubetu/material/1339311.htm
3) 文科省特別支援教育課：特別支援教育資料（平成 24 年度）．平成 25 年 11 月 1 日参照
http://www.mext.go.jp/a_menu/shotou/tokubetu/material/1335679.htm
4) 滝川国芳，西牧謙吾，植木田潤：日本の病弱・身体虚弱教育における特別支援教育体制の現状と課題―全国都道府県・政令指定都市を対象とした全数調査から―．小児保健研究 2011；70（4）：515-522.
5) H25 年度の学校基本調査の速報．平成 25 年 9 月 1 日．
http://www.e-stat.go.jp/SG1/estat/GL08020103.do?_toGL08020103_&tclassID=000001049720&cycleCode=0&requestSender=estat
6) 滝川国芳，西牧謙吾：病院にある学校のあり方と病気による長期欠席者への対応．課題別研究「我が国の病気のある子どもの教育の在り方に関する研究―病弱教育と学校保健の連携を視野に入れて―」報告書．国立特別支援教育総合研究所；2008．p.24-36.
7) 文部科学省：特別支援学校学習指導要領．平成 25 年 11 月 1 日．
http://www.mext.go.jp/a_menu/shotou/new-cs/youryou/tokushi/1284518.htm
8) 病気の児童生徒への特別支援教育支援冊子　病気の子どもの理解のために．平成 25 年 11 月 1 日．
http://www.nise.go.jp/portal/elearn/shiryou/byoujyaku/supportbooklet.html
http://www.zentoku.jp/dantai/jyaku/ind11.html

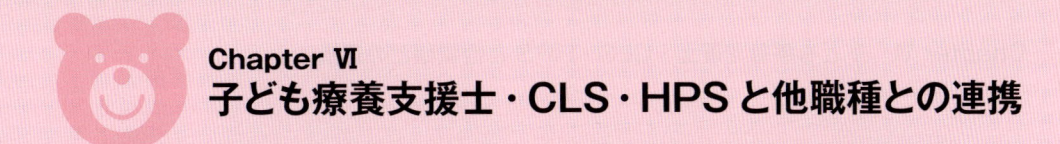

Chapter VI
子ども療養支援士・CLS・HPSと他職種との連携

5. ボランティアでの活動

1) 難病のこども支援全国ネットワーク

A. 難病の子どもと家族を支える活動

　子どもの難病は500種類を超え，全国で20万人以上の子どもが難病とともに暮らしているといわれている。難病のこども支援全国ネットワーク（以下，当会）の活動は，昭和63（1988）年に難病の子どもをもつ親たちと医師たちによって始まった。平成10（1998）年に現在の組織となり，翌年にはNPO法人としての認証を受けている。爾来一貫して，当会は，難病や慢性疾患（以下，病気），障がいのある子どもとその家族を支えることを目的に，親たち，地域の人たち，様々な職種を超えた人たちの，3つのネットワークを活かした活動を進めている。

　本項では，家族支援や体験的知識をキーワードに，その相談活動と交流活動を紹介する。

B. 相談活動
——電話相談室とお友だち紹介

　当会では，昭和63（1988）年8月から医師や看護師，社会福祉士などの資格をもつ専門職による，病気や障がいのある子どもの家族からの医療・教育・福祉に関する電話相談室を開設している（**表1**）。インターネットもなく情報の乏しかった当時，電話相談室の開設日には全国からの相談電話が殺到した。当会の活動は，この電話相談において実際に聞いた親たちの思いや生の声を参考にしながら展開，発展してきた経緯がある。

　電話相談室には様々な相談が寄せられるが，情報提供を求める相談においては，同病のお友だち探しの希望が際立っている。親の会が設立されている疾患または障がいについては，その親の会の情報提供をしているが，存在が確認できないものについては，ネットワーク電話相談室が仲介する方法で，お友だち探しの手助けを行っている。

　お友だち探しは，電話相談室に情報登録をしてもらうことから始まる。すでに相談室の台帳に同じ病名で登録している家族がいる場合には，その家族に連絡を

表1 当会で行っている電話相談

> ネットワーク電話相談室　月曜日～金曜日　11:00～15:00
> 　専門職による病気や障がいのある子どもの家族からの医療・教育・福祉についての相談。同病の「お友だち紹介」の手伝いも行っている。
> 《電話相談室専用電話　TEL 03-5840-5973》
>
> 遺伝（先天異常）特別相談　毎月第3金曜日　14:00～17:00
> 　専門医による特別相談。先天異常のある子どもの家族からの療育や遺伝科外来へのかかり方などについての相談。
> 《電話相談室専用電話　TEL 03-5840-5973》
>
> 電話による遺伝カウンセリング　毎月第1・3水曜日　11:00～15:00
> 　認定遺伝カウンセラーによる電話相談。
> 《相談員専用電話　TEL 080-8498-9488》

取って状況や希望を訊ねつつ，紹介の承諾を得た後に連絡先の交換をしてもらうことになる。もし，同じ病名での登録がない場合には，お友だち探しを希望している病名を当会の機関誌およびホームページに掲載し，同じニードをもつ家族からの連絡を待ってから，前述の手続きを経てお友だち紹介につなげている。また，このお友だち紹介をきっかけとして，親の会の設立に至った例もいくつかみられる。

C. ピアサポートへの展開

　親の会や患者会などの，いわゆるセルフヘルプグループは，当事者たちの立場から様々な支援活動を行ってきたが，新たな動きとして，病気や障がいの種別を超えた活動として始まったものがピアサポートによる親支援である。

　従来から障がいのある当事者たちによるピアカウンセリングは広く認知されていたが，「親という当事者」による「親のための支援」という形態は，当会が米国カリフォルニア州サンノゼにあるNPOであるPHP (Parents Helping Parents) との数年間の交流を通して，PHPが現地で実際に行っている活動を参考にしながらわが国の実情に合わせて作り上げられたものである。子ども病院などの医療機関に常駐した親たちによって行われる，病気や障がいのある子どもの子育て・生活相談という点が大きな特徴である。著者らは，この活動をピアサポートと名づけた。

> **表2** ピアサポートの基本的なスキーム
>
> ①親対親モデル，つまり経験のあるいわばベテランの親たちが，まだ経験の浅い親たちを支えること
> ②従来から存在する親の会などのセルフヘルプグループの役割をさらに普遍化し，疾患や障がいの種別を超えて，支援を必要としている多くの親たちにとって，広く開かれ，アクセスしやすいものとすること
> ③支援を受ける側にいた親が，ピアサポートによって，本来もっている力を取り戻し，今度は支援を行う側に回って，支援を必要としている新たな親への支援を行うという支援の輪を広げること。他者を支援することによる自己効力感によって，支援を行う側の力の回復が，同時に促される効果も重要

1）目的とねらい

　ピア（peer）とは，英語で「なかま」という意である。ピアサポートは，第三者でありながらも，共通の経験に根ざした共感をベースとしたピアリポーターが，支援を必要とする人たちの話を傾聴し，悲壮感，孤独感や閉塞感，ときには罪悪感からの解放のプロセスに寄り添い，その親がみずからの問題を解決するための力をもつこと，つまり親のエンパワーメントを支えること（自己決定力支援あるいは自律支援）が，その目的である。

　当会の行っているピアサポートの基本的なスキームは**表2**に示す3点である。

2）活動の実際

a. ピアサポートの実施施設

　ピアサポートは現在，国立成育医療研究センター，神奈川県立こども医療センター，東京都立小児総合医療センターの3か所で行われている（**表3**）。

　ピアサポート活動は，病院内に部屋やカウンターを借りた形で行われているが，病院から独立した窓口として位置づけられており，ここで受けた相談の内容は，緊急時を除いて病院に通知することはない。また，病気や障がいのある子どもの子育て・生活相談，つまり「親という体験的知識に基づく相談」という本旨からも，医療ソーシャルワーカーや保健師など専門職とのすみわけも自然と行われてきているように感じる。なお相談者は，当該病院の患者に限定はしていない。

b. ピアサポーターに対する研修

　この活動を始めるにあたっては，親の会や地域の社会資源と連携をとりながら，ボランティアであるピアサポーターの安定的な確保を図ってきた。ピアサポーター

表3 ピアサポートの実施施設

国立成育医療研究センター　ピアサポート室
　火・木・金　10:00 〜 16:00
　〒157-8535 東京都世田谷区大蔵 2-10-1
　国立成育医療センター1階 受付カウンター7番奥
　☎ 03-3416-0591（直通）

神奈川県立こども医療センター　ピアサポート室
　火・水・木・金　10:00 〜 15:00
　〒232-8555 神奈川県横浜市南区六ッ川 2-138-4
　神奈川県立こども医療センター本館1階 外来図書室内
　☎ 045-721-6335（直通）

東京都立小児総合医療センター　ピアサポート室
　火・木　10:00 〜 16:00
　〒183-8561 東京都府中市武蔵台 2-8-29
　東京都立小児総合医療センター2階 医療連携室内
　☎ 042-325-1133（直通）

　候補者たちは個々に貴重かつ多様な経験をもっているが，一人の体験的知識のみに頼ってしまうことによる弊害を軽減するためにも，定められた研修と実習を行うとともに，実際の活動の際にも複数名で対応することを原則としている。

　研修では「ピアサポーターの心構え」を繰り返し確認する。この心構えには，言葉遣いや服装，約束を守ることなど基本的なことから，共感や分かち合いの気持ちを常にもち合わせること，自分の価値観や経験を押し付けないこと，病院や医師の紹介はできないこと，受けている治療に関して意見や批判を差し挟まないこと，相談を決して一人で背負い込みすぎないこと，コーディネーターへの報告・連絡・相談を密にすることなど，の約束事が定められている。

　また，相談内容に関しては守秘義務が課せられている。実際に活動に入った後には，毎月開催されるミーティングにおける事例検討，当会主催のセミナーなどへの参加などのフォローアップ体制を敷いている。

c. 相談者への対応

　相談は，面談のほか電話でも受けており，相談の内容によっては，相談者の自宅への訪問や役所・学校への付き添いなどを行うことも想定している。また，親の会やネットワーク電話相談室との連携も随時行われている。

3) ピアのもっている力と家族支援

　病気や障がいのある子どもの子育ては，保育や学校教育，そして就労という子どもの成長・発達・自立のライフステージにおいて，親の今までの体験的知識だけでは解決することの困難な対応などに向き合わなければならないことも多い。また，親による丸抱えの生活は，親自身の介護負担のほか，子どもの自立や社会参加の促進に対する制約要件となるだけでなく，ライフスタイルの大幅な変更や，自己実現をあきらめざるを得ないことなど，家族全体にとって大きな影響を及ぼすものとなる。このため，病気や障がいのある子ども本人への支援に加えて，その親やきょうだいをも含めたトータル的な家族支援が重要となるが，しかし従来からの医療・教育・福祉の専門職による支援は，この家族支援という視点に立って，十分な配慮が行われてきたとは言いがたい。

　ピアの立場による支援は，経験や体験を共有する「なかま」による「なかま」のための支援であり，対等かつ双方向性がその特徴である。そして「家族の力」という人間が本来もつ力を回復することを指向しているため，問題の解決そのものよりもそのプロセスへの寄り添いを重視する（共感モデル）。ゆえに「わかる人に話を聴いてもらいたい」，「思いっきり泣きたい」，「どうしても自分を責めてしまう」，「不安でたまらず，いてもたってもいられない」，「どうして，なんで私がこんな目にあうのか」のようにニードや目的が明確ではない相談，つまり気持ちへの寄り添いにピアサポートは応じることが可能となる。たとえば「それは大変ですね」という言葉一つをとってみても，ピアの立場の人たちから発せられた言葉は相手の心を開く力をもっている。

　ピアによる支援活動は，相談者に代わって支援者が何かを行うものではない。病気や障がいのある子どもを育てていく生活をするにあたっては，「なかま」の体験や経験を参考にしつつ，おぼろげながらも見通しをもって，みずからが一歩を踏み出していく必要がある。経験者だからこそわかってもらえる，何を話しても非難されることはないという安心感。そして少し先を歩む経験者の存在そのものが，相談者が一歩を踏み出すための勇気となることもあるといえば理解しやすいかも知れない。

D. 交流活動

1) サマーキャンプ「がんばれ共和国」

　サマーキャンプ「がんばれ共和国」（以下，キャンプ）は，難病や障がいのある

Chapter Ⅵ　子ども療養支援士・CLS・HPS と他職種との連携

子どもたちとその家族を対象として,「友だちつくろう」を合い言葉に,毎年開催されている.平成4(1992)年8月22日に,静岡県富士宮市の富士山麓山の村で初めて建国されたキャンプは,北海道,宮城,神奈川,静岡,愛知,兵庫,熊本,沖縄の全国8か所で建国されるに至っている.キャンプには,地域の医療機関の協力のもとに医療班が常駐するなど,濃厚な医療ケアのある子どもたちの「安心と安全」にも配慮をしており,病気や障がいの状態や程度によって,こちらから参加をお断りすることはない.

　実際にキャンプに参加した医療者からは,異口同音に「病院では決して見ることのできない子どもたちの素顔に触れることができた」,「病院ではなかなか聞くことのできない親の思いなどをじっくりと聞くことができた」などの声が毎回のように聞かれる.

　キャンプには,スタッフもボランティアも,家族と同じ参加費を支払って参加する.そしてキャンパー(キャンプでは病気や障がいのある子どものことを「キャンパー」とよぶ)や親,きょうだいだけでなくて,ボランティアにも対等な立場からキャンプを楽しんでもらうことにしており,キャンプは家族や世代を超えた経験の交流の場ともなっている.

2) 親の会連絡会

　親の会には,疾患や障がい別の会,地域や施設,病院を活動の拠点とした会など,様々な会が存在し,それぞれが目的に沿った活発な活動を行っている.その活動は多岐にわたっており,マイノリティーの立場を周知または擁護するために,社会や制度の改革を主として求める活動ばかりでなく,多くの会では共感に基づいた相談活動や交流活動,全国各地の具体的な顔の見える事例の提供など,公的なサービスでは得ることの難しいサービスや情報を提供している会も多い.こうした点からも,親の会は,病気や障がいのある子どもとその家族を支える重要な社会資源の一つと認識する必要がある.

　当会では,親の会の設立・運営などに対する助言や支援なども行っており,現在50あまりの団体が参加する親の会連絡会の参加団体とは,対等・協力関係のもと日常的に緊密な交流を行っている.

3) ボランティア養成

　当会では,既述のピアサポーター養成講座のほか,入院中の子どもたちに楽しい遊びを提供するプレイリーダー養成講座を,それぞれ独自のカリキュラムによっ

> **MEMO**
> **親の会連絡会**
> 親の会連絡会の最新リストは http://www.nanbyonet.or.jp/renrakukai/list.pdf にて入手可能.

て年2回ずつ開講している。

　プレイリーダーとは，子どもの成長・発達と心理に関する基礎的な知識を概ね理解し，子どもに合わせて玩具や絵本を適切に選んだり，手作りのおもちゃを製作したりするなど，子どもの障害がいの種別や病状に応じた遊びが選択でき，限られた条件の中で子どもが楽しく遊べるように柔軟に創意工夫ができるボランティアである。

　入院中の子どもたちと，病棟内のプレイルームやベッドサイドで一緒に遊び，楽しい時間を過ごすことは，病気の子どもにとっても心身の健康と発達に大事なことであり，プレイリーダーの存在は家族にとってもまた，大きな支援となっている。当会ではこうした市民活動の裾野を広げることを目的に，長年にわたってボランティアの養成とその活動支援を行っている。

　また，子ども療養支援士・CLS・HPS の支援によって，入院している子どもたちに楽しい遊びを提供するボランティア活動が多くの小児病棟に広がっていくことを期待したい。

おわりに

　難病や障がいのある当事者やその家族による体験的な知識は，インフォーマルな社会資源としてますますその重要さを増してきている。難病や慢性疾患あるいは障がいのある子どもとその家族の地域生活を支えるためには，医療・教育・福祉の専門職と，子どもとその家族を支える親の会や支援団体など体験的知識をもつレイ・エキスパートが協働し，両輪となって支援を行っていくことの重要性を提言したい。

（福島慎吾）

MEMO
レイ・エキスパート
レイとは素人の意。レイ・エキスパート（lay-expert）とは，非専門家でありながらも，みずからの体験や経験を通じて，ある特定の限定的な部分に関して専門家を凌駕するような知識などをもっているさま。素人専門家。

2) おもちゃコンサルタント

A. 遊びの専門家「おもちゃコンサルタント」とは

　子どもは遊びを通し，学び，生きる力を身につける。また，大人にとって，遊びは人生を豊かにしてくれる。良質な玩具を通じ，子どもと大人の「遊び力」を育むのがおもちゃコンサルタントである。

　東京おもちゃ美術館を運営する認定NPO法人日本グッド・トイ委員会では，おもちゃコンサルタントを育成している。通学や通信教育で約1年間，社会にとってのおもちゃの役割と意義を学んだ有資格者は，すでに全国に5,000名存在する。職業で子どもとかかわる幼稚園教諭や保育士もいれば，わが子や孫に良質なおもちゃを与えたいと学んだ父母や祖父母もいる。

　教育・福祉・地域社会・販売・製造と様々な分野で活躍を見せており，医療の現場で活躍するおもちゃコンサルタントも多い。小児科医や看護師，作業療法士は，子どもとのコミュニケーションやプレパレーション，リハビリテーションにおもちゃを活用している。また，院内でのボランティア活動も活発である。おもちゃや遊びを通じ，入院病棟や外来で病児とその家族に向けた心のケア活動を各地で行っている。首都圏では，国立成育医療研究センター，神奈川県立こども医療センター，順天堂大学病院，中川の郷療育センターなどで定期的に活動を行っており，子ども療養支援士（CCS），ホスピタル・プレイ・スペシャリスト（HPS），チャイルド・ライフ・スペシャリスト（CLS）と共に活動を行うことも多い。

B. おもちゃは元気の源 ──母と子への遊び支援

　本来，遊び相手であるはずの両親は，わが子の病気を心配するあまり，子どもと一緒に遊ぼうという気持ちに，みずから切り替えることはなかなか難しい。しかし，子どもは皆遊びたい欲求をもっており，おもちゃで遊ぶことで子どもの表情は必ず明るくなる。両親は，その遊ぶ様子を見ることで安心することができ，その親の安心した表情を確認することで，子どもも安心して遊びに没頭することができる。不安の軽減という面だけでも，親子がおもちゃで遊ぶことの意義は大きい。

5. ボランティアでの活動

1) その子にあったおもちゃで遊ぶ

　言葉に問題のある子どもには電話のおもちゃ，おもちゃへの関心が薄い子には五感を刺激するおもちゃなど，目の前の子どもの興味や状態に合わせ，様々なおもちゃを活用するのが，おもちゃコンサルタントの役目である。おもちゃコンサルタントは毎年，全国の有資格者の投票をもとに，優良玩具「グッド・トイ」を選定している。院内の活動で好評だったため，「グッド・トイ」に選定された玩具も多い。ベッドサイドの机など小さなスペースでも遊べ，自然に会話がひろがるコミュニケーション・トイ。頭を動かすのすら困難な子でも，目だけで楽しめるヒーリング・トイ。どれも遊ぶことで，子どもの心にたくさんの栄養を与えてくれるおもちゃである（図1, 2, 3）。

　また，既製品だけでなく，手作りおもちゃも根強い人気を誇る。おもちゃコンサルタントがみずから作ったり，親と協力しながら制作するハンドメイド・トイは，ぬくもりにあふれ，子どもたちに安心感を与えてくれる（図4）。

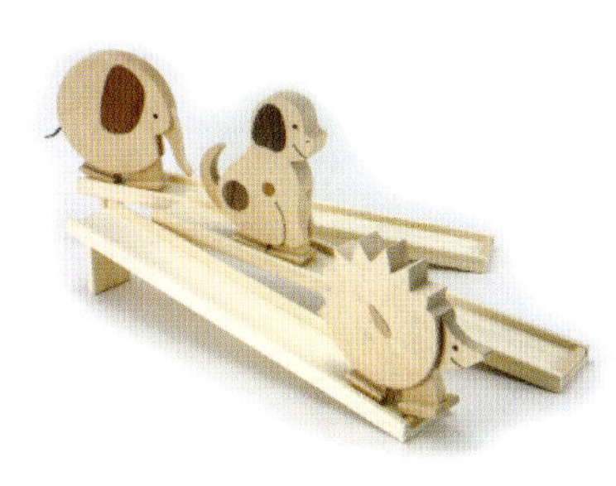

図1　目と耳で楽しむおもちゃ
道をゆっくりゆっくりと下っていくチェコのおもちゃ。そののんびりとした姿と，カタカタという音に子どもも大人も心癒される。

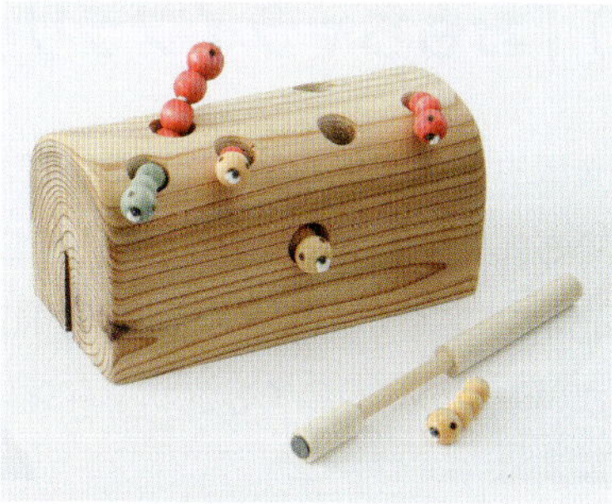

図2　手先の動きを促すおもちゃ
穴の中にかくれている虫を磁石のついた棒で，引っ張り出す木製玩具。虫を引き上げる際の集中力，繊細な手先の動きは，目と手の協調を養う。

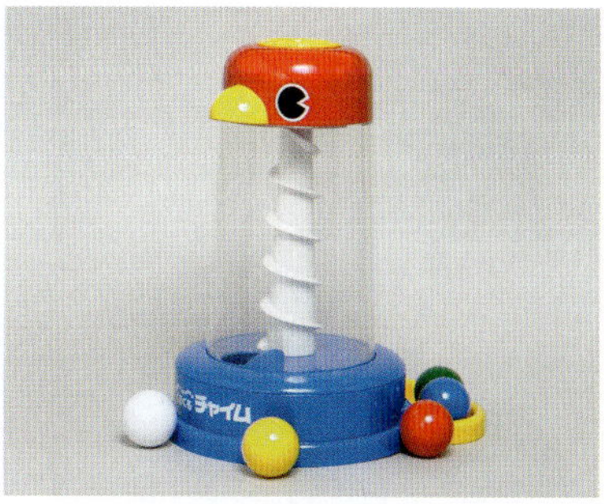

図3　繰り返しを楽しむおもちゃ
球を転がすとクルクルらせんを描いて落ちてきて，最後にチャイムが鳴る仕組みは，繰り返しが大好きな子どもたちに大人気。

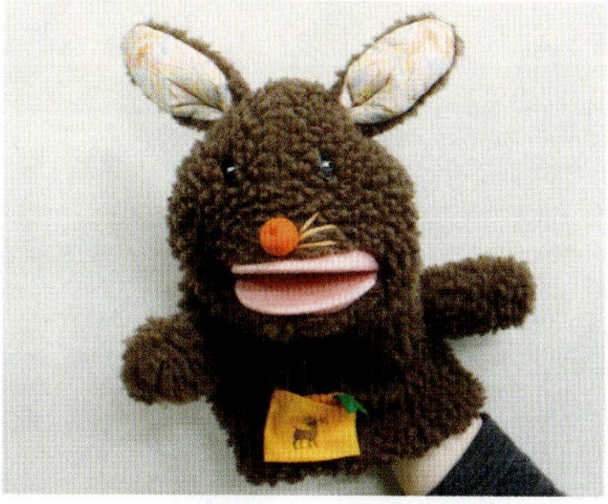

図4　会話が生まれるおもちゃ
ボランティアが制作したパペット。中に手を入れて動かせば，自然に会話がふくらむ。物を食べられるようになっており，細かな配慮がみられる。

2) 子どもに寄り沿い，一緒に遊ぶ

おもちゃは遊びを促してくれる重要な道具ではあるが，より重要なのは，子どもに寄り添い一緒に遊ぶ人の存在だ。「この遊びいいね，楽しいね」と共感する人がそばにいると，子どもは喜び，楽しさも倍増する。子どもの遊ぶ姿や発達の様子が視覚的にわかることで，両親からは笑みがこぼれる。その瞬間を共有できるとき，おもちゃコンサルタントは達成感や充実感をもつことができ，ボランティアを継続して行うことができる。子どもと親の笑顔が活動の報酬であり，パワーの源なのである。その実際の活動の様子を紹介したい。

C. 国立成育医療研究センター「おもちゃライブラリー」

1)「おもちゃライブラリー」とは

全国有数の子どもと妊婦の病院である国立成育医療研究センター。そこに，世界でもまれな院内のおもちゃ専用施設「おもちゃライブラリー」がある（図5）。約20畳の広さの部屋に並ぶ世界各国のおもちゃは500点超。常に専門ボランティアが付き添い，その子の症状や発達にあった遊びを提供しており，私たちのNPO

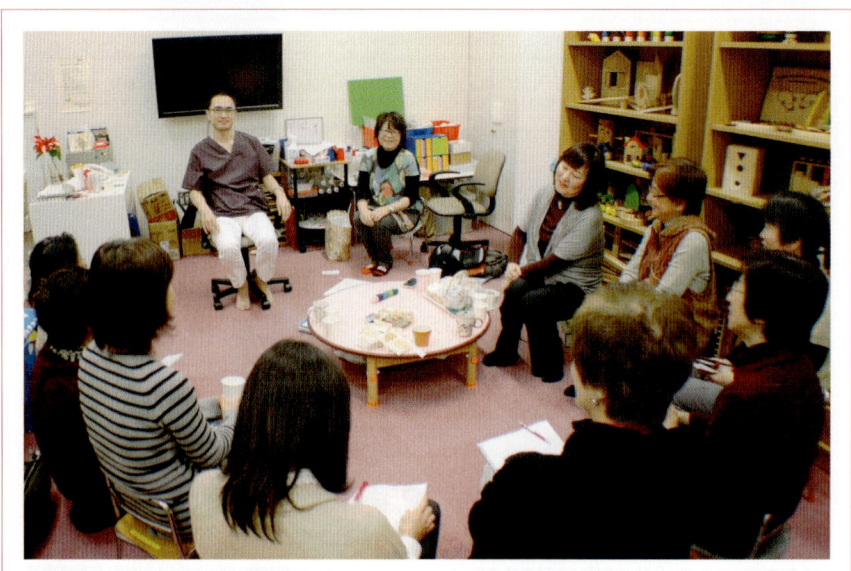

図5　おもちゃライブラリーの様子
活動メンバーが集まる月例会の様子。担当の先生への日頃の活動報告の後，相談やアドバイスを受ける。

が自主運営を行っている。前身の国立小児病院だった2002年から続いている活動である。感染予防と様々な症状の子どもに対応するため，1時間1組の完全予約制で運営され，使用したおもちゃは毎回消毒し，展示棚へきれいに並べられる。

2）親子にとっての特別な場所

「おもちゃライブラリー」は，特別な場所である。子どもたちにとってはじっくり遊べる環境で，元気が満たされる場所である。また，親にとっても居心地のよい場所だ。子どもが楽しんでいる姿を見ることで心が安らぎ，ボランティアと何気ない話を交わすことで，気持ちが落ち着く。大きな意味での子育て支援の場といってもいいだろう。

親の中には，「ウチの子は何もできない」と言って嘆く人も少なくない。子どもが病気だと，どうしても悪いところ，できないところに目が向かいがちである。おもちゃコンサルタントが親子の遊びの間に入ることで，子どもがどうやったら楽しく遊べるのか，母親と一緒に考えたり，探したりすることも多い。

3）子どもの意思を引き出させる

また，様々な病気の子どもたちを見守ることは，おもちゃコンサルタントにとっても大きな学びがある。たとえば，おもちゃコンサルタントの一人がこのようなことを言っていた。活動を始めたばかりの頃は，このおもちゃで遊んでくれるかなというように，自分から遊びを提供していた。それはよい部分もあるのだが，時間が経つにつれ，遊びの提供の仕方に変化が起きていることに気づいた。子どもに遊びを提供するのではなく，子どもに近づくことで自然に遊びが生まれるようになったという。接し方が変わることで，子どものやりたいことや楽しいことなど，小さな変化に気がつくことができるようになった。その気づきは，子どもたちにとっても嬉しいことのようで，子どもとの関係性を築くのに役立つ。無理強いせず自然に本人の意思で遊ぶのが重要だ。

もちろん，無理しておもちゃで遊ぶ必要もない。指遊びや手遊びをすることもあれば，ときには母親と一緒にわらべうたを歌うこともある。おもちゃコンサルタントがたくさんの引き出しをもっていれば，それだけ様々な楽しさを提供でき，共に喜びあうことができる。

D. 子どもの成長を実感できる おもちゃというツール

　ある日,「おもちゃライブラリー」を訪れた常連の親子は,早速,積み木で遊び始めた。指が一本の障がいをもつ子どもが,指と頬を使って積み木を持ち上げた。これには母親もおもちゃコンサルタントも驚いた。側面に窪みのある積み木だったため,指と頬を上手に使い,持ち上げることができたのだ。周囲の拍手に,子どもは自慢げに何度も繰り返し積み木を持ち上げて見せてくれた。

　母親は言う。「おもちゃライブラリーを利用した際,以前にも同じような経験をしたことがありました。お絵かき用のおもちゃで遊んでいると,知らぬ間にペンを持ち,自分でお絵かきし始めました。まさか,息子がペンを持てるなんて思いもしなかったので,とても嬉しかったのを覚えています。早速,同じおもちゃを購入し,家でも遊べるようにしました」。

　ウチの子は病気だから「○○ができない」と悩むのでなく,「これができる,あれもできた」と気づくことができるのが,おもちゃの特徴であり,遊びのよさでもある。

E. "遊び"の重要性を伝える普及活動

　おもちゃライブラリーでは,情報を外に発信することもしている。ボランティアスタッフが中心となり,同院内で公開セミナーを実施している。各地での活動報告や人気おもちゃの展示,手づくりおもちゃワークショップなどのプログラムに,毎年200名近い参加者が全国から集まっている。

　また,病院専用の移動型おもちゃ美術館「ホスピタル・トイ・キャラバン」も全国を巡回中だ。今後も,より多くの医療関係者に,病気の子どもにとっての遊びの重要性を伝える普及活動にも力を入れていきたい。

(多田千尋)

3) クリニクラウン

A. 日本におけるクリニクラウンの歴史

1) 日本でクリニクラウンが導入されたきっかけ

　日本におけるクリニクラウンの活動は，今から約10年前の2004年1月，在大阪・神戸オランダ領事館（以後，オランダ総領事館）主催の文化交流プログラムが大阪市と名古屋市で開催されたことに端を発する。オランダ総領事館により招聘されたクリニクラウンオランダ財団（以後，CCNL）理事長（当時）トム・ダウデ・ファントローストウェイク氏の講演会は，多くの聴衆の心を捉え，同時に開催されたクリニクラウン・アーティスティックリーダーの創造的なワークショップは想像を超える刺激的な内容であり，各方面からの注目を集めた。

　この事業が紹介された2004年当時，日本における道化師（クラウン）の定期的な訪問は全国でも数例しかなく（小児医療施設で定期的な道化師の病棟訪問が開始されたのは，2001年に長野県立こども病院の受け入れが国内初のケースである），この年に開催された文化交流プログラムによって，クリニクラウンの活動が国内医療関係者の目に触れる機会となった。

2) クリニクラウン活動の3つの柱

　事業終了後，高まった関心をどのように発展させるべきかという議論が医師，看護師などの医療関係者，患児の家族，そして道化師経験者を中心に続けられ，翌年の2005年5月に日本クリニクラウン協会が発足することになった。日本クリニクラウン協会の設立趣意書によると，活動の柱は，①国内におけるクリニクラウンの養成，②全国の小児病棟を対象としたクリニクラウンの派遣，③活動を定着させるための啓発活動という3つの部門があげられている。その中の中心的な活動は，小児医療施設を訪問する派遣事業であり，2012年度の実績を見ると年間284回，活動を通じて延べ9,190名の子どもとコンタクトしている（**図1**）。

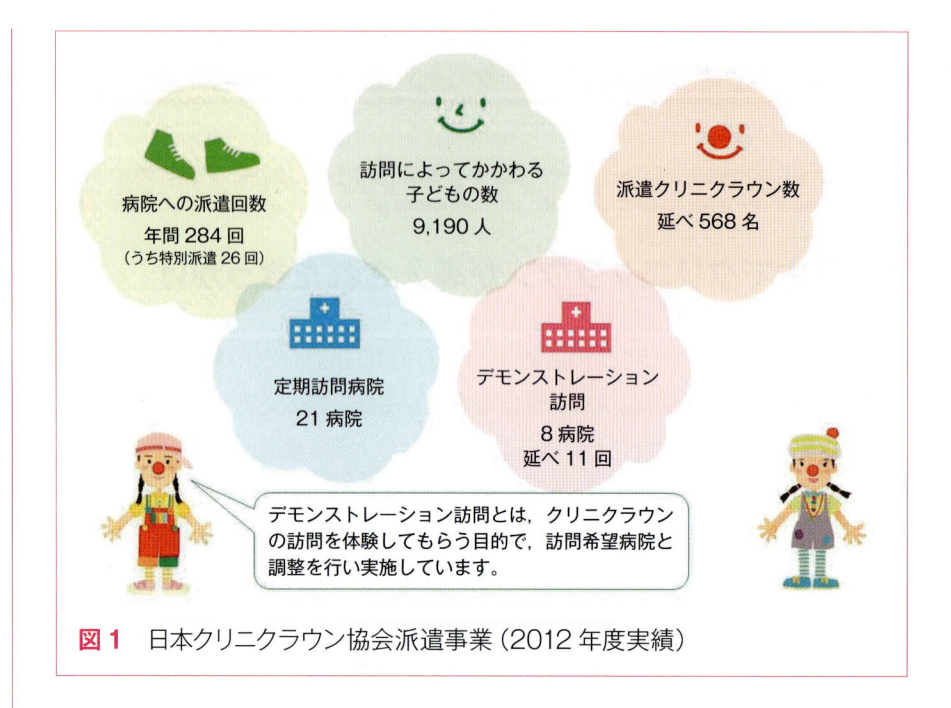

Chapter VI 子ども療養支援士・CLS・HPS と他職種との連携

図1 日本クリニクラウン協会派遣事業（2012年度実績）

- 病院への派遣回数　年間284回（うち特別派遣26回）
- 訪問によってかかわる子どもの数　9,190人
- 派遣クリニクラウン数　延べ568名
- 定期訪問病院　21病院
- デモンストレーション訪問　8病院　延べ11回

デモンストレーション訪問とは、クリニクラウンの訪問を体験してもらう目的で、訪問希望病院と調整を行い実施しています。

B. クリニクラウンとは何か

　クリニクラウンとは、病院を意味する「クリニック」と道化師を指す「クラウン」を合わせた造語であり、日本語に訳すときは『臨床道化師』とよばれている（図2）。クリニクラウンは、入院生活を送る子どもの病室を定期的に訪問し、遊びやかかわり（相互コミュニケーション）を通して、子どもたちの成長をサポートし、笑顔を育む道化師のことである。

　クリニクラウンは、子どもの身近な理解者であると同時に、子どもとの接し方、発達に合わせた子どもの心理、医療施設における保健衛生や病院の規則にも精通

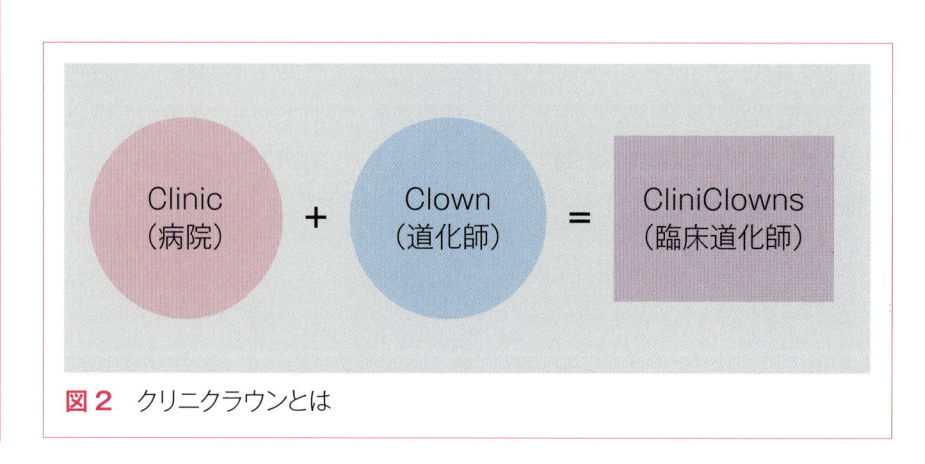

Clinic（病院） ＋ Clown（道化師） ＝ CliniClowns（臨床道化師）

図2 クリニクラウンとは

した高度なボランティア活動を支えるスペシャリストとして養成され，小児病棟に派遣されている。活動の主役はあくまで「子ども」であり，活動を展開していくうえで最も重視されるFocus Point（焦点）も子どもそのものとされている。また，病気の治療のために様々な制限の中で入院生活をしている子どもたちが，思いきり笑い，主体的に遊ぶことのできる環境をつくること，それこそがクリニクラウンの役目である。

C. クリニクラウンの役割

　クリニクラウンの役割は，「困難な状況（精神的，身体的）にある子どもが子ども本来の生きる力を取り戻し，笑顔になれる環境を創造する」ことである（図3, 4）。クリニクラウンは，子どもと心を通わせながら遊びを中心とした充足感の高いコミュニケーションを実現させることで，人と好意的にかかわるための助走期間をつくり，人間関係が正常に育まれることを目指して活動を展開している。

　子どもは家族や地域，学校の友だちなど，他者とのかかわりの中で，様々な体験や発見をし，その関係性を深めることでいきいきとした生活を送るようになっていく。しかし，様々な制限を伴う入院生活では，子どもの成長・発達に不可欠である子ども同士の触れ合いや，創造的な遊びが制限され，結果的にどうしても治療計画がすべてに優先せざるを得ない状況がつくられてしまう。そこで，クリニクラウンは医療スタッフと連携を図りながら，子ども一人ひとりがもっている疾患以外の個人的な特徴や興味関心に焦点をあて，成長の主体である子どもの自己の育ちを支えていこうとしている。

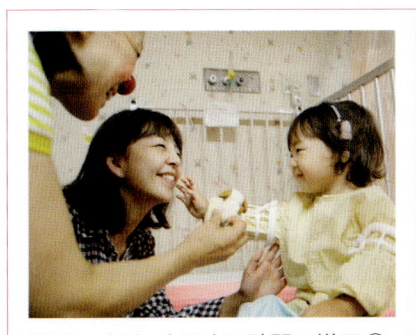

図3　クリニクラウン訪問の様子①
クリニクラウンは笑顔の橋渡しを目指している

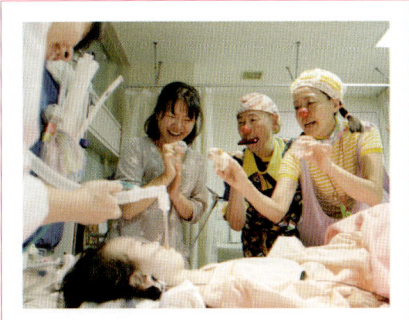

図4　クリニクラウン訪問の様子②
「大人が笑えば，子どもも笑う」

Chapter Ⅵ 子ども療養支援士・CLS・HPSと他職種との連携

D. オランダにおける クリニクラウンの状況

　オランダは別名 Nederland（低地の国）とよばれているが，国土の広さは日本の九州と同じくらいの面積である。オランダの Amersfoort に本拠地を置く CCNL（図5）は，1992年に発足し，翌年の1993年から病院訪問を開始した。発足後8年間は，病院訪問する道化師たちを中心にした地道な活動が続いたが，2000年に前述のトム理事長をはじめマネジメントスタッフが財団運営に参画したことにより，急速な組織の基盤整備に成功した。現在では，オランダ国民のほとんどが，クリニクラウンの存在を認知しているといわれている。

　CCNL には約70名のクリニクラウンと30名のスタッフが職員として雇用され，オランダ国内における活動全般はこの人員によりまかなわれている。また，CCNL が担当している医療施設は，オランダ国内に135か所ほど存在する小児医療施設のうち，110か所に及んでおり，内訳としては大学病院13か所，大規模な基幹病院37か所，地域の小規模病院41か所，通院施設3か所，熱傷専門の治療施設3か所，ホスピス5か所，リハビリテーションセンター5か所，精神科病棟3か所である。(2007年の報告)。

　著者は，オランダ滞在中にいくつかの医療施設でクリニクラウンの訪問を見学したが，そこで会った医療スタッフの多くが，「クリニクラウンのいない小児病棟は考えられない」とコメントしていた。この点からもわかるように，オランダ国内ではクリニクラウンの活動に対する医療関係者の好意的な意見が大勢を占めている。

　CCNL では，2004年よりインターネット回線を使ったクリニクラウンのコミュニケーションサービスも開始され，300名以上のユーザーが Web カメラを使ってクリニクラウンと在宅でアクセスできるようにするなど，常にその活動を進展させている（図6）。また，病院訪問を行うクリニクラウンは財団と協議のうえ，専従

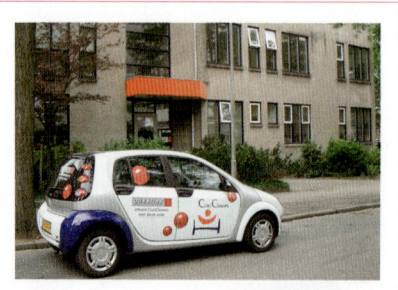

図5　クリニクラウンオランダ財団（CCNL）の外観

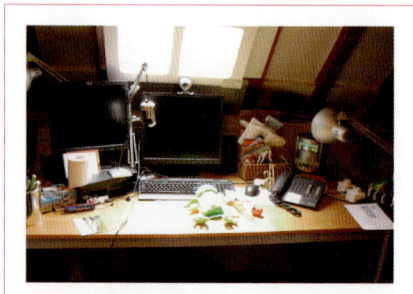

図6　オランダでは Web カメラでクリニクラウンと通信することも可能

5. ボランティアでの活動

職員かパート職員かを選ぶことができ，オランダ社会に定着した職業の一つとして正式に位置づけられているなど，先進的な要素が多い。

E. 日本におけるクリニクラウンの活動

日本国内においてクリニクラウンの活動が始まったのは，2005年の5月のことである。その年の10月には，特定非営利活動法人（NPO法人）の認証を受け，11月からは日本クリニクラウン協会が主催する養成トレーニングを修了した研修生がクリニクラウンとして，大阪府立母子保健総合医療センター（和泉市）で本格的に訪問を開始した。

病院の訪問が開始された2005年度は2か所であった病院も，8年が経過した現在は，近畿地方や関東地方を中心に全国21病院に広がり，年間の訪問回数は284回を数えている（2012年度実績）（図7，8）。今後も派遣要請は確実に増加す

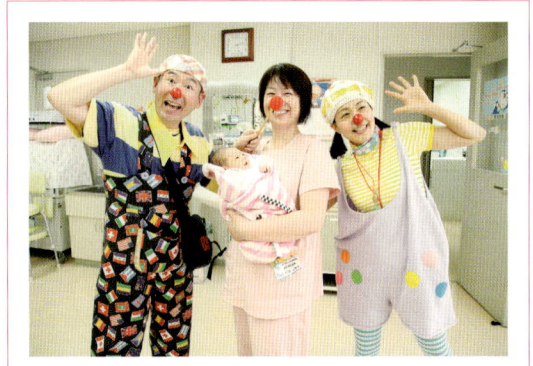

図7 クリニクラウンの訪問の様子③
医療スタッフのストレス軽減も目指している

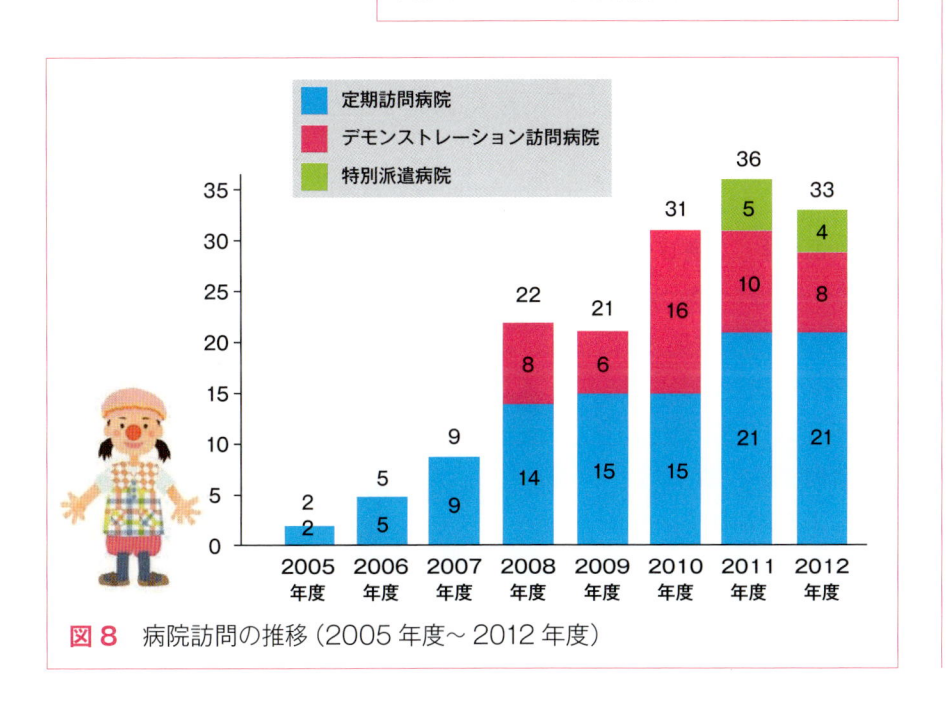

図8 病院訪問の推移（2005年度～2012年度）

る傾向にあり，将来的にはこれらのニーズにどう応えていくかが，クリニクラウンを養成・派遣している日本クリニクラウン協会の新たな課題になっている。

F. 実際の活動

クリニクラウンは，子どもが笑顔になれる環境づくりのために定期的に病棟を訪問し，双方向コミュニケーションを中心とする遊びを通して，子どもの能動性や自主性を引き出そうとしている。クリニクラウンは当然ながら，直接的に治療行為には関与しない。しかし，クリニクラウンが訪問することによって，入院生活の中で損なわれがちな成長・発達に関する様々な課題を早期に見つけ，看護や保育計画に反映させる重要な役割を担っている。クリニクラウンが導入されることで，遊び・発見・環境に対するすべての問題が速やかに解決するわけではないのだが，少なくとも闘病生活を送る子どもに，治療以外の成長・発達の援助を行うことができ，医療サービスとの連携で QOL（quality of life：生活・生命の質）向上が期待できる（図9）。

クリニクラウンが病棟訪問をする場合，子どもをプレイルームやロビーに集めたりはしない（図10）。その子が闘病生活を送っている総室（相部屋）や個室を2名1組のクリニクラウンが訪問し，ときには一緒に音楽を演奏したり，会話を中心としたユーモラスなやりとりのなかで子どもや家族の気分転換，そして患児のストレスの軽減を図っている。重要なのは，どのような遊びやコミュニケーションであっても，必ず子どもが中心となってその活動に参加できるように配慮するということである。

総合的にみて，クリニクラウンによる定期訪問は患児の自己効力感を高め，治療に向かう意識そのものを向上させる効果が期待できる。

想像力を刺激する「**遊び**」
自主性，能動性を育む「**出会いと発見**」
家族や友だち，学校など「**社会的環境**」

図9 日本クリニクラウン協会が掲げている子どもの成長に必要な3要素

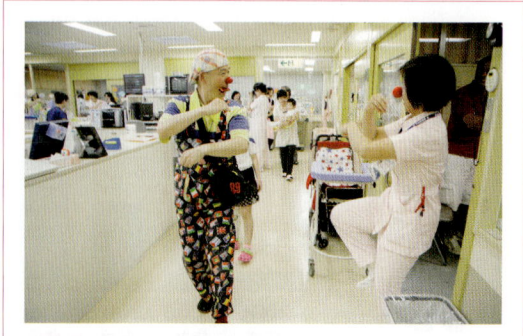

図10 クリニクラウンの訪問の様子④
クリニクラウンの訪問で華やぐ病棟

G. 子ども療養支援士・CLS・HPSとの協働

　ここまで，クリニクラウンの特徴や活動について紹介してきた。クリニクラウンが目指している活動の目的は，「こども自身が人とのかかわりを積極的に楽しむようになり，遊ぶこと，生きることへのモチベーションを向上させる」ことにあるが，この目的を具体的かつ効果的に実現させるための近道は，子ども療養支援士やCLS，HPSなどの他職種との協働にほかならない。実際，現在クリニクラウンが定期訪問している病院は，子ども療養支援士やCLS，HPSが配属されているケースが多い。訪問の際に実施されている病棟カンファレンスでは，子どもに対して好意的な病棟環境はどういった空間であるか，患児一人ひとりの興味や発達に合った遊びの提供には何が必要かなどについて話し合う機会も増えてきた。

　子ども療養支援士やCLS，HPSによる子どものニーズ把握や，遊びの援助，厳しい検査や治療に向けたプレパレーション，きょうだいへの精神的な支援は，クリニクラウンが大切にしている，すべての子どもに子ども時間を保障することに重なる考えや実践も多く，今後はますますの連携が期待される。また，子どもを「力を備えた，有能な存在」として捉える視点や，共通した病院という空間のなかで，自由な遊びをクリエイティブできる立場といった共通点を活かし，質の高い協働を実現させていきたいと考えている。

　子どもはもともと，困難な状況にもかかわらず，しなやかに適応して生き延びる力＝resilienceを兼ね備えている。しかし，高いとされる柔軟性や弾力も安心感や信頼感が継続的に保たれてこそ，発揮できるものである。そういった意味において，子ども療養支援士，CLS，HPSが行っている様々な支援は，これからの小児医療になくてはならないものであると考えている。

H. 今後の展望と課題

　クリニクラウンによる病院派遣が2005年に開始されるようになって9年が経過した。そのなかでかかわりの対象となる子どもの姿も少しずつ明確になっている。まず，現在クリニクラウンが定期派遣されている病院を見てみると，日本小児総合医療施設協議会に加盟するこども病院が8か所，大学病院が11か所，市民病院が2か所の合計21施設になっている。これらの病院はNICU（Neonatal Intensive Care Unit 新生児集中治療室）やPICU（Pediatric Intensive Care Unit 小児集中治療室）をもつなど，小児における先端的な医療を担ってい

る大規模な医療施設が大半である．オランダでも，小児がんなどの治療を行っている大規模な病院からクリニクラウンの活動がスタートし，日本国内でも初めは血液腫瘍系の病棟を中心に派遣が広がっていった．しかし最近では，長期の入院生活を伴う循環器の病棟や精神疾患病棟への派遣依頼も増加している．また虐待に代表される社会的入院を必要とする子どものフォローや，熱傷，骨折といった緊急かつ急性期の子どもとの接触も増えている．クリニクラウンは今後も他者と円滑なコミュニケーションを取ることが難しい子どもと保護者，あるいは医療スタッフと子どもの橋渡し役として訪問を続けていくことが期待されている．

　今後の課題としてあげられることは，①クリニクラウンの人材をいかに安定的に確保していくか，②クリニクラウンの実践力をどのように高め，保持していくか，③組織の基盤を整備しながら派遣先の施設といかに連携を図っていくか，という点である．どの点も容易な課題ではないが，クリニクラウンへの期待は年々高まりを見せており，課題解決に早急に取りかかる必要がある．

I. まとめ

　クリニクラウンが活動を行う院内のエリアは，この8年間で確実に変化してきた．活動が開始された当初，「長期入院をしている子どもは新しいことに触れる機会が少ないので，ぜひ笑いを提供してほしい」という病院側の希望が圧倒的に多かった．しかし最近では，慢性期であっても急性期であっても，子どもの心理的な危機的状況には差がないという見解が定着し，療養環境向上の選択肢の一つとして，クリニクラウンの存在が認められるようになってきたと感じている．協会が掲げてきた「すべての子どもに子ども時間を」という理念を基本としながら，1回1回の訪問に情熱を注いでいくことがこれからも必要である．

〈塚原成幸〉

Chapter VII
チーム医療の実践

Chapter VII チーム医療の実践

1. 小児医療におけるリエゾン活動の概要と課題

はじめに

子どもの身体医療の場で精神医学的な問題に対応するコンサルテーション／リエゾン精神医学（以後はリエゾン精神医学と略す）は，米国では1930年代に始まり，1970年代には米国国立精神衛生研究所による助成を受けて大きく発展した。精神医学と並行して心理学でも1960年代に小児医療心理学という分野が開始された。こうして米国では小児医療におけるリエゾン精神医学が確立しているが，わが国では成人も含めてリエゾン精神医学はいまだ発展途上である。

しかし，わが国の小児医療でもリエゾン精神医学のニーズが高まっている。この動向には，疾病構造の変化や医療の複雑化という小児医療自体の変化に加えて，QOLへの関心の高まりや子どもの権利に対する意識の高まり，家族機能の問題の増加などの小児医療を取り巻く変化も関与していると指摘されている[1]。

本項では，子どものリエゾン精神医学について概説し，小児医療におけるチーム医療について検討する一助としたい。

A. リエゾン活動の特徴

子どものリエゾン活動には一般的な児童精神医療と異なる点がある。この相違に関連する要因として，小児科学と児童精神医学との間では研修体験の共有が乏しいこと，小児科学が生物医学モデルに基づく一方で児童精神医学が生物心理社会モデルに基づくこと，さらには両者では活動のペースや場所が異なることが指摘されている[2]。

一般的な児童精神医療と比較したリエゾン活動の特徴としては，医療チームの一員として活動すること，即時の対応と短期の介入効果が求められること，不完全な状態での評価や治療が必要であること，器質的な問題の影響が考えられること，があげられる[1]。

また，子どもが発達の過程にあることを考えると，リエゾン活動は，家族，さらに必要に応じて学校などの関連する機関を含めて考えることが望ましいとされる[1,2]。

リエゾン活動が成果を上げるには，このような特徴を踏まえて，児童精神科医などのメンタルヘルス担当者と小児科医を中心とする医療チームが，子どもおよび周

1. 小児医療におけるリエゾン活動の概要と課題

囲の状況について共通の認識が得られるようにお互いに努めることが大切である。

B. リエゾン活動の対象

　リエゾン活動は入院を中心に検討されることが多いが，一般外来でも救急外来でも行われるものである。小児医療でリエゾン活動の依頼の頻度が高かった問題を状況別にみると，プライマリケアでは治療不順守行動，かんしゃく，攻撃行動が，入院病棟では適応上の問題，治療不順守，うつ／自殺が，救急部門では自殺行動，反抗的行動，暴力の切迫または攻撃行動であったという海外の報告がある[2]。

　身体疾患を有する子どもの精神症状が問題になる状況をみると，精神障害を有する子どもが身体疾患になってしまった場合，精神症状によって身体面に影響を受けている場合，精神症状が身体化している場合，心身相関による疾患（すなわち狭義の心身症）の場合，医学的状態によって精神症状を生じている場合，疾患や治療に対する反応として精神症状が生じている場合が考えられ，一律ではない[3]。

　身体疾患の中で精神症状を生じやすい場合があるかについては，喘息，糖尿病，血友病，筋ジストロフィーの間で疾患特異性が認められなかったという[1]。また，脳が関与しない医学的状態では疾患の重症度と心理社会的な適応は関連しない一方で，当然ながら脳に影響する疾患を有する子どもでは精神障害の危険性が高くなるとされる[3]。

　リエゾン活動としては，上記のほかに，臓器移植とか緩和ケアという特殊な医療チームへの参加が考えられる。当初はすぐに対応すべき問題がなかったとしても経過中で関与が必要になる可能性が高いからである。さらに，子どもの疾患を受け入れられなかったり治療に協力的でなかったりする家族への対応，医療チームの精神的な負担が中心的な課題となることもある。

　リエゾン活動の対象を列挙したが，実際には複合している場合が少なくないと思われる。たとえば，治療不順守が主な問題とされる場合でも，本人が注意欠如・多動性障害（ADHD）であるものの適切な診療を受けないうちに身体疾患を発症して突然に入院となって，治療に対する本人の不安や怒りのコントロールが困難であり，ADHDと認識せずに厳しい対応をしてきた親子関係の歪みが一気に表面化して，親はどう対応してよいかわからないと同時に，そのような親の様子にやや批判的な医療チームに不満をもって治療に非協力的であるということもあり得る。

C. リエゾン活動における評価

　医療チームからの依頼に応じて評価を行うのに先立って，以下のことを検討すべきとされている．すなわち，(1) 依頼をしたのはだれか，(2) 依頼の理由は何か，(3) 依頼されたのはいつか，(4) どのような時間枠で反応すべきか，(5) この時点で依頼されたのはなぜか，(6) コンサルテーションの理由や価値を子どもおよび家族と相談しているか，である[3]．リエゾン活動では一般の児童精神医療とは異なり緊急に対応すべき場合があり，それについての評価は欠かせない．

　子どもの評価にあたって，病前の状態の情報を集めることが有用である．うつや不安という精神症状を以前より示していなかったかに加えて，対処方法や気質も疾患への適応に影響するので大切である．慢性身体疾患を有する子どもでは問題に焦点を合わせた対処方法がより適応的であること，気質と環境の影響との適合が適応を決定する上で重要であることが示唆されている[3]．発達障害およびそれに連続する発達特性が一般にかなりの頻度であることを考慮すると，その検討も必要だろう．心理的な長所や回復力，仲間との対人関係や学校での機能の把握も同様に望まれる[4]．

　身体疾患や治療に伴う精神・行動症状の評価はもちろん重要である．神経学的疾患のみならず，様々な身体疾患や薬物療法が，うつや不安，攻撃行動などの行動上の問題，痛みなどの身体症状などを来たすことがある．身体疾患および薬物療法の履歴を包括的に調べることによって，それらの直接的な影響による症状なのか，それらに対する反応としての症状なのかを区別しやすくなる[3]．

　また，発達的な観点は欠かせない．身体疾患を子どもがどのように捉えて対応するかは認知発達の水準によって異なる[4]．これを理解するにあたっては，Piagetの認知発達段階が参考になる．すなわち，0～2歳（感覚運動期）では，病気の重大性は理解できずに行動の制約や不快というその場の体験として捉えられる．3～6歳（前操作期）では，自己中心性のために魔術的思考をもち，身体疾患は悪いことをしたための罰と誤解しがちである．7～12歳（具体的操作期）では，単純な原因と結果の関係は理解できるが，それらが明快に説明できない場合には混乱しがちである．それ以降は，形式的操作期になって抽象的な理解力が高まると同時に，自意識過剰にもなり，疾患や治療に伴う自身の変化に過敏に反応する．複数の慢性身体疾患または障害を有する青年では心理的問題の危険性が高くなるというのは[3]，それまでのストレスの蓄積に加えて困難な事態を認識できるという面もあると思われる．

　さらに，子どものみならず家族も含めた機能の評価も必要である（**表1**）[3]．その中には医療チームとの関係も含まれる．

1. 小児医療におけるリエゾン活動の概要と課題

表1 身体疾患を有する子どもの精神医学的評価のプロトコール

○疾患の要因は？
　段階―新規，再発，慢性
　経過―再発中，単一事象，間隔間回復，慢性的悪化
　予後―治療に伴う機能の保持，減退，終末期
　治療―入院，外来受診，薬物療法，治療順守，外傷的手技
○子どもおよび親による疾患の理解は？
　どう説明されたか，現実の理解力，適切な理解，認知的要因，文化的な点
○子どもに対する疾患の情緒的影響は？
　病前，現在，受容の程度
○家族機能に対する疾患の影響は？
　家族，夫婦，仕事，経済的な点
○健康な同胞に対する疾患の影響は？
　親の対応可能性や資質の減弱，情緒的反応
○対人関係および仲間関係に対する疾患の影響は？
　スティグマ，接触の減少，デートや性的能力に対する影響
○学業能力に対する疾患の影響は？
　病前，現在，学校への復帰に伴う問題，特別支援教育のニーズ
○子どもの習慣的な対処メカニズムは？
　家族，友人，宗教，社会的ひきこもり，否認，回避，不適切な対処
○宗教や霊性の役割は？
　所属，信仰，家族における社会的支援の役割
○医療チームとの家族の関係は？
　信頼の水準，コミュニケーションの質，意思決定への家族の関与

(DeMaso DR, Martini R, Cahen LA, et al.: Practice parameter for the psychiatric assessment and management of physically ill children and adolescents. J Am Acad Child Adolesc Psychiatry 2009;48(2):213-233.[3]より)

　実際の評価に際しては，子どもや家族に直接会う場合，医療チームとのみかかわる場合，子どもや家族や医療チームに加えて医療内外の関係者ともかかわる場合があり得る。

D. リエゾン活動における ケースフォーミュレーションと介入

　評価を総合して見立てを立てたら，医療チームが理解しやすいような説明を行って，具体的な対応を提案することが望まれる。実施できる評価が限定されていることもあるが，可能なかぎり多側面からの検討を統合すると同時に，それらを整

MEMO
ケースフォーミュレーション
事例概念化

理して医療チームに伝えることが重要である。

介入は，メンタルヘルス担当者が子どもや家族に直接的に行う場合もあれば，医療チームに対する説明を通して間接的に行う場合もある。いずれの場合でも，医療チームの不安や不全感などを和らげて，子どもや家族に前向きに対応できるように促すという視点が求められる。

おわりに

リエゾン活動とは医療チームとメンタルヘルス担当者の協働作業であり，新たな視点を得て医療チームがより充実していく過程ともいえよう。しかし，医療チームからみると，メンタルヘルス担当者につながりにくいこともあり，ニーズがあるにもかかわらず，必ずしも十分に機能していないのではなかろうか。医療チームがリエゾン活動のニーズを強く意識したときの対応に加えて，日常的に情報共有をして顔の見える関係を築いていくことも大切だろう。また，小児科学と児童精神医学および心理学の双方で，リエゾン活動を行いやすくするような教育の整備を進める必要もあろう。

（金生由紀子）

文献

1) 奥山真紀子：小児疾患へのコンサルテーション・リエゾン精神医学．山崎晃資，牛島定信，栗田宏ほか編著：現代児童青年精神医学．改訂第2版．永井書店；2012．p.469-482．
2) Campbell JM, Cardona L：The consultation and liaison process to pediatrics. Martin A, Volkmar FR：Lewis's Child and Adolescent Psychiatry. 4th ed. Lippincott Williams & Wilkins；2007. p.912-921.
3) DeMaso DR, Martini R, Cahen LA, et al.: Practice parameter for the psychiatric assessment and management of physically ill children and adolescents. J Am Acad Child Adolesc Psychiatry 2009；48（2）：213-233.
4) Abrams AN, Rauch PK: Pediatric consultation. Rutter M, Bishop DVM, Pine DS, et al.：Rutter's Child and Adolescent Psychiatry. 5th ed. Wiley-Blackwell；2008. p.1143-1155.

コラム 小児科領域のリエゾンコンサルテーション

　リエゾンコンサルテーションの立場で精神科医が小児科医療にかかわると，様々な側面が見えてくる。それまでケアされてこなかった精神障害・発達障害の存在が入院の場面で明らかとなったり，子どもが病気になってバランスがくずれたときに家族の抱えていた脆弱性が顕在化したりといったことは珍しいことではない。また，もともと発達障害・精神障害を抱える子どもの身体医療，緩和ケアの提供，性分化疾患をもつ子どものジェンダーアイデンティティの問題，成人医療機関への移行，重篤な先天性疾患をもつ子どもに対する生命追求の倫理性，虐待・不適切養育ケースへの介入などは，小児科医療の中だけでは解決が難しかったテーマであろうと思う。小児科領域でリエゾンコンサルテーションを行う際には，こういった種々の問題を拾い上げて積極的に介入し，子どもと家族が安心して治療を受けられる，小児科のスタッフが安心して治療を提供できる環境づくりを目指す必要がある。

　さらに治療の中心から少し離れたところから見ていると，小児科の医療従事者と患者の関係についても色々なことを考えさせられる。当たり前のことだが，病気になりたくてなる子どももはいない。特に頻回の受診や入院を必要とする慢性疾患をもつ子どもたちは，思うようにならない人生を必死に生きている。子どもの時間軸の中で「将来のために今，この治療をがんばる」という意識はもちにくいものである。それでも，たくさんのがんばりと我慢，諦めと悔しさの中で健気に治療を続ける子どもたちの姿が，我々医療者にきちんと見えているだろうか。「病気なのだから治療を受けるのは当然」「自分のことなのにどうしてきちんとできないの」，ときにそんな目で子どもたちを見てしまってはいないだろうか。

　「自分のことが自分でできる」すなわち子どもの「自立」を考えるとき，大切なことは子どもが「主体的に」「能動的に」自他とかかわれるようになるということだろうと思う。子どもが自分の症状や病態，治療の意味をその子なりに理解しているか，治療の主役は自分であると感じることができているか，常に意識したいものである。保護者ばかりに説明をするのではなく，年齢や理解力に合わせて子ども自身に説明をする，治療者の望むレベルに達していなかったとしても，その子なりにがんばったことに焦点づけをする，そういった診療の中のちょっとした工夫が子どもたちの自立を促す礎となるはずである。

　「転んでもただでは起きない」そんなしなやかな強さを，病気を抱える子どもたちには獲得してほしいと思う。自分の人生を価値あるものだと感じ，今と未来を大切にする気持ちをもてるようになってほしい。病気や治療を「人生のマイナス」ではなく，「困難を乗り越えてさらに強い自分になる」あるいは「つらさを抱えながらも歩き続けることができる」といったサクセスストーリーとして子どもたち自身の中に位置づけていってほしいと切に願う。

　小児科領域のリエゾンコンサルテーションは，治療に伴って生じる精神症状や心理社会的な負担を軽減する役割を担うだけに留まらない。日々，スタッフとともに子どもの成長を喜びながら，子どものストレングスに目を向けながら，病院を訪れる子どもたちが根をはり，芽を出し，育ちゆくための土壌を耕す存在でありたいと思う。

（菊地祐子）

Chapter VII チーム医療の実践

2. 子どもサポートチームでの取り組み
──大阪市立総合医療センターにおけるチームアプローチ

はじめに

チーム医療の実践においては，効果的なチームアプローチが求められる。医療を受ける子どもの権利を守るために，大阪市立総合医療センター（以下，当院）で実践しているチームアプローチについて，事例を交えながら紹介する。

A. チームアプローチの定義

チームとは，ただ人が集まったものではなく，共通の目的をもって，協力し合いながら活動する人々が集まったものであり[1]，チームで実践するということは，自律したメンバーがそれぞれの知識や技術を補いながら，1つの職種ではできないことを可能にすることである。

チームアプローチを実践するにあたり重要になるのは，チームに属するメンバーのそれぞれの業務と役割を明確にしたうえで，患者・家族のQOL（quality of life：クオリティ・オブ・ライフ〈生活・生命の質〉）を高めるためには何が必要かということを，チームメンバーが共に考え，協働することである。

B. 子どもサポートチームの概要

1）チームメンバーの構成

当院の子どもサポート（小児緩和ケア）チームは，専門的な資格を有する多職種（小児緩和ケア医，緩和ケア認定看護師，児童青年精神科医，臨床心理士，ホスピタル・プレイ・スペシャリスト〈HPS〉，小児がん専従社会福祉士など）で構成されたチームである。

2）チーム活動

チームが発足したのは，2011年3月である。多職種が協働していくための情

報共有の場として，定期的なカンファレンスの開催，専門分野のサブチームにおける実践を目指し，活動を開始した。

チーム活動の目的は，「子どもたちとその家族がよりよく過ごせるようにサポートすること，また専門的緩和ケアを提供すること」である。チームは，病院内で組織横断的に活動しており，多職種が協働するなかでそれぞれのメンバーが専門性を発揮し，適切な医療やケアを行うことで子どもや家族のQOL向上を目指したチームアプローチを実践している。

子どもサポートチームが対象としている疾患は多岐にわたる。小児特有のまれな疾患にかかわることも少なくない。年間約150例あまりの介入依頼を受けている。介入依頼の内容が複数であることも多く，またその内容も多岐にわたっている（図1）。

3) チーム構成と主な役割

当院ではチームアプローチにおいて，多岐にわたる対象や介入依頼に対応するために，さらに4つのサブチーム（ペインチーム，こころのケアチーム，プレイリービスチーム，在宅ケアチーム）で構成されたチーム体制をとっているという特色がある（図2）。それぞれのサブチームの主なメンバーと役割について表1に示した。

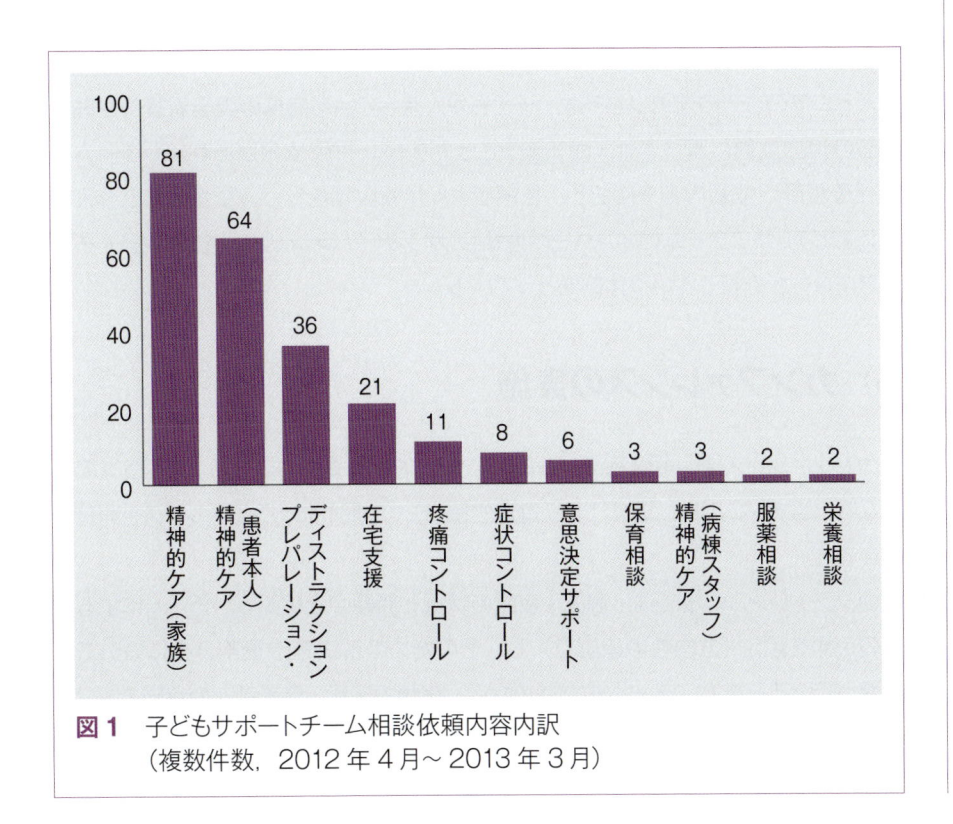

図1 子どもサポートチーム相談依頼内容内訳
（複数件数，2012年4月〜2013年3月）

項目	件数
精神的ケア（家族）	81
精神的ケア（患者本人）	64
ディストラクション・プレパレーション	36
在宅支援	21
疼痛コントロール	11
症状コントロール	8
意思決定サポート	6
保育相談	3
精神的ケア（病棟スタッフ）	3
服薬相談	2
栄養相談	2

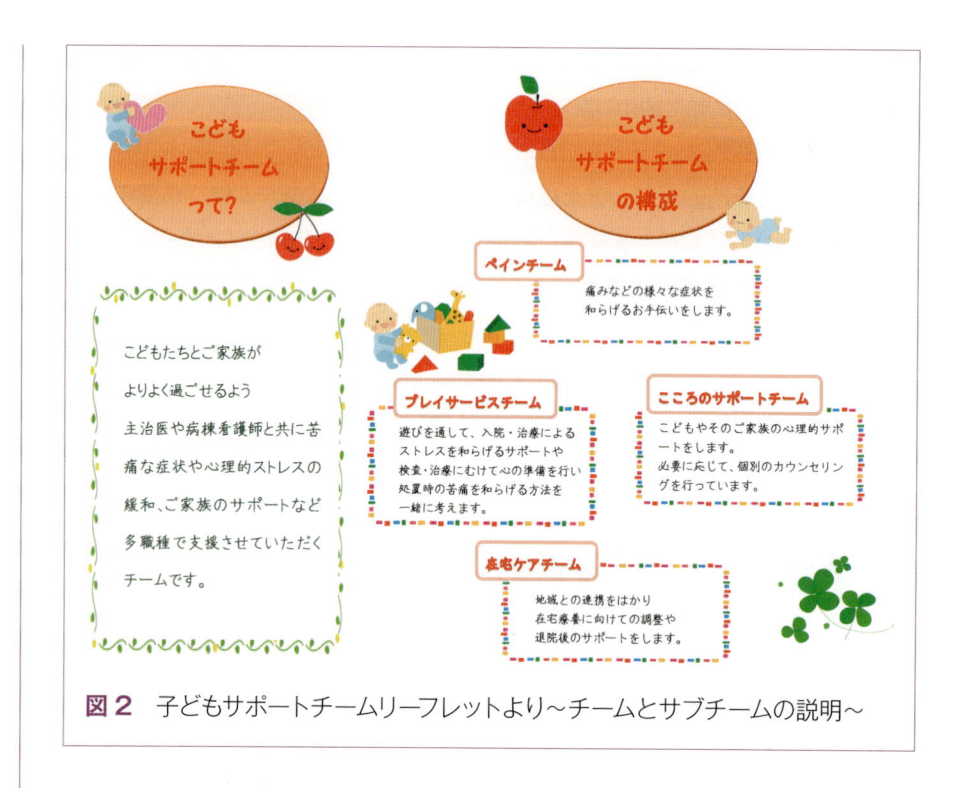

Chapter VII チーム医療の実践

こどもサポートチームって？

こどもたちとご家族がよりよく過ごせるよう主治医や病棟看護師と共に苦痛な症状や心理的ストレスの緩和、ご家族のサポートなど多職種で支援させていただくチームです。

こどもサポートチームの構成

- **ペインチーム**
  痛みなどの様々な症状を和らげるお手伝いをします。
- **プレイサービスチーム**
  遊びを通して、入院・治療によるストレスを和らげるサポートや検査・治療にむけて心の準備を行い処置時の苦痛を和らげる方法を一緒に考えます。
- **こころのサポートチーム**
  こどもやそのご家族の心理的サポートをします。必要に応じて、個別のカウンセリングを行っています。
- **在宅ケアチーム**
  地域との連携をはかり在宅療養に向けての調整や退院後のサポートをします。

図2 子どもサポートチームリーフレットより～チームとサブチームの説明～

4）チームでの介入の流れ

　チームでの介入の流れとしては，子どもが入院している病棟の担当看護師や医師からの相談依頼に基づき介入が始まることが多い．相談依頼があれば，チームの専任看護師が依頼内容を確認し，依頼者より情報収集を行う．依頼内容と介入方法に応じて，サブチームのメンバーへ連絡し，サブチームメンバーが主体となり，チームアプローチを行うという体制をとっている．

5）カンファレンスの実施

　カンファレンスは，多職種チーム医療においては重要なコミュニケーションの場となる．当チームでは，週に1回（毎週水曜日），定期的にカンファレンスを開催している．

　カンファレンスの場では，患児・家族の状況と問題点を確認し，チームによる介入の目標を設定（方向性の確認を）し，そのための解決策や役割分担について話し合っている．また，チーム内だけでなく，病棟の医師・看護師との合同カンファレンスも状況に応じて開催し，情報共有やケアのゴールについて話し合う場を設けている．

表1 サブチームの主なメンバーと役割

サブチーム	主なメンバー	役割
ペインチーム	小児緩和ケア医 緩和ケア認定看護師	疾患や治療の影響による様々な症状の緩和に関するコンサルテーションに対応したり、必要に応じて直接診療や症状緩和につながるケアの実践を行う
こころのサポートチーム	緩和ケア医 児童青年精神科医 臨床心理士 緩和ケア認定看護師	子どもの心理的ストレスの緩和、また子どもだけでなく家族の心理的サポートも行う。必要に応じて精神療法を含めた治療的介入・個別のカウンセリングを実施する
プレイサービスチーム	ホスピタル・プレイ・スペシャリスト（HPS）	中心静脈カテーテル挿入、手術、放射線療法などの医療処置において、子どもが体験する事態によってもたらされる心理的混乱に対してこころの準備を行い、苦痛緩和を目的としたプレパレーションを実施する。採血・点滴ルート確保時などの医療処置の痛みから気を紛らわせるディストラクションを実施する
在宅ケアチーム	社会福祉士	在宅療養に関する必要な支援に対して、在宅医・訪問看護ステーション・保健師などとの連携、退院前カンファレンス開催の調整、社会資源活用に関する情報提供や手続き、復学・復園支援、外来フォロー中のサポートを行う

6) チームアプローチの実践例

　子どもサポートチームの活動では、主に入院中の子どもや家族を対象とすることが多いが、なかには院内に掲示しているポスター（図3）や病院のホームページを見て、子どもサポートチームの存在を知った家族から介入を希望される場合もある。ここでは、チームアプローチを実践した事例として、「プレパレーション」によって処置時の苦痛を緩和したケースを紹介する。

a. チーム介入まで

　A君（3歳、男児）は手術予定であり、術前の診察を受けに外来受診をしていた。A君の母親は、当院のホームページを見て、子どもサポートチームの介入を受けたいと外来の看護師へ希望した。チーム専任看護師は、外来の看護師より連絡を受け、外来時に母親と面談を行った。面談では、母親の思いや希望・不安について情報を得ることができた。具体的には、児の手術に対する恐怖が少しでも和らぐようにして手術を受けさせたいということ、また、手術を含め、入院治療においては精

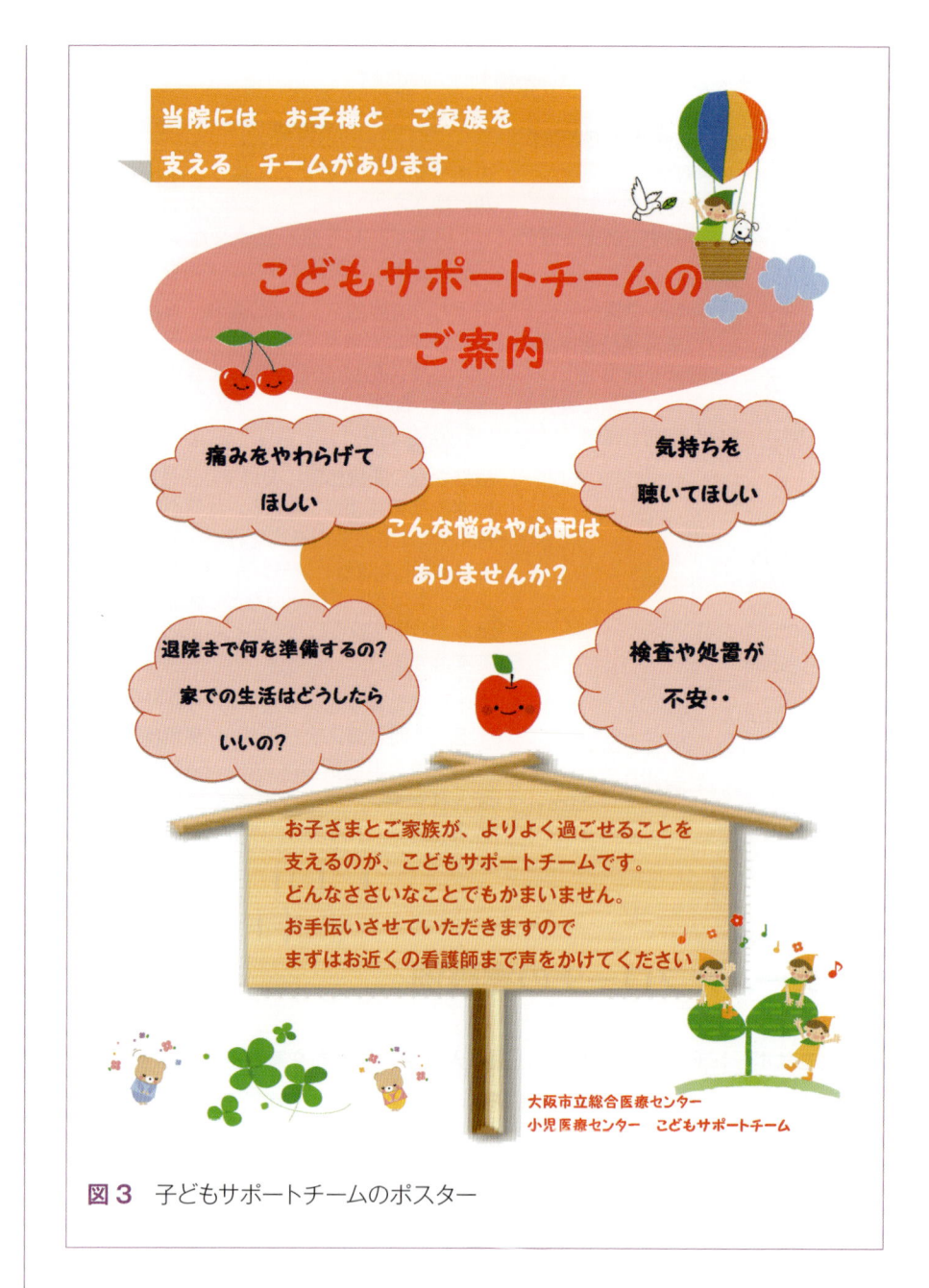

Chapter Ⅶ　チーム医療の実践

図3　子どもサポートチームのポスター

神的ケアが必要だと思っているので，サポートをお願いしたいということだった。

b. チームカンファレンスの実施と役割分担

　これらの情報をもとに，チームでカンファレンスを行った。チームでの介入として，術前・術後のプレパレーションを行い，さらにA君と母親の心理的サポートを行っていくという方針となった。

　役割分担は，HPSが手術に関するプレパレーションを担当，臨床心理士がA君

と母親の精神的サポートを担当，チーム専任看護師が術後の身体面に関するかかわりと，病棟スタッフとの連携も含めたチームアプローチのコーディネートを担当した。

c. 介入の実際──術前

HPSは，入院前に外来でA君と母親と対面し，関係性を構築していった。年齢や発達の程度，反応，A君と母親の希望などから，必要なプレパレーションについてアセスメントし，プランを作成した。

プレパレーションでは，パペット（人形）を使用し，パペットと共に手術室を見学する，必要な処置・予定をクリアしたときにシールを貼っていくというシールハンティング，を実施した。プレパレーションを実施して得られた情報や進捗状況などについては，病棟スタッフと共有した。また，麻酔導入までの付き添いは，母親と相談したうえで行ってもらうことになった。

d. 介入の実際──術後

A君は術後，約1週間の床上安静が必要であった。チーム専任看護師と臨床心理士による朝のラウンド時に，母親から「ベッド上での遊びを教えてほしい。ずっと寝たままなのでお尻が痛いんです」という言葉が聞かれた。

HPSが水のペンで絵を描くお絵かきや，布遊び，ボタンゴム遊びなどを取り入れると，A君から笑い声が聞かれるようになり，機嫌もよく，母親とともに触れ合える時間をもつことができるようになった。床上安静によりA君のストレスは増大していることが予測されたが，床上でも安静を保ちながら遊びを楽しむことができた。

また，床上安静での長時間同一体位による臀部痛に対しては，病棟看護師とも相談し，体圧分散ができるジェルマットを導入することとなり，疼痛緩和が図れた。その後も，HPSによる遊び（かかわり）のなかで，母親からA君が術前に見学に行った手術室で撮った写真を眺めているという情報を得たり，A君が「たんけんにいった！」と誇らしげに話す姿もみられ，これらのことからも，術前のプレパレーションに効果があったと考えられる。

また母親に対しては，日々のラウンド時に，思いを表出されるときには傾聴し，労いの言葉かけを行うようにした。

その間もチームメンバー間では，朝のミーティングでの情報交換や，定期カンファレンスの場を活用し，連携を図っていった。

退院後の最初の診察時に，母親から「入院中，この子のことだけでなく，気持ちを聞いてくださる方がいてよかったです」という言葉が聞かれた。このことからも，今回のA君と母親の多職種によるチームアプローチが，A君とそばにいる母親への精神的ケアにつながったと考える。

Chapter Ⅶ　チーム医療の実践

おわりに

　本項では，当院でのチームアプローチ（チーム医療）の実践について述べてきた。効果的にチームアプローチを実践するためには，チームメンバーがそれぞれ専門職としての自分の能力を高めることが不可欠である。またチーム内において，状況を共有し，介入の方向性について話し合う，そしてさらにアプローチを積み重ねていくためには，チームメンバー同士がオープンにコミュニケーションをとれる風土づくりが重要である。

　これらのことを意識しながら，一方で「子どもや家族にとってどうすればよいか」という小児医療の原点を忘れずに，今後もQOL向上を目指したチームアプローチを実践していきたい。

（佐藤恵美，多田羅竜平）

文献

1) Ajemian I : Oxford Textbook of Palliative Medicine. Oxford University Press ; 1994. p.17.

Chapter VII　チーム医療の実践

3. 子ども療養支援チームでの取り組み
——順天堂医院における活動と今後の課題

はじめに

　療養生活は子どもの情緒や発達に影響を与え，また家族の心理的負担も大きい。このため，子どもや家族への心理・社会的支援や療養環境の整備を含めた包括的な医療の提供が求められている[1-3]。

　本項では，2012年8月より展開している大学病院小児病棟（順天堂医院〔東京都〕，小児病床71床）における多職種による心理・社会的支援活動「子ども療養支援チーム」（以下，支援チーム）の活動の実際を紹介し，支援チームの役割や今後の課題について検討する。

A. チームメンバーとその役割・活動内容について

　支援チームの構成メンバーとその役割を**表1**に示す。

　チームとしての主たる活動の場は，週1回の定期カンファレンスである。医療スタッフから依頼のあった症例の現状（原疾患の病状や治療経過，本人および家族の心理・社会的状況）について情報共有を行ったうえで，支援内容やその効果の評価，今後の課題を話し合う。カンファレンスにおいては，各職種がそれぞれの

表1　子ども療養支援チームの構成メンバーと役割

構成メンバー	役割
臨床心理士	心理検査，心理教育
子ども療養支援士，CLS	治癒的遊び，プレパレーション，グリーフケア，家族支援
病棟保育士	設定保育，育児支援，身辺自立の介助
音楽療法士	音楽療法による心的ケア
看護師	身体疾患や家族の状況に関する情報提供，医療ケアに関するアセスメント
理学/作業療法士	運動機能や発達のアセスメント，リハビリテーション
医師（心の発達を専門とする）	活動の統括，ケースフォーミュレーション（事例概念化），主治医との連携

立場からのアドバイスを行い，ファシリテーターは医師が担う。また討議内容や実際の支援活動は診療録に記載し，さらに主治医や病棟スタッフには口頭でも方針をフィードバックしている。

B. 支援チームの現在までの活動

　支援チームの活動開始後，約1年半の間に，カンファレンスの対象となった症例数は延べ103例である。介入時の平均月齢は59±150か月（0～1,369か月），平均在院日数は146±286日（2～2,297日），平均入院回数は3.0±2.5回であった。主たる基礎疾患の内訳は，小児外科疾患36例，血液腫瘍疾患33例，心疾患15例，神経疾患8例，その他内科疾患6例，脳外科疾患1例，整形外科1例，その他3例であった。依頼者は看護師からの依頼が約43％と半数を占め，CLS，主治医からと続いた。

　主たる依頼目的は，児の発達や療養生活への適応支援と家族への支援が多くみられた。直接支援（メンバーが直接患児や家族にかかわる支援）の内訳としては，「遊びの支援」「発達評価・支援」「家族への心理支援」が主であった。少数ながら「きょうだい支援」や「グリーフケア」も提供されていた（図1）。

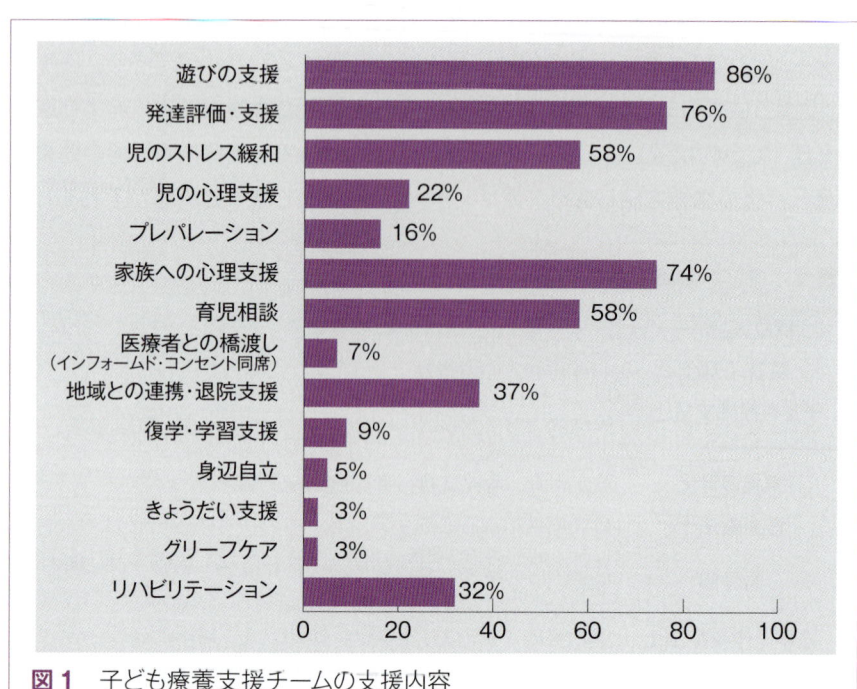

支援内容	割合
遊びの支援	86%
発達評価・支援	76%
児のストレス緩和	58%
児の心理支援	22%
プレパレーション	16%
家族への心理支援	74%
育児相談	58%
医療者との橋渡し（インフォームド・コンセント同席）	7%
地域との連携・退院支援	37%
復学・学習支援	9%
身辺自立	5%
きょうだい支援	3%
グリーフケア	3%
リハビリテーション	32%

図1　子ども療養支援チームの支援内容
　　　（n=103，複数回答）

退院75例のうち19例（25%）においては，外来でも支援継続（発達外来，心理士外来，育児支援を目的とする「親子遊びの会」への参加）となった。

C. 事例紹介

1）患者紹介

固形腫瘍に対する手術・化学療法のため，約1年間入院した11歳男児。入院当初より身辺整理ができず，ベッド上でゲーム遊びにふけるなど生活リズムが乱れがちであった。また衝動的に怒り，他児とのトラブルが絶えず，年齢にそぐわないかんしゃくを頻回に起こしていた。

家族の児に対する養育や治療への関心が低く，面会にも来ない状況があり，看護師より支援チームへの依頼があった。

2）支援の実際

支援チームの各職種による介入の概要を表2に示した。

表2 支援チームによる介入の概要

職種	介入の概要
心理士	心理検査や面接を通して児の発達特性を評価し，児の特性（多動衝動性，対人コミュニケーションの苦手さ，情緒コントロールの未熟性など）に合わせたかかわり方について医療者および家族と共有した
看護師	医療ケアを通して療養生活を支援し，児の偏食に対してNSTチームと協働で栄養面からの支援も行った
保育士	身辺自立を支援し，遊びを通してストレス緩和や他児との交流を促した
子ども療養支援士，CLS	プレパレーションや治癒的遊びを通して児の気持ちの表出や適応を促した
理学療法士	長期入院に伴う体力低下に対してリハビリテーションを施行。体力テストに準じた項目で現状評価を行い，本人にもその結果を視覚的に提示し，具体的な目標を設定することで児の意欲を高めた
主治医	チームカンファレンスに参加し，身体症状の情報提供や退院・復学に向けて地域や学校への情報提供および連携を行った
医師	ケースフォーミュレーション（事例概念化）を行い，介入方針や具体的支援の調整を行った

児は，現在は復学し，定期的に主治医のもとに通院，必要に応じて心理士が本人・家族と面接をしている。

カンファレンスで児や家族について情報共有することにより，医療スタッフの児への理解が深まり，また児の特性に合わせた環境調整により治療意欲や適応行動を増やすことができたと考えられた。さらに多職種が連携し，地域や学校とも連携することで「入院中，退院前，退院後」とその時々に合わせた支援を提供し得た。児の行動特性について家族と共有したことも，家族の児への理解を深め，家庭における環境調整に有用であったと考える。

D. 支援チームの活動に対する家族へのアンケート結果から

支援チームによる活動の効果や今後の課題を検討するために，対象児退院時に本活動に関する質問紙調査を家族に実施した。対象は2013年4月～2014年4月の1年間に，退院時に無記名の質問紙調査を実施し得た20例のうち，任意で回答を得た14例（回収率70％）である。

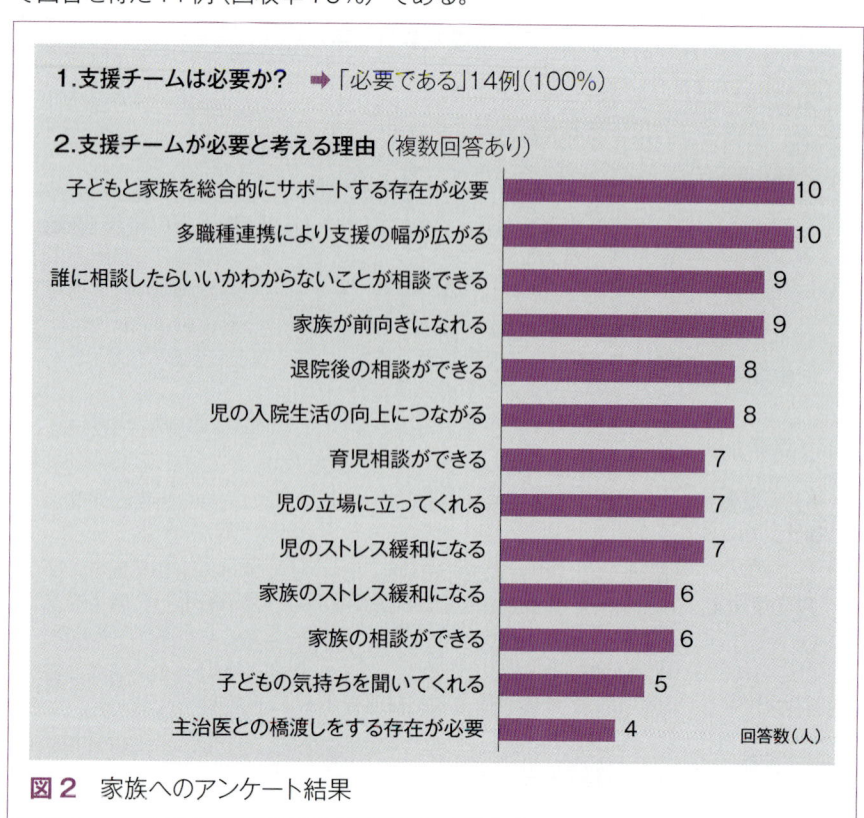

1. 支援チームは必要か？ → 「必要である」14例（100％）

2. 支援チームが必要と考える理由（複数回答あり）

理由	回答数（人）
子どもと家族を総合的にサポートする存在が必要	10
多職種連携により支援の幅が広がる	10
誰に相談したらいいかわからないことが相談できる	9
家族が前向きになれる	9
退院後の相談ができる	8
児の入院生活の向上につながる	8
育児相談ができる	7
児の立場に立ってくれる	7
児のストレス緩和になる	7
家族のストレス緩和になる	6
家族の相談ができる	6
子どもの気持ちを聞いてくれる	5
主治医との橋渡しをする存在が必要	4

図2　家族へのアンケート結果

「支援チームは必要か」との問いには，全例から「必要である」との回答を得た。その理由は「子どもと家族を総合的にサポートする存在が必要」「多職種連携により支援の幅が広がる」が多く，ほかに「誰に相談したらよいかわからないことが相談できる」「家族が前向きになれる」など患児だけでなく，家族への効果をあげる回答が多くみられた（図2）。また，今後，受けたい支援としては「発達支援」が最も多く，「児のストレス緩和」などもあげられた。

E. まとめと今後の課題

1) 小児への心理・社会的支援の特徴

a. 対象疾患や年齢が多様である

当院の検討でも，対象者の基礎疾患，年齢や入院期間は様々であった。疾患重篤度によらず，広い範囲での子どもたちを支援の対象として捉えていく必要がある。

b. 年齢や発達段階に合わせたアプローチが必要

小児への心理・社会的支援は，発達的な視点を基盤とし，患児を支える家族を含めた支援が重要である[4,5]。「遊び」は子どもの発達を促し，ストレス下においてコーピングなどの治癒的効果があるとされ[6,7]，年齢を問わず多くの症例において提供されていた。子どもの権利および心理・社会的支援の具体的方法として，「遊び」は重要な要素であると考えられた。

c. 多職種チームでかかわる必要性

上記のように，症例ごとに需要や背景が異なり，アプローチも異なる小児への心理・社会的支援の提供においては，多職種が連携し，患児や家族について多角的に検討し，それぞれの専門性を活かした最適な支援方法を検討し提供していく必要がある。また，多職種連携がうまく機能するためには，チーム内やほかの医療スタッフとのコミュニケーションとチームワークが重要となる。多職種連携により子どもについて共通の目標を設定し，支援効果を検証していくことは，各々が求められている役割を認識することや互いの専門性への理解，役割の分担にもつながると思われる。

2) 今後の課題

a. 心理・社会的支援活動に対する意識の向上

医療スタッフのみならず，家族を含めた医療を受ける側にも，身体治療のみでな

く子どもの成長・発達を支える支援が必要であることなどに対する意識の向上が重要と考える。

b. 需要の把握
　誰がどのような支援を求めているのか，患児家族側からの依頼も含めて，需要の把握方法を検討していく必要がある。

c. メンバーの多様性の担保
　提供可能な支援の充実には，メンバーの多様性を担保し，それぞれの専門性を確立していくことも重要となる。

d. 支援効果についての科学的検証
　支援効果について可能なかぎり客観的な指標で評価していくことは，活動の質を高めていくとともに，今後このような活動の必要性と有用性が広く社会に認められていくためには重要なことと思われる。

e. 国や自治体の関与
　上記のような課題を解決し，患児家族の需要に十分に対応していくには，現状の各施設や現場個人の努力に依存する状況下では限界がある。今後，子どもの権利を守るために必要な心理・社会的支援が全国に広く普及していくためには，人材育成のシステム構築，診療報酬加算や病院機能評価の対象項目とするなど，政策的整備が必要と考える[8]。

（細澤麻里子，田中恭子）

文献
1) 田中恭子：小児の療養環境における遊び・プレパレーション・その専門家の導入についての検討. 小児保健研究　2007；1：61-67.
2) 田中恭子：子ども療養支援協会のめざすもの―子どもの人権が守られた小児医療の実現を―. チャイルドヘルス　2012；8：564-568.
3) 田中恭子：病気と闘う子どもたちのよりよい療養環境を目指して. 日小医会報 2008；35：91-96.
4) Thompson R：Where we stand：twenty years of research on pediatric hospitalization and health care. Child health care　1986；4：200-210.
5) 田中恭子：支援の実際　医療における発達障がい児と家族への支援　小児科病棟での対応. 小児看護　2012；35：600-606.
6) 早田典子：チャイルド・ライフ・スペシャリスト（CLS）の立場から. 特集 小児緩和医療―包括医療としての取り組み III. 小児緩和医療におけるチーム医療―多職種との連携―. 小児科診療　2012；7：1213-1218.
7) 田中恭子：チャイルドライフスペシャリスト，ホスピタルプレイスペシャリスト，子療養支援士. 周産期医学　2012；6：785-789.
8) 研究分担者・田中恭子：平成24年度厚生労働科学研究費補助金＜成育疾患克服等次世代育成基盤研究事業＞重症の慢性疾患児の在宅での療養・療育環境の充実に関する研究. 2013.

Chapter VIII
これからの小児医療環境

Chapter VIII これからの小児医療環境

1. わが国に求められる小児医療環境

A. 世界的視野から見たわが国の子どもがおかれている環境

1) 世界的に最低水準を示す新生児・乳幼児死亡率

2010（平成22）年のわが国の新生児死亡率は1,000人あたり1.1人，乳児死亡率は1,000人あたり2.3人で，人口3,000万人以上の国のなかでいずれも世界的に最も低値となっている。国民皆保険制度が維持されていること，母子保健法に基づく妊娠中の女性や乳幼児の健診などの制度が充実していること，国民全体が高い教育環境にあることなどが理由とされる。

2) 世界一のThe Child Development Index

世界141か国の子どもの成育環境の指標であるThe Child Development Index（CDI）が2012年に報告され，わが国が世界1位と評価された。健康，教育，栄養の三大要素のほか，5歳未満の死亡率，就学率，低体重児童の比率などが比較の際の指標である。様々な問題はあるものの，わが国の小児は身体の健康，教育，栄養状態のいずれの面でも良好な状況にあるといえる。ただし，わが国において，ビオチンやカルニチンなどの成分が調製粉乳で不足しているため欠乏症状を呈する乳児がいることや，世界78か国で行われている葉酸の食品への添加がされていないため，二分脊椎症などの発症が増加しているなどの課題が残されている[1]。

3) 子どもの心の健康度と幸せ度

わが国の社会の人間関係の希薄さが子どもの心にまで及んでいる。UNICEF Innocenti Research Centreの2007年の報告によると，わが国では日常生活で寂しいと感じる15歳の子どもの割合が30％近くで，ほかの先進諸国の5～10％に比べて高い[2]。人間同士の有機的なつながりは成熟した人間としてもつべき情報，規範，価値観，心を次世代に伝えるシステムとして重要である。人間同士の有機的なつながりは療育者を含む乳幼児期からの親子関係を通じて形成される。

1. わが国に求められる小児医療環境

4) 子どもの事故（傷害）とその防止

　従来から，子どもの「事故」は予測できない避けられない事象と捉えられてきた。しかしながら，子どもの「事故」の多くは予測でき，予防可能な事象であることから，「傷害」という言葉が世界的には使用されてきている。わが国では不慮の事故（傷害）は，0歳の死亡原因の第3位，1～19歳までの死亡原因の第1位を占める。これまで保育者に向けて事故予防の注意喚起がされ，傷害による子どもの死亡者数は減少傾向にある。今後，具体的な事項に対しての行動変容なしに，不慮の事故（傷害）を大幅に減らすことは難しい。必要とされる行動変容とは，社会と家庭のなかで子どもに危険な環境を減らすための行動である。具体的には子どもの安全をできるだけ確保するための環境整備で，子どもにとって危険な家庭内の製品，住環境，遊具などの改善が求められている。

5) 低出生体重児の増加

　わが国では出生時体重が2,500g以下の子どもが2010年には10.2％を占め，年々増加している。また，子ども全体の出生時体重も平均2,950gとなり，36年前から250g減少している。女性の栄養状態のよい先進国のなかでこの傾向はわが国だけにみられる。出産年齢の上昇，生殖補助医療の増加，女性のダイエット志向などが原因と推定される。成人病胎児期発症説（developmental origins of health and disease）からみると，将来のわが国では成人のメタボリック症候群だけでなく，発達障害や統合失調症などの精神疾患も増加することが懸念されている[3]。

6) 貧困問題と小児虐待

　貧困は子どもの健康に最も悪い影響を与える。わが国の20歳未満の子どもの相対的貧困率（平均の半分以下の群，2012年）は15.6％で，現在も増加傾向にある。一方，子どもの相対的貧困率は米国では22％，英国では11％である。さらに，子どものための施策に用いられる公的支出が，わが国ではGDPの1.3％で，OECD 35か国中下から7番目となっている。英国ではブレア首相の主導により様々な施策がとられ，子どもの貧困率が26％（1999年）から11％（2010年）に減少した。一方，米国では高齢者の貧困減少に力を入れているため，高齢者の貧困率は35％（1959年）から9％（2010年）に減少したが，子どもの貧困率は減少していない。わが国の状況も米国に近い。子どもの貧困率を下げるには強

力なリーダーシップをもつ政治家の力によることが大きい[4]。

　小児虐待は毎年増加している。児童相談所での児童虐待相談対応件数が2011年度には約6万件に及んだ。貧困だけでなく親のメンタルヘルスの問題，子どもに発達障害があるなど，小児虐待には様々な原因があることが知られている。

B. 今後のわが国に求められる子どもの医療環境

1）新生児から思春期の子どもまでを対象とする総合診療医としての小児科医の技能向上

　小児科医の多くは小児科学の中のsubspecialty（専門領域）を有するが，子どもの総合医であることが基本である。日本小児科学会は小児科専門医の取得に必要な条件に，地域総合小児科医として必要な条件を示している。日本小児科学会は会員に対する乳幼児健診やプライマリケアに対する教育を推進している。

　これまでわが国の小児科医は15歳までの子どもを対象としてきた。しかしながら，思春期の期間が10ないし12歳ごろから21歳にまで延長している欧米先進国では，思春期の子どもも小児科医の対象となっている。わが国の小児科医にとって思春期の子どもをも対象とすることは今後の課題である[5]。さらに，小児科医の救急疾患への対応力を向上させるため，日本版の小児蘇生プログラムを関連学会と協力して作成し，小児科学会会員の受講を推進することも必要と思われる。

2）優れた小児医療提供体制とchild death review体制の構築

　優れた小児医療体制とは，多くの国民が適切な医療を受けることのできる医療環境が整備された状態である。また，小児科のsubspecialtyのすべての分野で，先進医療を含めた高度・先進医療を提供できる体制を整備することも求められている。さらに，小児の救急医療と集中治療が整備された体制を構築することも求められている。関連学会の努力により，徐々にこれらの体制は整備されつつあるが，不十分である。

　優れた医療は優れた研究によって裏打ちされる。現在，わが国の小児科から世界に向けて発信される研究は停滞気味で，臨床研究を含め研究活動における今後の一層の努力が不可欠である。

わが国の小児死亡の原因を明らかにし，評価・改善するために，しっかりとしたchild death review（子どもの死因検証制度）体制を構築することが求められ，子ども虐待の防波堤となることが期待される．現在，東京都，京都府，北九州市で調査・分析が行われ，成果が期待される．

3) 世界標準を満たす予防接種体制の構築

インフルエンザ菌，ヒトパピローマウイルス，小児用肺炎球菌などのワクチンが定期接種化され，さらに不活化ポリオウイルスワクチンが導入され，全体として改善の方向に向かっている．しかしながら，若年成人の百日咳，20〜40歳の男性を中心とする風疹の流行が認められており，過去の予防接種体制の不備による結果が大きな問題として残されている．水痘，ムンプス，B型肝炎ウイルスなどに対するワクチンも定期接種化されていない．また，ワクチンとワクチンの接種間隔にも非合理的なルールが課せられており，こうした状況の改善が必要である．さらに，感染症や予防接種に関する学校教育が十分に行われていない現状を改善することも必要である．

4) 慢性疾患患児の成人へのスムーズな移行

小児期・思春期に発症する気管支喘息，肥満，糖尿病，メンタルヘルスに障害をきたす注意欠陥多動症，自閉症スペクトラム障害，うつ病などの患者が増加している．先天性心疾患などの先天性疾患や小児期に発症する血液・悪性腫瘍，腎疾患などの小児慢性疾患を含め，慢性的に身体・発達・行動・精神状態に障害をもち，なんらかの医療や支援が必要な思春期の子ども（CYSHCN：children and youth with special health care needs）が米国では17％，英国では12％に及ぶ[6]．これらの子ども・青年が自己肯定感をもって社会で活躍できるために社会をあげての支援が必要である．小児期発症の慢性疾患には成人への移行プログラムを作成し，成人への医療提供者と協力して成人に達した患者を診療する体制を構築することが必要とされる．

5) 心の問題を有する子どもへの医療・支援

わが国の学童の約1割がなんらかの心の問題を有している．発達障害者への医学的対応，social skills training（社会生活技能訓練），学業支援，就労支援などの総合的対策がとれる環境整備が必要である．小児科医としては心の問題を有

する子どもへの医学的対応だけでなく，心理士，児童精神科医，行政の担当者などとの連携ができることが今後必要である。

C. 胎児から若年成人までの切れ目のない医療・保健・福祉体制の実現に向けて
──成育基本法の策定を目指して

　1965年8月に母子保健法が制定され，妊娠中の女性や小学校入学までの子どもの健康を向上させる様々な施策が整備された。しかしながら，医療，福祉，保健などを含め，子どものために使われる国からの支出額と高齢者のために使われる国からの支出額の比は1：19である。将来を担う子どもの健全な育成のために，妊娠・出産・新生児・乳児・児童・学童・青年・若年成人の健康・医療・福祉を切れ目なく支援する理念法が必要である。現在，日本医師会を中心に関連学会と協力して，成育基本法の制定を目指した活動が行われている。

（五十嵐隆）

文献

1) Youngblood ME, Williamson R, Bell KN, et al.：2012 Update on global prevention of folic acid-preventable spina bifida and anencephaly. Birth Defects Research Part A: Clinical and Molecular Teratology 2013；97：658-663.
2) UNICEF Innocenti Research Centre：A comprehensive assessment of the lives and well-being of children and adolescents in the economically advanced nations. UNICEF；2007.
3) Barker DJ, et al.：The developmental origins of adult diseases hypothesis. BMJ 1990；301：259-262.
4) Waldfogel J：Britain's War on Poverty. Russell Sage Foundation 2010.
5) Greydanus DE, Patel DR, Omar HA, et al.：Adolescent Medicine: Pharmacotherapeutics in general, mental and sexual health. Walter de Gruyter 2012.
6) Perrin JM：Children with special health care needs and changing policy. Academic Pediatrics 2011；11：103-104.

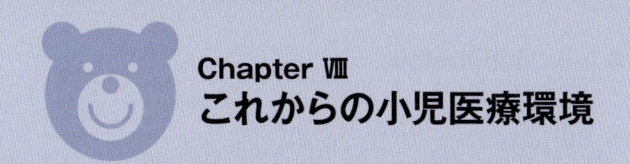

Chapter Ⅷ これからの小児医療環境

2. 望ましい小児医療環境実現への試み
―宮城県立こども病院設立のコンセプトの紹介

はじめに

1988年に病院のこどもヨーロッパ協会が作成した「病院のこども憲章」[1]の10か条は，小児の医療環境に必要な条件として重要な内容であるが，四半世紀が経過した現在においても，それを実現することは難しい。

「病院のこども憲章」においては，家族の付き添いは義務ではなく権利であり，それを可能にするには十分なスタッフ数と宿泊施設が必要だが，わが国においてそれらが整備されているのは，ごくわずかの施設に過ぎない。

宮城県立こども病院（以下，当院）の医療環境が「どんなものでなければならないか」を議論した15年ほど前のことを思い出しながら，何が求められているかについて記述したい。

MEMO
病院のこども憲章
→p.52参照

A. 宮城県立こども病院の概要

1）歴史

当院は2003年11月に東北唯一の小児周産期医療施設として開院した，160床の比較的小規模のこども病院である。肢体不自由児施設である宮城県拓桃医療療育センターとの統合一体化が決定し，2015年度内には244床の，小児救急から慢性期医療，リハビリテーション，在宅療養までの一貫した小児医療を提供する施設として供用開始となる予定である。

2）理念

当院開院前の1997年に「あり方検討委員会」が発足し，1998年に「宮城県小児総合医療整備基本構想─すべての子どもにいのちの輝きを─」が提案された。続いて，この基本構想を具体化する作業部会が設置され，著者は部会長として作業部会に参加することになった。

作業部会には医師3人のほかに，家族代表，患者代表，看護師，薬剤師，放射線技師，検査技師，管理栄養士，チャイルド・ライフ・スペシャリスト（CLS）[2]，

病院経営専門，病院建築専門，医療環境専門の各学識経験者などの多彩な委員が加わり，子どもの医療環境について学び，知識を深め，共通したこども病院像ができあがっていった。

1998年12月に「宮城県小児総合医療整備のあり方報告書―基本計画策定のために―」を知事に提出し，それを受けて宮城県は，1999年3月に「宮城県小児総合医療整備基本計画―すべての子どもにいのちの輝きを―」を策定して宮城県立こども病院の開設が決定した。

続いて1999年5月には，作業部会委員が中心となって，「宮城県小児総合医療施設建設・運営会議」が設置されて基本設計をまとめることになり，2000年に「宮城県立こども病院（仮称）実施設計―元気のでるファミリーホスピタル―」が策定された。

「すべての子どもにいのちの輝きを」では成育医療機能の整備，QOL，アメニテイ向上機能の整備が検討され，「元気のでるファミリーホスピタル」では，治療を受けながら家族と一緒に楽しく生活するために必要な医療環境について検討された。

3）こども病院としての設備

子どもたちにとって病院のイメージは，「痛い」「怖い」「臭い」「行きたくない」「偉そう」「気持ちをわかってくれない」など，すべてマイナスのイメージである。できるかぎり，子どもと家族が楽しく元気に過ごすことができる病院に，というのが当院の「元気のでるファミリーホスピタル」の考え方である。

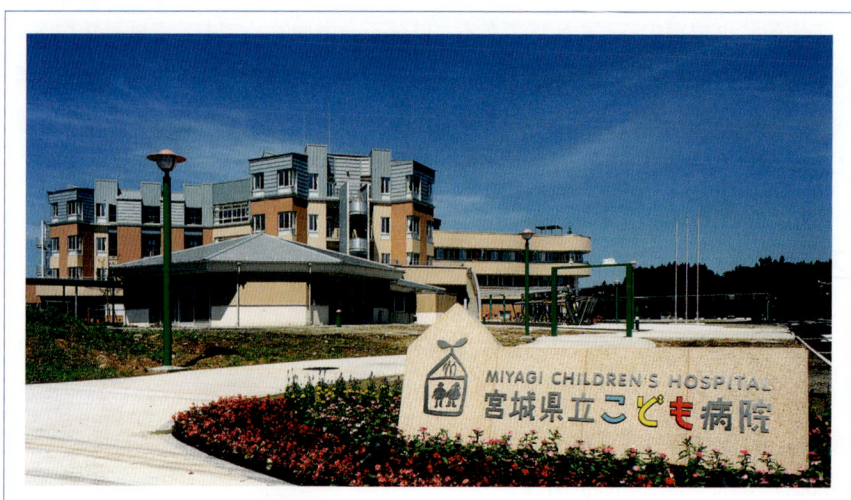

図1 宮城県立こども病院
病院の左にはボランティアハウスがある。

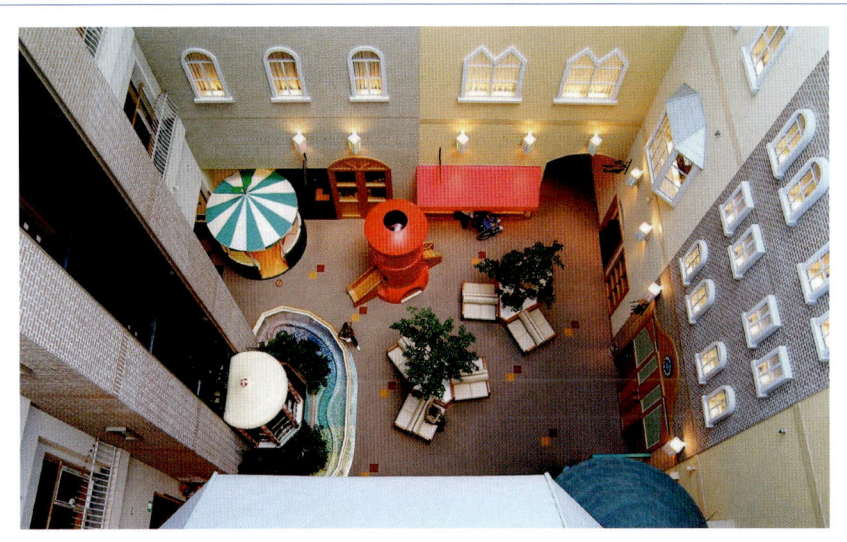

2. 望ましい小児医療環境実現への試み

図2　まほうの広場

　それを具現化するために設置されたのが「癒しの環境計画検討ワーキング」である。子どもたちが当院に近づいたとき，無機質な建物では怖くて不安になる。こども病院はまず外観が重要だ。子どもたちと家族を優しく迎え，お友達の「いえ」が集まっているような楽しそうな表情，それが当院の外観である（図1）。「あれはなんだ!?」と子どもたちの瞳が輝き，ワクワクしてくるに違いない。

　正面玄関から外来に入ると，そこはまほうの広場（図2）で，赤いポストの滑り台などがある。ここからお菓子のエレベーター（図3）に乗って不思議の国とおとぎの国の冒険が始まる。佐藤忠良氏のレリーフ「おおきなかぶ」，翁ひろみ氏の「もうひとつの鼓動─大きなはっぱ」，星眞子氏の「名無しの存在感のある犬」，五十嵐沙予氏の病室のステンドグラスなど，当院は小さな美術館にもなっている。森ゆみ子氏の案内イラストも楽しい。

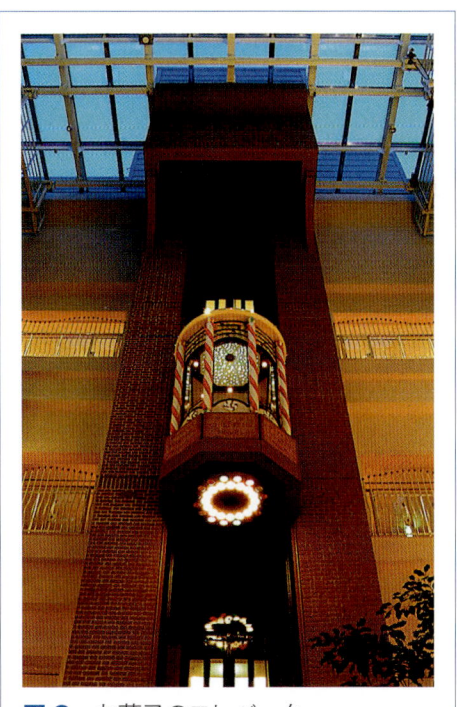

図3　お菓子のエレベーター

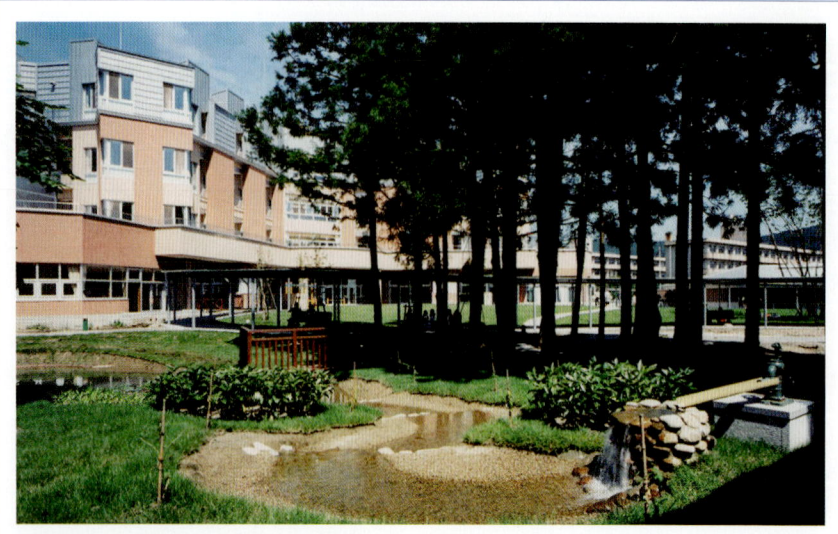

図4 森とビオトープをもつ中庭

4）生活環境と医療環境

　病院は一般的には非日常的な環境だが，ファミリーホスピタルを目指す当院は病気の子どもと家族が普通の生活を送るための日常的な環境（生活環境）と，直接的な医療行為を受ける環境（医療環境）を独立させた空間構成となっている。

　生活環境は，子どもと家族が多くの時間を過ごす療養空間と，子どもの成育や子どもと家族の普通の生活を支える成育支援空間とで構成されている。療養空間の基本単位である病室は安心して過ごせるように，できるだけ家庭環境に近づけるようにしている。そのため，病室を自分の家，ベッドまわりを自分の部屋とするような環境づくりになっている。病棟を家，街，界隈からなる空間構成とし，物語性のある環境として整えた。

　当院が仙台市郊外にあるのには理由がある。森とビオトープをもつ広い中庭を作るためだ（図4）。中庭には車椅子で回ることができる回廊もある。12月の「ミニ光のページェント」は，仙台の光のページェントを見ることができない入院中の子どもたちにとって楽しみの一つだ。

5）成育支援局

　遊びの支援，治療による不安やストレスを軽減する情緒的支援，プレパレーションの提供，心のケア，社会的・経済的・心理的問題の相談，在宅療養支援などが成育支援局の役割である。

成育支援には，保育士が必須だが，CLSも欠かせない。CLSの重要な理念は，家族中心のケア（family-centered care）であり，病気の子どものケアだけではなく，きょうだいも含めた家族全体の精神的サポートを考えることである。

6) CLS・HPS・子ども療養支援士

米国小児科学会ではCLSは不可欠な存在と高く評価し，北米では各病棟や外来に配置されているが，最近ではホスピスや児童虐待一時保護施設などにも活動の場を広げ，4,000人以上のCLSが，およそ600の施設で勤務している。英国では，ホスピタル・プレイ・スペシャリスト（HPS）が同様の活動をしている。

一方，わが国で現在活動するCLSとHPSは，およそ30施設にわずか30数人で，毎年およそ3～4人が資格を得て増加するという状況である。このペースでは100人増加するのに実に30年を要する。この問題を解決するために，子ども療養支援士を養成する子ども療養支援協会[3]が設立され，1期生が2012年から当院3階病棟で活動を開始した。

当院では，作業部会委員であったCLSの藤井あけみ氏が開院時に着任し，現在では3代目のCLSが2階病棟で勤務している。

7) ボランティア活動

当院の基本理念の実践には，ボランティア活動が必須であり，病院設計図に大きなボランティアハウスが書き加えられた。開院時には150人を超えるボランティアが登録してくださった。ボランティア活動には，心温かい有能なボランティアコーディネーターの存在が必要である。当院の初代ボランティアコーディネーターである筧浩子氏は，ボランティア研修会，ボランティア表彰制度，健康管理制度，職員交流会などを確立してボランティアの育成に努め，院内におけるボランティアの立場を明確にし，当院ボランティア活動の礎を築いた。

現在，ボランティア登録数が173人となり，その活動はこども図書館，病棟移動図書「ぽっかぽか」，プレイルームでの活動，おもちゃや車椅子の修理，外来での案内や病棟への案内，花と樹木のお世話をする緑のボランティア，ソーイング，ボランティアの方々の手作りの子どもたちのためのアートギャラリー（蛇の形なので「スネークギャラリー」），絵本の読み聞かせなど，多岐にわたっている。

8）宿泊施設

　家族が一緒に過ごす場，付き添いの疲れを癒す場として宿泊施設はこども病院にとって重要であるが，宿泊施設の設置は大変難しい。

　当院では開院前にドナルド・マクドナルド・ハウス・チャリティーズ・ジャパン[4]に依頼し，わが国で2号ハウスとなる「せんだいハウス」を当院に近接して建設していただいた。

　16室を有するせんだいハウスは，マネジャー1人を200人のボランティアが支える体制で運営しており，毎年1,000家族を超える宿泊者が利用している。

B. まとめ

　「これから求められる小児医療環境」について考えるとき，これまでのわが国における小児医療環境が決して十分に満たされたものではなかったことをまず理解する必要がある。「治療の質はレベルが高いが，こどもと家族へのサポートが十分ではない」のがわが国の実情である。

　字数の関係で十分な記載はできなかったが，スタッフの労働環境の改善，ワークライフバランス（WLB）についての考察も重要である。

　「病院のこども憲章」と比べると現状はまったく不十分であり，その実現は難しい。せめて病院管理者は，小児医療環境のあるべき姿とその心だけは常に忘れてはいけないと思っている。

（林　富）

文献
1) 病院のこどもヨーロッパ協会（European Association for Children in Hospital）：
http://www.each-for-sick-children.org/
2) 藤井あけみ：チャイルド・ライフの世界―こどもが主役の医療を求めて．新教出版社；2000.
3) 子ども療養支援協会：http://kodomoryoyoshien.jp/
4) ドナルド・マクドナルド・ハウス・チャリティーズ・ジャパン：
http://www.dmhcj.or.jp/

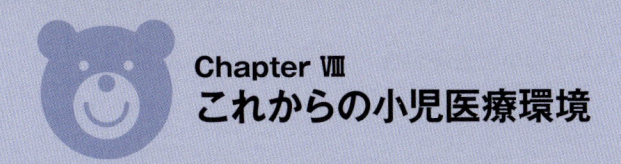

Chapter VIII これからの小児医療環境

3. 子ども中心の医療・療養環境の整備に向けて

はじめに

　子どもたちが健やかに育つことは，誰もが願うことである。病気や障がいがあっても，その子なりの発育を遂げ，その子らしい生活を営んでいくことは，どの子にも与えられた権利である。

　子どもの権利や子どもを医療の主体とする考え方は，小児看護の世界でも浸透してきている。1999年には日本看護協会から「小児看護領域で特に留意すべき子どもの権利と必要な看護行為」[1]が，2010年には日本小児看護学会から「小児看護の日常的な臨床場面での倫理的課題に関する指針」[2]が提示され，看護師の臨床実践の指針となっている。

　近年は，入院している子どもたちの権利について宣言している病院も増えている（**表1**）。

表1 入院している子どもたちの権利宣言の例

福井大学医学部附属病院において入院して治療を受けているこどもたちが，以下に述べる権利を持つことを宣言します。

①自分の名前で呼ばれる権利
②いつも笑顔で接してもらえる権利
③思いやりのある適切な医療を速やかに受ける権利
④医師，看護師をはじめ，自分に係るすべての人たちの名前を知る権利
⑤いつも清潔で，心地よい環境の中で，可能な限り制約のない時を過ごす権利
⑥つらいことや痛いことをする時には事前に説明を受ける権利
⑦自分がつらい時に，大声で泣いたり，叫んだり，嫌だと訴える権利
⑧医学的に可能な限り自分の受ける医療を自分で選択する権利
⑨自分の体に起きていることを，自分にわかる言葉で，理解できるように説明を受け，わからないことを質問する権利
⑩自分の病気について守秘義務が守られている権利

平成21年4月　福井大学医学部附属病院長

（福井大学医学部附属病院Webサイト．
http://www.hosp.u-fukui.ac.jp/outline/outline/q8_outline.html）

Chapter Ⅷ　これからの小児医療環境

A. 子どもの療養環境の現状と課題

1) 子どもの参加

a. 治療に対する意思決定

　子どもたちが入院する医療機関は，小児専門病院，大学病院，地域の一般病院などに分かれる。小児専門病院や大学病院は，先駆的医療を担う場として日々，子どもたちの生と死に直面している。そこには，生殖補助医療や出生前診断など生を巡る問題，終末期にある子どもの治療選択や生き方を巡る問題があり（2014年2月，ベルギーでは末期がんなど治る見込みのない終末期の子どもの患者に対しても安楽死を認める法律が成立した），また，子どもからの臓器提供や新たな治験，臨床研究なども行われている。

　急速に発展している医療現場では難しい意思決定などを迫られることも多く，「重篤な疾患を持つ子どもの医療をめぐる話し合いのガイドライン」[3]，「重篤な疾患を持つ新生児の家族と医療スタッフの話し合いのガイドライン」[4] も出されている。これまで意思決定は，両親またはそれに代わる養育者が代諾者となってなされてきたが，これからは難しい意思決定場面に子ども自身がどのように参加していくことができるか，様々な倫理的課題も含め検討する必要があるだろう。

b. 子どもの自立心を養う支援

　子どもが主体的に医療に参加していくことは，入院に限らず外来診療の場においても尊重されなければならない。医療技術の進歩や在院日数の短縮化に伴い，高度な治療や医療ニーズの高い慢性疾患児が増加し，個々の患者に応じたより専門性の高いケアが求められている。したがって検査や治療の選択，そのための説明の仕方なども十分に配慮されなければならない。

　慢性疾患児においては，成人に向けての移行期支援が課題となっており[5]，幼少期から子どもの自立に向けた医療者のかかわりが重要となっている。

　外来診療では，子どもが外来に訪れたときから帰宅するまで，子ども自身が主体的に医療に参加しているかどうか，その見直しも必要であろう。短時間の限られたかかわりのなかでは，医師と家族の会話はあるものの，子どもは置き去りにされていることがある。子どもが自分の健康や病気に関心をもって取り組んでいくことができるよう，子どもと医療者のコミュニケーションを大切にしていくこと，幼少期から子どもの気持ちや感情に寄り添いつつ，子どもなりにできた体験や感覚を大切にしていくことが，子どもの自立心を養う支援につながっていくものと考える。

2）環境の整備

a. 子どもの入院環境

　子どもの権利を尊重したかかわりを実践していくには，子どもたちの居場所の基盤整備は欠かせない。

　子どもにとっての入院環境は，治療の場であると同時に生活の場でもある。小児専門病院など子どもたちが多く集まる病院は，子どもの人権に配慮した設備や構造になってきている。しかし，小児科を標榜する一般病院は年々減少し，小児（科）病棟の縮小や成人患者との混合入院となっている。そのような病棟では，子どもの発達を考慮した施設や設備を整えることが難しく，小児看護を専門とする人材が育ちにくいこと，保育士や学校教員などの配置ができないなどの問題も起こっている。「健やか親子21」の最終報告（平成25年度調査）[6]によると，プレイルームの設置割合は43.3%（285/658，小児病棟を有する病院を対象），院内学級は37.8%（306/810，小児病棟を有する病院を対象）であり，改善しているものの目標に達していないとしている。

　子どもの入院中の家族の面会や付き添いについては，個々の家族背景や状況を考慮した柔軟な対応が求められているものの，付き添いの有無を選択できるための人的・物的環境整備はほとんど進んでいないことも付記しておきたい。

b. 子どもの外来環境

　外来は，短時間の中で多くの患者を診察しなければならないため，医師の診療場面に同席することや，一人ひとりの子どもや家族に時間を設けて説明や支援ができるほどの看護師等の人員的余裕はなく，子どもや家族のニーズを理解することも容易なことではない。近年，外来診療の場においても，子どもの権利条約の考え方が少しずつ浸透し始め，検査や処置のプレパレーション，親しみやすい雰囲気づくりなどを積極的に取り入れ，外来に保育士を配置している医療機関もある。

　子どもの場合，診療一つにも安全の確保，細かな観察を必要としており，状況に応じた人員体制を整えるとともに，子どもが安心していられる環境，声をかけやすい雰囲気づくりは大切なことである。

c. 子どもの退院支援

　急速な小児医療の進歩や医療機器の改善により，医療ニーズの高い子どもたちの退院支援が進められている。退院後の子どもたちにとっても，生命の安全が保障され，疾病や障がいの程度に関係なく，発達権や教育権が保障されなければならない。療育施設に通えるか，通園や通学ができるか，訪問保育や訪問教育を勧めなければならないかなど，幅広く対応できる社会資源やサービスが用意される必要がある。

子どもたちが心地よく在宅生活を営んでいくには，親や家族の心身の安定も欠かすことができない。子ども，家族が安心して療養に専念できるための地域の受け皿や在宅支援体制の整備[7]はこれからであり，子どもや家族にとって過度な負担にならないよう配慮しながら，退院支援を進めていく必要がある。

B. 子どもの療養支援のためのチーム医療

1）トータルケア

平成22（2010）年3月に「チーム医療の推進に関する検討会」報告書[8]が出され，多職種によるチーム医療活動が推進されている。小児医療においては，1980年代よりトータルケアの必要性がいわれ，子どもの医学的問題のみならず，子どもや家族の心のケア，就園・就学・就労支援，家族の社会・経済的支援のために，子どもを中心として，子どもを取り巻く多くの職種がチームを作り，協力して問題解決に取り組んできている。前述のようにトータルケアの考え方は，医療機関内のみならず，子どもたちの生活の場の広がりとともに地域のなかでのチーム医療（地域連携）の実践にも求められている。

2）小児医療にかかわる職種との連携

小児医療において，子どもや家族にかかわる職種は多種多様である。医療機関には，医師や看護師，薬剤師，栄養士，理学療法士，作業療法士，ソーシャルワーカー，心理士などがいるが，近年は，（医療）保育士，子ども療養支援士（CCS），チャイルド・ライフ・スペシャリスト（CLS），ホスピタル・プレイ・スペシャリスト（HPS）などが，医療機関で活躍するようになってきた。彼らは，医療機関によって多少の差はあるものの，子どもの発達支援，心理的支援，家族支援，日常生活支援などが役割としてあげられている。

それぞれの専門性をもちつつも重なる部分が多く，上手に調整を図りながら役割を発揮していくことが求められている。現段階では，その役割や職種について，実践を積み重ねつつ現場に浸透させていく過程であると考える。医療機関における看護師にとっても，役割が重複する部分があるが，状況に応じた適切な人材による支援が子どもの人権を擁護するかかわりであり，職種や役割に固執するべきではないだろう。かかわる職種全体が，柔軟な認識と態度をもって支援していきたい。

3）保育士，CCS・CLS・HPS などの人数の問題

しかし現在，保育士，CCS・CLS・HPS の医療機関における配置人数は少なく，その認知度も決して高くない。地域によっては，皆無に近い状況である。保育士は，小児入院患者の療養生活指導の充実を図るため，小児入院医療管理料に係る加算の施設基準に「常勤保育士 1 名以上，30m^2 のプレイルームがあること，入院中の小児の発達に合わせた遊具や玩具，書籍等があること」[9]が規定されているが，そのほかの職種にはない。一般病院においては，30m^2 のプレイルームが難しく，保育士が配置できないという意見もある。基準の緩和も考えていくことが必要であるが，今ある加算基準などを活用しつつ，まずは専門職を増やしていくことが必要なことと考える。

おわりに

これまで，子どもたちの医療提供の場は，入院している医療機関を中心に進められてきたが，これからは外来や家庭，地域を含めた子どもの療養支援のあり方とその基盤整備を進めていくことが必要であろう。

（及川郁子）

文献

1) 日本看護協会：小児看護領域の看護業務基準．1999 年 11 月．看護 2001；53（7）：122-129．
2) 日本小児看護学会：小児看護の日常的な臨床場面での倫理的課題に関する指針．2010 年 3 月．
   http://jschn.umin.ac.jp/care_manual.html#care_manual06
3) 日本小児科学会：重篤な疾患を持つ子どもの医療をめぐる話し合いのガイドライン．2012．
   http://www.jpeds.or.jp/modules/guidelines/index.php?content_id=31
4) 重症障害新生児医療のガイドライン及びハイリスク新生児の診断システムに関する総合的研究班：重篤な疾患を持つ新生児の家族と医療スタッフの話し合いのガイドライン．助産雑誌 2004；58（6）：477-486．
5) 厚生労働省：慢性疾患を抱える子どもとその家族への支援の在り方（報告）．平成 25 年 12 月 18 日．
   http://www.mhlw.go.jp/stf/shingi/0000032555.html
6) 厚生労働省：「健やか親子 21」最終評価報告書について．平成 25 年 11 月 28 日．
   http://www.mhlw.go.jp/stf/houdou/0000030389.html
7) 厚生労働省：小児等在宅医療連携拠点事業について．http://www.mhlw.go.jp/seisakunitsuite/bunya/kenkou_iryou/iryou/zaitaku/dl/syouni_zaitaku_teikei.pdf
8) 厚生労働省：チーム医療の推進について（チーム医療の推進に関する検討会 報告書）．平成 22 年 3 月 19 日．
   http://www.mhlw.go.jp/shingi/2010/03/s0319-9.html
9) 平成 24 年度診療報酬点数表の医科 Web 版．
   https://sites.google.com/a/mfeesw.com/2012ika/sc/k/a2/a3/a307

付録 1

治癒的遊びプログラムと評価

ID		病名	
氏名	年齢	性別　男・女	親の付き添い　有・無
制限			
特記事項			
アセスメント			
計画 （目的と理由）			
介入 （提供内容）			
子どもの反応			
評価			
結論・方針			

（子ども療養支援士　受講生ハンドブックより転載）
※内容・項目については常に見直しを実施しており，今後変更の可能性もある。

付録2

プレイプログラム評価

年　月　日（　）

名前	特別なニーズ（配慮事項）
年齢	目的
病名	

活動制限／安静度

活動・提供内容（素材など)	使用状況（チェック）✔			コメント
	探索	拒否	マスター	

結果・提案

評価

考察・今後の課題

（BTEC Professional Development Certificate in Hospital Play Specialism Portfolio of Evidence SECTION 5 Programmes of Play より翻訳）　※著者注：本シートは英国のHPS研修生用記録用紙である

あとがき

　初代の Children's Commissioner for England であった Professor Sir Albert Aynsley-Green は，2008 年東京国際フォーラムにおける日本小児科学会招待講演において，"Participation, *not* consultation!" と子どもの医療参加の核心を表現されました．本書の Chapter Ⅱ で示される「医療と子ども」の位置づけを今，改めて再確認する必要があるようです．

　日本医療機能評価機構は，「国民の健康と福祉の向上に寄与することを目的とし，中立的・科学的な第三者機関として医療の質の向上と信頼できる医療の確保に関する事業を行う」とされています．全国には病院が 8,580（平成 24 年度末現在）あるそうですが，その 28.1%，2,409 病院が認定病院と明示されています．ところが驚いたことにこの評価機構の受審項目を通覧しても，子どもに関連する審査項目が見つかりません．つまり日本では，子どもを視野に置かずに「病院医療の質」を評価しているのです．さらに一歩進めれば，子どもの医療に子どもの意見を反映させるという規定はどこにもみられないということです．公益法人の公益性は，子どもを排除しているのかも知れません．そういう現状ですから，Chapter Ⅲ にある「わが国の医療現場の子どもの実態と課題」では，これからのわが国における子どもの医療の評価のあり方を念頭におくことも必要でしょう．

　Chapter Ⅳ～Ⅶ では，子ども療養支援士の職業論，その中心理論と実践について述べられています．ここでは，今，病院医療で一番関心の高まっている多職種協働にも注意が払われています．

　医療を受ける子ども自身には家族の支えが不可欠であり，また，子どもの療養生活を維持していくうえでは，医療スタッフと家族，そして入院している子どもが三本の柱となります．子ども療養支援士はそれら三者のどちらからも等距離の客観的な視野を維持しつつ，主体である子どもの最大の利益を目指してゆく立場にあると考えられ，多職種の一翼だけではすまされない独自の橋頭堡を確保してゆくことを自覚しなければならないでしょう．

　本書がこれからの日本の医療に子どもの立場を確立してゆくための大切な一歩として，関係者と療養を支える保護者，そして子ども自身によって活用されてゆくことが望まれます．

2014 年 5 月
藤村正哲

索引

あ行

愛着理論 ················ 85, 119
アクティビティ ············ 159, 161
アサーティブ ················ 200
遊び ······· 3, 8, 47, 50, 74, 87, 92,
······ 108, 117, 135, 155, 166, 203,
··········· 190, 218, 232, 260, 274
安心感 ······················ 128
安全管理 ···················· 159
医療チーム ·················· 247
遺伝 ·························· 82
遺伝要因 ····················· 82
イメージ誘導法 ·············· 183
医療トラウマ ················· 39
医療ネグレクト ·············· 218
医療福祉資源情報マップ ······ 74
医療保育 ···················· 208
医療を受ける子どもの権利 16, 21
院内学級 ···················· 220
インフォームド・アセント 20, 138
インフォームド・コンセント
············· 14, 19, 22, 25, 138
うつ病 ······················ 269
おもちゃ ···················· 232
── 活動 ··················· 159
── コンサルタント ········ 232
── の支援 ·················· 48
── の提供 ············ 166, 170
── ライブラリー ·········· 234
オリエンテーション ·········· 138

か行

カウンセリング ··············· 70
学童期 ······················ 187
風車 ··················· 134, 142
家族支援 ············ 10, 26, 166
家族システム論 ··············· 98
家族の世代間連鎖 ············ 101
感覚情報 ···················· 132
カンガルーケア ··············· 65
環境 ·························· 82
患者会 ······················ 226
患者中心の医療 ··············· 5
患者の権利 ················ 15, 22
患者の権利憲章 ··············· 34
感情表出 ···················· 155
感情誘導イメージ ············ 183
感染 ·························· 19
緩和ケア ···················· 247
記憶 ·························· 88
基礎心理学 ·················· 216
虐待 ················· 69, 103, 267
キャリーオーバー ············· 62
教育支援計画 ················ 222
教育指導計画 ················ 222
きょうだいケアチーム ········· 40
きょうだい支援 ········ 166, 260
恐怖 ··············· 127, 166, 187
協力度評価 ·················· 124
グッド・トイ ················ 233
グリーフ（悲嘆）········· 41, 172
グリーフケア
······· 48, 77, 110, 172, 178, 260
クリニクラウン ··········· 56, 237
ケアマネジャー ··············· 73
行動学的アセスメント ········ 124
行動主義心理学 ·············· 215
コーピング 96, 137, 142, 148, 189
── スキル ········ 137, 147, 172
── 法 ····················· 122
── リスト ············ 149, 152
呼吸法 ······················ 132
国際生活機能分類 ············ 215
こども医療支援室 ············· 38
子どもサポートチーム ········ 254
子どもの権利条約 2, 14, 18, 35, 66
子どもの日帰り手術 ··········· 57
子ども療養支援協会 ······ 6, 196
子ども療養支援士 ····· 2, 8, 45, 54,
········· 65, 90, 103, 108, 128, 145,
············ 154, 159, 186, 196, 210,
··················· 243, 260, 280,
子ども療養支援チーム··· 45, 49, 259
コミュニケーション
················ 87, 156, 162, 199

さ行

在宅医療支援診療所 ··········· 72
在宅ケアチーム ·············· 253
探し絵本 ···················· 133
サポートグループ ············ 173
サマーキャンプ「がんばれ共和国」
····························· 230
ジェンダーアイデンティティ ··· 251
自己決定権 ················ 20, 23
思春期 ······· 49, 88, 179, 187, 269
嫉妬 ························ 103
児童期 ···················· 84, 88
児童精神医療 ················ 248
死の受容 ···················· 120
── 過程 ··················· 172
自閉症スペクトラム障害 ······ 269
社会心理学 ·················· 215
社会生活技能訓練 ············ 269
しゃぼん玉 94, 112, 134, 142, 183
集中治療 ···················· 164
重度心身障害施設 ············· 74
就労支援 ···················· 269
出生前診断 ·················· 278
情緒的な包み込み ············ 154
情動中心型コーピング ········ 148
小児医療センター ············· 54

285

小児科外来……………………… 67
小児科領域のリエゾンコンサルテーション…………………………… 251
小児看護専門看護師…………… 38
小児救急外来…………………… 71
小児在宅医療…………………… 72
小児集中治療室………… 164, 243
小児蘇生プログラム………… 268
新生児死亡率………………… 266
新生児集中治療室……… 63, 243
心理士………………… 261, 270
心理尺度……………………… 217
心理的混乱…………………… 187
心理的サポート……………… 211
心理的ストレス……………… 127
心理的トラウマ……………… 121
睡眠障害……………………… 187
スクリーニング……………… 120
ストレス………… 8, 48, 65, 87, 94, 118, 147, 159, 164, 191, 218, 257, 274
―― コーピング
 ………………… 110, 117, 147
―― 耐性 ………………… 122
―― 度合い ……………… 120
―― 反応 ………………… 148
―― モデル ……………… 148
―― 理論 ………………… 147
ストレスポイントプレパレーション
 ……………………………… 191
ストレッサー………………… 148
成育医療……………………… 272
成育在宅支援室………………… 54
青少年ルーム………………… 5, 59
生殖補助医療………… 267, 278
精神障害……………………… 251
精神心理発達………………… 120
青年期………………………… 84
セーフティマネジメント…… 159
世代間伝達…………………… 102
摂食障害………………… 101, 187
セルフケア…………… 147, 178
セルフヘルプグループ……… 226
セルフリポート・テクニック… 124

臓器移植……………………… 247
早産児………………………… 63
喪失…………………………… 172
相乗的相互作用モデル………… 82

た行

退院支援……………………… 279
―― コーディネーター ……… 63
第3版ベイリー乳幼児発達検査法
 ……………………………… 120
第2次性徴…………………… 89
タッチケア…………………… 65
短期記憶……………………… 88
チャイルド・ライフ・カウンシル 29
チャイルド・ライフ・スペシャリスト
 …… 29, 38, 48, 55, 74, 116, 128,
 … 154, 164, 174, 180, 186, 196,
 ……………………… 272, 280
チャイルド・ライフ・プログラム
 ……………… 28, 33, 67, 187
注意欠陥・多動性障害… 247, 269
治癒的遊び……… 26, 48, 77, 110,
 …………… 138, 153, 157, 190
付き添い………… 51, 192, 275
ティーンルーム…………… 47, 181
デイサービス………………… 77
低出生体重児………… 63, 267
ディストラクション 5, 10, 39, 66,
 ………… 70, 77, 114, 132, 141
ディストラクションツール 134, 142
ディベロップメンタルケア…… 64
デンバーⅡ発達判定法……… 120
電話相談室…………………… 225
電話訪問……………………… 11
特別支援学校………… 51, 220
特別支援教育………… 73, 221
―― コーディネーター ……… 222
トラウマ…………… 41, 95, 218
トリアージ…………………… 68

な行

喃語…………………………… 86
難病…………………………… 225
難病のこども支援全国ネットワーク
 ……………………………… 225
乳児期……………… 85, 187, 192
認知行動学…………………… 215
認知発達……………………… 142

は行

パーソナリティ心理学……… 215
バーンアウト………………… 178
パターナリズム………… 22, 25
初語…………………………… 86
発達 15, 26, 50, 65, 73, 82, 90,
 ……………… 119, 154, 242
―― 研究 ………………… 217
―― 検査 ………………… 120
―― 支援 ………………… 210
―― 障害 ………… 251, 267
―― 心理学 ……………… 215
―― 段階 ………… 47, 90, 121,
 …………… 159, 164, 172, 185
―― 理論 ………… 116, 119
パペット……………………… 257
ハンドメイド・トイ………… 233
ピアカウンセリング………… 226
ピアサポート………… 77, 173, 226
病院のこども憲章 2, 52, 220, 271
病弱教育……………………… 221
病弱特別支援学級…………… 220
貧困問題……………………… 267
ファミリーセンタードケア
 ………………… 30, 35, 69,
ファミリーハウス……………… 51
不安…… 127, 159, 166, 187, 274
フェイススケール…………… 124
プレイリーダー……………… 231
プレイルーム……… 18, 34, 42, 47,
 ………… 94, 101, 122, 181, 222,
 ……………………… 231, 279

プレパレーション……… 9, 38, 18,
…… 26, 39, 48, 57, 66, 70, 110,
……… 132, 137, 145, 166,
……… 190, 232, 255, 274
プレパレーションツール
……………… 48, 129, 144
プレパレーション人形………… 45
保育園……………………………42
保育士……… 38, 103, 154, 200,
…………… 210, 210, 261, 274,
訪問学級……………… 42, 51
訪問看護師……………………73
訪問看護ステーション…………72
訪問リハ………………………73
ポジショニング………………64
ホスピタルトイキャラバン…… 236
ホスピタル・プレイ・スペシャリスト
……38, 128, 145, 154, 186, 196,
……………………… 252, 280,
ボランティア……… 230, 234, 275

ま・や行

看取りのケア………………… 166
メタ認知…………………………88
メディカルプレイ 9, 78, 129, 133
メモリーアルバム……………… 175
メモリーボックス……………… 174
問題中心型コーピング………… 148
遊戯療法……………………… 153
良いことリスト……………… 151
養護学校…………………………77
幼児期………………… 85, 132, 187
抑うつ………………………… 187
欲求の行動化………………… 155

ら・わ行

ラポールの形成……………… 166
リエゾン活動………………… 246
リエゾン精神医学…………… 246

リラクゼーション
………………… 132, 134, 184,
リラックス……………… 122, 183
臨床心理学………………… 215
臨床心理士… 38, 45, 54, 65, 252
臨床におけるスーパービジョン 162
レイ・エキスパート…………… 231
レジリエンス
……… 64, 79, 89, 105, 143, 222
ワークライフバランス………… 276
わくわく広場…………………… 45
わくわくルーム…………………… 54

英数字

ACCH（Association for the Care
of Children in Hospitals）……… 28
ADHD ……………………… 247
APIE ………………… 120, 122
BBDS（brief behavioral distress
scale）…………………… 124
CAMPIS-R（child adult medical
procedure interaction scale） 125
CCNL ……………………… 240
CCS 61, 96, 108, 130, 154, 280
CCSC-IP（children's coping
strategies checklist）
………………… 124, 125, 188
CDI ……………………… 266
Charter for Children in Hospital … 3
child death review ………… 269
Child Life Service ……………67
children and youth with special
health care needs………… 269
CHOEP スケール ………… 124
CLS（Child Life Specialist）2, 29,
… 32, 38, 45, 49, 53, 66, 76, 90,
… 108, 120, 130, 154, 159, 164,
… 174, 180, 190, 196, 210, 220,
……………… 243, 260, 272, 280
CNS ………………… 38, 45
cooperation scale ………… 124
CT スキャン………………… 184

CYSHCN ………………… 269
developmental origins of health
and disease………………… 267
distraction ……………………10
EACH 憲章 ………………… 51
Eland のカラースケール …… 124
Family Centered Care 5, 30, 274
GCU（growing care unit）……63
Guided Affective Imagery … 183
HPS（Hospital Play Specialist）
… 2, 38, 45, 54, 66, 71, 90, 108,
…… 228, 154, 159, 186, 196,
……… 210, 220, 243, 252, 280
ICF ………………………… 215
ICT（information and
communication technology）…74
informed assent……………… 138
informed consent ………… 138
manifest up scale …………… 124
medicla fear scale ………… 124
MRI ……………………… 184
MSW ………………………54
NICU（neonatal intensive care
unit） ……………… 63, 72, 243
orientation ………………… 138
OSBD（observational scale of
behavioral distress）………… 124
Piaget の認知発達 49, 119, 248
PICU（Pediatric Intensive Care
Unit） ……………… 164, 243
play therapy ……………… 153
post-hospital behavior
questionnaire ……………… 124
preparation ……………………9
PSP プログラム ……………… 193
QOL ………………… 242, 252
resilience ………………… 105
social skills training ………… 269
stress-point preparation …… 191
The Child Development Index 266
the observer pain scale …… 124
therapeutic play …………… 153
VAS（visual analog scale） 124
WLB ……………………… 276

中山書店の出版物に関する情報は，小社サポートページを御覧ください．
http://www.nakayamashoten.co.jp/bookss/define/support/support.html

ガイダンス
子ども療養支援
―医療を受ける子どもの権利を守る

2014年6月1日　初版第1刷発行Ⓒ　　　（検印省略）

監修　五十嵐　隆（いがらし たかし）　及川郁子（おいかわいくこ）
　　　林　　富（はやし ゆたか）　藤村正哲（ふじむら まさのり）

編集　田中恭子（たなか きょうこ）

発行者　平田　直

発行所　株式会社 中山書店
〒113-8666　東京都文京区白山1-25-14
TEL 03-3813-1100（代表）　振替00130-5-196565
http://www.nakayamashoten.co.jp/

装丁・デザイン　　vox（オオヤユキコ）

DTP・印刷・製本　　株式会社 公栄社

Published by NakayamaShoten Co.,Ltd.　Printed in Japan
ISBN 978-4-521-73962-5

落丁・乱丁の場合はお取り替え致します

・本書の複製権・上映権・譲渡権・公衆送信権（送信可能化権を含む）は株式会社中山書店が保有します．

JCOPY〈（社）出版者著作権管理機構委託出版物〉
本書の無断複写は著作権法上での例外を除き禁じられています．複写される場合は，そのつど事前に，（社）出版者著作権管理機構（電話03-3513-6969、FAX3513-6979、e-mail:info@jcopy.or.jp）の許諾を得てください．

本書をスキャン・デジタルデータ化するなどの複製を無許諾で行う行為は，著作権法上での限られた例外（「私的使用のための複製」など）を除き著作権法違反となります．なお，大学・病院・企業などにおいて，内部的に業務上使用する目的で上記の行為を行うことは，私的使用には該当せず違法です．また私的使用のためであっても，代行業者等の第三者に依頼して使用する本人以外の者が上記の行為を行うことは違法です．